名医名方系列丛书

郑颉云学术经验集

ZHENGJIEYUN XUESHUJINGYANJI

主编 梁润英

中医古籍出版社
Publishing House of Ancient Chinese Medical Books

图书在版编目（CIP）数据

郑颉云学术经验集 / 梁润英主编 . -- 北京 : 中医古籍出版社, 2025. 6. --（名医名方系列丛书 / 许二平主编）. -- ISBN 978-7-5152-2910-2

Ⅰ. R25

中国国家版本馆 CIP 数据核字第 2024AR8318 号

郑颉云学术经验集

梁润英　主编

策划编辑　郑　蓉
责任编辑　郭翠娟
封面设计　LUCKY
出版发行　中医古籍出版社
社　　址　北京市东城区东直门内南小街16号（100700）
电　　话　010-64089446（总编室）010-64002949（发行部）
网　　址　www.zhongyiguji.com.cn
印　　刷　万卷书坊印刷（天津）有限公司
开　　本　710mm×1000mm　1/16
印　　张　18.25
字　　数　271千字
版　　次　2025年6月第1版　2025年6月第1次印刷
书　　号　ISBN 978-7-5152-2910-2
定　　价　108.00元

《郑颉云学术经验集》

编委会

主　编：梁润英

副主编：李伟杰　马丙祥

编　委：刘　佩　李婷婷　吉妙琳

简介

梁润英 女，教授，硕士研究生导师。河南中医药大学中医学院（仲景学院）医史文献学科主任。现任中国民族医药学会医史文化分会常务理事，世界中医药学会联合会常务理事。

长期工作在教学第一线，先后为研究生、本科生讲授《中国医学史》《医学史研究》《中医养生学》《中医养生与康复》等课程。从事中医医史文献、养生康复领域的教学、科研和临床工作。主持河南省教育质量工作课题2项，主持教学规划课题1项。主持或参与国家级课题、省级课题、厅局级课题6项，发表教学科研论文40余篇，主编著作7部，参编教材多部。

前言

古语有云“医不三世，不服其药。九折臂者，乃成良医，盖谓学功精深故也”，强调医者需经历长时间的学习和实践，才能积累足够的经验和知识，从而具备治疗疾病的能力，最终成为良医。中医学发展的源头实为传承。郑颉云深知医之道非一蹴而就，须经三世之功，方可成其业。故此，他刻苦钻研，勤学不辍，既善于从经典中汲取营养，又能在实践中不断总结，同时注重自身经验的传承，终成一代名家。

郑颉云生于1905年，是中医儿科专家，也是河南中医药大学第一附属医院儿科及河南中医药大学妇儿科教研室的创始人和奠基者。郑老具有丰富的临床经验，先后整理出版《中医内科、幼儿科医案辑要》《儿科临床经验》《儿科证治简要》《内科临床简要》等书，深受中医学界同仁好评。郑老参与方剂改革工作，以古方为基础，加减变化，创制出达原散、加味三甲散、导滞散、定风散、健脾止泻散、清导散等。郑老晋升为主任医师后，其名字被载入《河南省志·人物志（表）》中的“河南省主任医师名表”。1983年，78岁的郑颉云与世长辞，他的家人遵从其生前嘱托，将其遗体捐献给河南中医学院（今河南中医药大学），供教学与研究之用。这一举动不仅体现了郑颉云医师对中医药事业的深厚感情，更彰显了他作为一名共产党员，对人民、对社会的无私奉献精神。

郑颉云幼患瘈疭，虽长而渐愈，但仍言语不流畅、周身不甚灵活。囿于自身疾病，年幼的郑颉云便萌生了学医的念头，立志于轩岐仲景之余绪。其父古文造诣颇深，随父诵读、研习古文的过程，为郑颉云更好地理解和应用中医经典打下了坚实的基础。郑颉云50余载的教学与行医生涯，始终以患者为先，致力于救死扶伤，深受患者爱戴。在学术上，他既遵古训又勇于创新，治学严谨且勤奋好学，尤其擅长儿科；临证主张不拘泥于病名，以辨证论治为核心，灵活用药，随证加减，他在诊疗内科、妇科、儿科疾病方面均有独特思路。在肺系病治疗中，郑颉云依据《素问》理论，主张扶助正气，祛除邪气；治疗脾胃病证时，强调调和阴阳，恢复脾胃功能；治疗心脑疾病时，根据气血及心的生理病理辨证施治。他认同“内伤脾胃，百病由生”的观点，注重固护脾胃。对于妇科疾病，郑颉云从肾本论治，强调协调阴阳；认同“妇人以血为本”的观点，诊疗时注重养血活血与通络行气。此外，他认为情志异常是妇科疾病的重要诱因，疏肝理气是治疗关键，健脾调胃也是重要治则之一。在儿科疾病诊疗中，郑颉云重视望诊和脏腑辨证，认为小儿首重肺脾；他创制新方，不固守旧论，治法多样，常用药食同源之剂；并强调全局观，寓防于变，继承创新。

昔之名医，学养深厚，临证丰富，其治法用药、学术思想皆为后世医者所珍视，彼之经验，不仅助我辈精研医道之奥，亦能为今日临床提供明鉴。夫文字者，载道之器也，郑老医道精深，其毕生之所得诚为医学之瑰宝，然若不能付梓流传、以惠后学，实为医界之憾。故我等广泛搜集郑颉云先生之遗稿医案，经精心整理，终得《郑颉云学术经验集》一册。该书共六章，第一章着重阐述郑老之生平事迹及内科、妇科、儿科疾病诊疗思路；第二章深入探讨郑老学术思想之渊源，并对其学术思考与创新进行剖析；第三章则以方列案，主要展示郑老运用古代名方治疗内科、外科、妇科、儿科疾病之医案；第四章汇集郑老临证常用之经验方及医案，并运用统计学方法深入分析郑老在儿科疾病诊疗中的用药规律；第五章收录自中国知网数据库中检索到的郑老治疗小儿癫痫及疑难病症之医案；第六章则系统梳理郑老学术传承脉络，并对其学术传承人进行介绍。

该书凝聚郑老学术思想之精髓，其间所述医案辨证之精确、用药之精妙，足为后世医者之楷模。需特别说明的是，书中部分医案所用药物剂量超出《中华人民共和国药典》规定的最大使用范围。此系郑老临床实践的客观呈现，意在完整保留医案原始信息、展现特殊病情下个体化诊疗的用药策略。

超剂量用药具有高度专业性与风险性，其有效性与安全性需结合患者体质、病程阶段、配伍关系等多种因素进行综合判断，不可简单复制或类推。在现代临床实践中，药物的剂量必须严格遵循现行药典标准与相关法规要求。本书所载的超剂量用药内容仅作为学术研究与经验参考，不作为临床用药指导依据。读者在阅读过程中，应始终秉持科学审慎态度，切勿自行尝试或模仿。我们希望通过此类特殊案例的完整呈现，为研究郑老学术经验提供更全面的视角，助力深入探讨传统用药规律与现代临床规范的融合发展。

郑老已逝，遗姿难觅，中医界痛失翘楚。然其精神与贡献，恒存人心。郑老毕生致力于中医药之守正创新，心系患者，无私奉献，得民众之崇敬；其捐献遗体之举，既显个人之高尚，亦激后来者砥砺前行，共谋健康福祉。今河南中医药大学声誉卓著，英才辈出，郑老功不可没。吾辈当承其志，续其业，推进中医药事业的发展与创新。

编　者

2024 年 10 月 9 日

目录

第一章　绪　论

一、生平概览……3
二、临证总览……6

第二章　学术思想

一、师宗《黄帝内经》，循序渐进……13
二、尊崇《伤寒杂病论》，学以致用……18
三、参以诸家，继承创新……19

第三章　名方验案

第一节 达原饮……29
一、内科医案……31
二、儿科医案……39

第二节 补中益气汤 48
一、内科医案 49
二、妇科医案 56
第三节 大黄甘草汤 60
一、内科医案 61
二、儿科医案 65
第四节 小青龙汤 70
一、儿科医案 71
二、内科医案 77
第五节 补阳还五汤 80
一、内科医案 81
二、儿科医案 85
第六节 二妙散 87
一、儿科医案 88
二、外科医案 91
第七节 生脉散 92
内科医案 94
第八节 清骨散 98
一、儿科医案 100
二、内科医案 101

第九节 羌活防风汤……103
内科医案……104
第十节 龟鹿二仙胶……108
内科医案……109
第十一节 泻心汤……113
内科医案……114
第十二节 金匮肾气丸……117
一、儿科医案……118
二、内科医案……120
第十三节 通窍活血汤……122
内科医案……123
第十四节 川芎茶调散……125
一、内科医案……127
二、儿科医案……129
第十五节 犀角地黄汤……130
一、内科医案……131
二、儿科医案……132
第十六节 失笑散……135
一、内科医案……136
二、妇科医案……137

第十七节 千金苇茎汤……139
儿科医案……140
第十八节 阳和汤……142
妇科医案……144
第十九节 吴茱萸汤……147
一、内科医案……148
二、儿科医案……150
第二十节 血府逐瘀汤……150
妇科医案……152

第四章 验方验案

第一节 清温合剂……157
第二节 健脾消食饮……166
第三节 疏理活化方……175
第四节 健胃合剂……187
第五节 温通合剂……195
第六节 宣消固肠合剂……201
第七节 宣消合剂……205

第八节 自拟血痹汤 ……209

第九节 清热解毒合剂 ……214

附 儿科临床常用药物分析 ……217

一、研究对象 …… 218
二、研究方法 …… 219
三、研究结果 …… 221

第五章 其他验案

一、小儿癫痫验案3例 …… 243
二、疑难症验案3例 …… 246

第六章 传 承

第一节 郑颉云先生的学术继承人——史纪教授 ……253

一、个人简介 …… 253
二、学术继承 …… 253
三、医案举隅 …… 257

第二节 家族传承——郑颉云之子郑琼华医师 ……260

一、个人简介 …… 260
二、学习运用郑颉云先生经验的相关文章 …… 261

第三节 郑颉云先生的助手——李晏玲、马荫笃 …………268

一、李晏玲 …………………………………………………… 268

二、马荫笃 …………………………………………………… 271

附　录

附录一 大事概览 ……………………………………………277

附录二 学术传承脉络 ………………………………………278

第一章 绪论

一、生平概览

郑颉云，男，中共党员。曾用名郑霨杲，生于1905年，祖籍江苏省南通市，后迁居河南省开封市。其父古文造诣颇深，他自幼便深受熏陶，在随父诵读、研习古文的过程中，对具有传统文化特征的中医产生了浓厚的兴趣，同时也为更好地理解和应用中医经典打下了坚实的基础。郑颉云幼患瘈疭，虽长而渐愈，但仍言语謇涩、周身不甚灵活。囿于自身疾病，年幼的郑颉云便萌生了学医的念头，立志于轩岐仲景之余绪。1922年，年仅17岁的郑颉云开始随开封名医汪承之习医，寒窗苦读，精研中医，经先生严教细诲，深得其传。1926年，21岁的郑颉云进入由河南医药研究会主办的中医夜校讲习所系统学习中医知识。1928年，他以优异成绩毕业于河南省中医学校，同年，创办了开封联营国医治疗所，以期悬壶济世。

1929年，郑颉云应聘于《上海医报》，负责撰写《伤寒新解》。在这一年，国民党政府颁布“废止中医案”，一大批中医人士振臂高呼，参与反对国民党政府摧残和取缔中医的斗争，郑颉云也加入其中。1931年，郑颉云任《上海现代中医杂志》的撰委会委员，并先后在该刊上发表近百篇学术论文与改进中医的政论（笔者试图拜读郑老的这些遗作，但因年代久远而未可得）。1936年，中医界同仁发起河南国医改进研究会，郑颉云亦积极参与，担任理事，又创办《卫生导报》，出任该报编辑。1939—1948年，郑颉云先后在开封女中、甘肃清水国立十中等处任校医，在当时学校师生中亦有较高的影响。

新中国成立初期，我党和人民政府就制定了符合国情的卫生工作方针政策，逐步建立并完善各级卫生组织，中医药事业在政府的支持下得到了迅速发展。郑颉云积极响应国家继承与发展中医的政策，不顾身残体弱，忘我地投入中医药事业发展中，先后担任开封中医师联合会副主任、开封市卫生协会副主任、河南省医药卫生协会副秘书长兼中医学组主任委员、中华全国中医学会河南分会理事。郑颉云还曾当选人大代表和政协委员，不仅任开封市人大代表、开封市政协委员；还任河南省第二、三届人大代表；又在 1959 年、1964 年、1977 年分别出任政协第二、三、四届河南省委员会常务委员。郑颉云为中医药的发展勤勤恳恳，鞠躬尽瘁，同时又以人民和国家的利益为先，是一名优秀的中国共产党党员。

郑颉云是中医儿科专家，也是河南中医药大学第一附属医院儿科科室及河南中医药大学妇儿科教研室的创始人和奠基者。1952 年，河南省人民政府军政机关中医诊疗所在开封成立，同年更名为河南省直机关第四门诊部。1953 年，开封市第一联合医院并入门诊部，郑颉云开始在此地坐诊，他并不计报酬多寡，只锐意振兴中医药事业。郑颉云以吴又可的达原饮为基础方加减变化，创制达原散，实为这一时期门诊部的常用自制散剂，多在内科及儿科疾病中辨证用之。1953 年年末，河南省中医院成立。1956 年，医院随省直机关迁往郑州，并逐渐完善门诊与病房机构。1958 年，在郑颉云的带领下，该院儿科科室成立。1959 年初，河南省中医院与河南中医学院合并，成为教学医院，并更名为河南中医学院医院，随着医院和学校的整体发展，郑颉云积累了丰富的儿科临床经验，工作之余，郑颉云将其诊疗患者时简单记录的医案进行系统整理，汇编成《中医内科、幼儿科医案辑要》，于 1959 年出版，广受医学界同仁的好评。

1961 年，学院与医院进行“医教结合”的工作。1962 年，时任医院儿科主任的郑颉云亦开始担任学院妇儿科教研室主任，他本人十分重视“医教合一”。为了与学校的教学任务相适应，他在完成教学任务的同时，更是充分发挥教学医院的临床实践作用，以其自身的学术思想及临床理念影响了一代又一代的中医儿科医师们，如郑琼华、李晏玲、史纪、马荫笃、丁樱等，为河南中医药大学中医妇儿科的发展与人才培养做出了突出贡献。1962 年，卫生部和河南省卫生厅均下达文件，主张继承和抢救老年中医药师临床经验，上级领导为郑颉云配备了两名中青年秘书，即李晏玲和马荫笃；随后，史纪又拜郑颉云为师，他受郑老影响颇深，继承了其诊治儿科疾病重视脾胃的学术思想，并广泛应用于临床。李晏玲、马荫笃和史纪等不仅在郑老坐诊时跟其学习实践，开展诊疗工作；同时，还在郑老的带领下，总结整理其临床经验。1963 年，郑颉云的儿科临床专著《儿科临床经验》整理完成；同年，在郑颉云的带领下，儿科开展方剂改革工作，拟定散剂 25 种，其中包括郑颉云所创的达原散、加味三甲散、导滞散、定风散、健脾止泻散、清导散等。

1964 年，郑颉云编著的《儿科证治简要》初版发行，该书共分为三部分：总论叙述儿科历史，小儿的生理特点和保育，以及儿科疾病的诊断、护理等问题；各论系统介绍了 36 种儿科常见疾病的辨证施治经验；附录则包括儿科常用药物的性能、常用处方的组成、常用散剂的主治证及配伍等方面的内容，并列举九则疑难病案。该书是郑老诊治儿科疾病的经验总结，药物运用简、便、廉、验，临床疗效可靠，一经发行，即受到广大医务工作者的一致好评，后又再版两次。郑颉云不仅擅长诊治儿科疾病，对内科疾病的诊疗也有自己的见解。1965 年，郑颉云编著的《内科临床简要》由河南人民出版社出版发行，该书记录了郑颉云诊治内科疾病的经验和医案。

20 世纪 60 年代初期，主要由李晏玲帮助郑颉云整理其经验及医案；60 年代后期，史纪拜郑颉云为师后，协助郑老诊疗及整理的任务便交到了史纪的手中。郑琼华作为郑颉云的儿子，在学术上尽得其传，也收集整理了许多郑老的相关资料，郑老现今的许多遗留资料，均由郑琼华保存。

党的十一届三中全会后，发展中医专科建设引起了各级领导的高度重视，尤其在 1978 年中央 56 号文件下达之后，抢救中医专科经验已成燃眉之急。在河南省卫生厅的支持下，郑颉云被选定为第一批抢救经验的对象之一，这也使得郑颉云的许多儿科临床经验被保存，为河南省中医儿科专业的发展奠定了基础。1982 年，郑颉云晋升为主任医师，《河南省志·人物志（表）》收录的“河南省主任医师名表”中，郑颉云的名字赫然在列。

郑颉云一生奉献于中医药事业，历经河南省中医药事业从新中国成立前期到 20 世纪 80 年代初期的发展历程，并亲为表率，在整理、完善河南省中医儿科诊疗经验、开展中医儿科临床及科研教学方面做出了卓越贡献，并为中医专业的发展奠定了基础。

1983 年，78 岁的郑颉云离开了他挚爱的中医药事业，与世长辞。他的家人们遵照其生前嘱托，将其遗体捐献给河南中医学院，供教学研究之用，这在当时乃至现在的中医界都堪称空前绝后之壮举。郑颉云作为一名共产党员，真正践行了为人民服务的宗旨，中共河南省委高度赞扬他“不仅是彻底的唯物主义者，也是一位优秀的马克思主义者”。

二、临证总览

郑颉云在其50余载的教学和行医生涯中，一直以患者为中心，普同一等，救死扶伤，济贫助难，深受广大患者爱戴。在学术上，他勤求古训而不泥古，博采众长而取其精，治学严谨，勤奋乐学，擅长诊治内科、妇科、儿科疾病，尤精于儿科；临证上，他认为临床应不拘病别，总以辨证论治为准绳，重证、重理，用药当守方而不泥，灵活变通，随症加减，内科、妇科、儿科各科都有其独特的临证诊疗思路。

内科疾病无外乎肺系疾病、脾胃病症、心脑疾病和各内伤杂病四大类。对肺系疾病的诊疗，郑颉云谨遵《黄帝内经》中的“正气存内，邪不可干”思想，他认为《素问·刺法论》中的“正气存内，邪不可干”及《素问·评热病论》中的“邪之所凑，其气必虚”的理论非常适用于肺系疾病的治疗与护理。在他看来，肺系疾病之所以多发，主要因为机体正气虚，正气虚则肺亦虚，卫气抵御外邪的能力不足，则易引发外感疾病。扶助正气，祛除邪气，是治疗肺系疾病的关键所在。

脾胃病为内科常见病，脾胃病之实因有三，且总与“滞”有关，即饮食积滞、寒邪凝滞、肝郁气滞，脾胃素虚、阴阳交通失衡也是脾胃病常见的病因，故郑老治疗时首选和阴阳之法，并注重“通”与“平”之间的协调统一，健脾与调胃并用，即“和合通平，健脾调胃”，以助脾胃恢复自然枢机之性。

气、血为人之根本，而心脑疾病亦为内科常见病证，气、血及心的生理病理基础决定了心脑疾病在治疗上需要补其不足，通其不通，重要的是治疗方法选补还是选通，当辨证用之。郑颉云还特别指出，在心脑疾病关于气与血的治疗上，应注意到：若治血不治气，则补血反而效力较弱，行血反而亏正气。

李东垣在《脾胃论》中有“内伤脾胃，百病由生”的观点。郑颉云通过对古代经典细心揣摩以及临床诊疗中的经验积累，认为在内科杂病的临床诊病中，若诸病难愈，当考虑为脾胃的原因，因久病必致虚，而脾胃之气也因此损伤；若伤及脾胃之气，则气血生化乏源，其他脏腑失去气血的充养，病就很难痊愈。因此，他一直强调固护脾胃应当贯穿内科杂病诊疗之始终。

在妇科临证辨证论治上，郑颉云除辨疾病的阴阳寒热、病在何脏何腑外，还注重从本论治，以善其后。他认为妇人之本在于肾，肾的病变表现在妇科之疾上时一般多为虚证，即肾阴虚和肾阳虚两大类。治疗时又遵《景岳全书·新方八略引》中“善补阳者，必于阴中求阳，则阳得阴助，而生化无穷；善补阴者，必于阳中求阴，则阴得阳升，而泉源不竭”的思想，在诊治妇科之疾时以肾为主，辨别阴阳寒热，组方用药时阴阳俱补，寒热共用，协调阴阳，培元固本，药力专而疗效佳。宋代陈自明言“妇人以血为基本，气血宣行，其神自清”，《女科经纶》又载“妇人属阴，以血为本。但人肖天地，阴常不足，妇人加哺乳、月经之耗，是以妇人血病者多……此调经莫先于养血，养血莫先于调气也”，强调了气与血在妇人生理、病理及诊疗方面的重要作用。郑颉云同样认为，妇人当以血为本，以血为用，若气血调和，则五脏安和，经脉通畅，若气血不和，则经行不畅，诸疾丛生，故他在诊疗妇科疾病尤其是与血有关的经、带、胎、产等疾病时，常在养血活血的同时，配以通络行气之剂，即谨遵理气调血这一重要治疗思路。“女子以肝为先天”，肝主疏泄，亦主情志，郑颉云认为，妇科疾病与情志关系密切，又加之妇人常身心劳甚，面对诸多矛盾，不胜其力，或心有不平，或脾气暴躁，都易导致情志异常，所以说肝郁气滞是妇科疾病的一个重要特点，而疏肝理气是治疗妇科疾病的重要治则。《景岳全书》云

“调经之要，贵在补脾胃以资血之源，养肾气以安血之室”，脾胃功能的正常与否，反映了妇女的生理变化与病理特点。若脾胃虚弱，药物的治疗作用也难以发挥，故郑颉云认为健脾调胃是妇科疾病的重要治则之一，他还强调，健脾的同时切勿忘调胃，无胃之降，脾就失其升，血则无以化。

古代称儿科为哑科，素有“宁治十男子，莫治一妇人，宁治十妇人，莫治一小儿”之叹。小儿年幼，表述能力欠佳，不可详述其病情，且小儿身小体弱，经脉细微，就诊时亦多哭闹，使脉象气息紊乱，难以按循，又加之小儿多畏怯医者，难以与医者合作。故郑颉云认为，在儿科疾病的诊断过程中，医者应当细心观察，既要依据四诊与八纲的要点，又应以望诊为首，必要时加入触诊，审证察色，一丝不苟。

郑老在其望诊、闻诊、问诊、切诊、触诊等方面有其独到之处。在儿科临证时，他极为重视脏腑辨证，而对于小儿外感疾病，多注重八纲辨证，临床上传变较为迅速的温热性或时疫疾病，亦多结合卫气营血辨证，同时他还强调，辨证是施治的前提，正确的辨证是获得疗效的关键。“首重肺脾”的诊疗思想是郑老在儿科临床上的又一特色，他常言“没有内伤，不得外感”“邪之所凑，其气必虚”，对于小儿肺系病证，他常从调肺入手，并兼顾脾胃，确定了“治外感必兼理肺祛痰，或兼健脾以助消化”的治疗原则，在宣肺调脾、驱邪逐寇的同时，清除余邪，强脾固肺，增强小儿机体的抗邪能力。

儿科疾病的治疗原则与方法大致与成人相同，治法需据病情及患儿体质而立，但总的内治法无外“八法”，在儿科疾病的诊疗过程中，郑老亦以先贤医家的“八法”为主，同时兼有自己独特的治疗方法，遵循中医学中以法组方、以法遣方、以法释方等“以法统方”的内容。他还强调，诊疗小儿疾病时当有寓防于变、防止疾病内传转危的全局观，盖因小儿患病，瞬息万变，故早期即要采取措施，防止病邪传变，并应注意时时顾护阳气，实际上“寓防于变”反映的也是中医“治未病”的思想。他还认为疾病有其各自的特征与转归过程，而小儿时疫疾病尤为突出，在其儿科临证医案中，常有“不可妄投”“恐邪内陷”等记载。

中医学不仅需要继承，也需要创新发展。郑老在继承先贤儿科学术思想的同时，又结合了自身临证诊疗经验，他认为身为医者，不可固守“小儿纯阳而无阴”的理论。临床上他还常用药食同源之剂，并积极创制新方。“达原散”“加味三甲散”“定风散”“健脾止泻散”“清导散”等20余种儿科散剂，至今医院儿科仍常用。郑老在辨证施治中创新了对证的认识，以及治法和方药等，真正践行了继承与创新相结合的中医药发展之路。

第二章 学术思想

在郑颉云看来，后世各著名医家都发展和创新了前人的理论，中医发展沿革具有继承性；而要继承，就需要诵读古典医著，钻研各家学说，在吸取前人医学知识的基础上古为今用。郑老始终认为，学习经典医著，可据其成书的年代顺序而逐步深入，正所谓“读书之法，在循序而渐进、熟读而精思”“未得乎前，则不敢求其后；未通乎此，则不敢志乎彼”。故郑老在研习中医经典医著时，运用自己的古文功底，立志于轩岐仲景之余绪，以《黄帝内经》为宗，尊崇《伤寒杂病论》，并参后世各医家之学术思想，在继承的基础上，不断精研学习，尊古的同时又有自己的思考与创新。

一、师宗《黄帝内经》，循序渐进

《黄帝内经》作为中医基础理论的奠基之作，也是郑颉云研习最多的经典，书中的许多内容都对郑老后来的临证诊疗产生了重要的影响。

《素问·生气通天论》云“阳气者，若天与日，失其所则折寿而不彰”，说明了阳气的重要性，同时亦认为阳气易受损伤。基于此，郑老在临证中十分重视阳气，他认为阳不足者，不能卫外，致机体抗病能力下降，人体易受邪气侵袭。若阳气虚弱，则运行能力亦减，在临证治疗脾胃病、心脑疾病、肾系水肿等疾病时，注重温补脾肾之阳，常用丁香、肉桂、细辛、附子、干姜、鹿茸等药。他虽重视阳气，却不用大剂辛热药，中病即止，合理搭配。

《素问·太阴阳明论》云“阳道实，阴道虚”，意即脾病多虚、胃病多实，指导了脾胃病的辨证方向。《素问·至真要大论》中的“平以辛凉，佐以苦甘，以甘缓之，以酸泻之”为后世“辛开苦降法”的创立奠定了基础，受此影响，郑颉云在临证诊疗中也常遵辛开苦降的治疗原则。《灵枢·四时气》云：“邪在胆，逆在胃，胆液泄则口苦，胃气逆则呕苦。”脾胃属土主升降，肝胆属木主疏泄，肝火亢则消灼胃阴，胆热炽则津液泄，胃气上逆则口苦呕逆；肝血虚则运化乏源，脾胃失养，肝气虚则木不疏土，脾胃之气壅滞，胆气虚则致胆胃不和。故郑颉云在治疗脾胃病时常不忘肝胆，常用半夏、柴胡、甘草等以协调脾胃、肝胆之气。

《黄帝内经》也奠定了中医妇科学方面的理论基础，书中对女性的解剖、生理等内容做出了初步论述，探讨了女子“月事不来”的病因病机及血枯经闭的治疗方法，可视为中医妇科学的雏形。郑颉云在诊疗妇人疾病时，谨遵《黄帝内经》既有理论，理法须臾不离经论。《素问·上古天真论》曰“女子七岁，肾气盛……二七而天癸至，任脉通，太冲脉盛，月事以时下”，最早认识到女子月经来潮实属生理现象。郑颉云认为，月经的产生是肾与冲、任三者协调作用的结果，其中肾气至关重要，在月经病诊疗时不离肾之功用，肾气充沛，太冲脉则盛，任脉亦通，月经按时来潮；若肾气不足，闭藏失司，易致月经滞后或提前，量多或量少，闭而不通或崩漏不绝。《素问·离合真邪论》曰："天有宿度，地有经水，人有经脉。"意思是自然界风、寒、暑、热等外邪是妇科疾病的主要外在病理因素，这亦是天人相应观的体现。郑老以此发挥，认为六淫邪气若入胞中，经水不得安宁，易发为各种经病。如寒主收引，寒则血凝，血凝致经血瘀滞不行，故感受寒邪可致经行不畅发为痛经或闭经；热性升散，感受热邪则致经血先期而至或延期不止。

《黄帝内经》奠定了望诊、闻诊、问诊、切诊"四诊"法的基础。郑颉云在其所擅长的儿科疾病诊疗中，以"四诊"为法，在望诊、闻诊、问诊、切诊、触诊等方面都有其独到之处。现将郑老在临证中的诊断要点分述于此。

1. 望诊

望诊主要是医者以视觉观察患儿神色与形态变化等的诊断方法。在临证时应当注意以下方面。

（1）望形态：郑颉云认为小儿睡时形态在临证望诊中具有重要的参考意义。若小儿睡时喜伏卧，多有乳食内积；喜蜷卧，腹痛多发；睡时取侧卧位，多为胸胁痛；若患儿久病、重病，则常仰卧不动；卧时转动不安，多见高热或伴头身疼痛。此外，若小儿四肢颤动，则多为抽搐的前兆；若睾丸上缩入腹或大小便失禁的患儿，往往为危重病。

（2）望表情：郑颉云认为，患儿来诊时当首观其表情。表情活泼且有笑容的患儿，一般病症较轻；若见患儿形态消瘦、精神疲倦，且伴嗜睡，则多为疳积或为久病、重病；若表情惊恐伴见烦躁不安者，多有内热且有上炎趋势；来诊见患儿啼哭阵阵，一般为疼痛且腹痛多见；若患儿平素食后嗜卧，则多内有停滞；呼吸时鼻翼扇动，常为呼吸困难或抽搐前兆；若患儿两目凝视，且伴有前囟凸起、项强，甚则昏睡、呕吐，观手腕部亦有红色斑点者，常发为血热惊风。

（3）望面色：郑颉云在望小儿面色时以五脏相配五色，如面色萎黄为脾胃积滞或脾运失职，面色青紫为肝风内动等。寒热主色也有重要的参考意义：如面色苍白而少润泽为虚寒；面色红为发热或外感，若面色红甚有斑点，而口唇周围苍白者，为烂喉痧（猩红热）；面色苍黄或橘黄色为湿热内蕴，可发为黄疸或其他肝胆疾病；面色发绀则常在中毒、胸中瘀血或剧烈疼痛时可见。

（4）望躯体：望患儿躯体情况也可对患儿的疾病诊断提供参考依据。若患儿肢体瘦削，且头大颔缩、白睛显露，是解颅（脑积水）的常见表现；鸡胸龟背，多见于骨痨或畸形；若四肢消瘦，仅腹部胀大如鼓且青筋外现，多为臌胀；面目或四肢水肿，指压而凹陷，多为脾运不健或气虚。发为血之余，脾之功能正常则气血充足，进而滋养毛发，故毛发之枯荣多反映脾胃状况。所以在儿科临诊上头发情况不可忽视：患儿脱发多有血热；发黄且卷曲多有停食；头发稀黄且枯焦，皮肤干涩贴骨，多为疳积。

（5）望目：郑颉云认为肝开窍于目，且五脏六腑的精气皆上注于目，所以望目并非只察肝之疾患。若眼睑色淡则多血虚；两目水汪汪但眼睑红肿怕光，是麻疹先兆；眼白青蓝色，多有虫积。

（6）望舌：关于小儿舌诊，宋以前记载不详，自金、元以后逐渐发展。郑颉云认为舌诊记载颇多，故其所述不多，仅有以下几点描述：舌淡红而润为良；舌淡白为虚寒；舌绛为血热；舌体肥大多为中毒；舌体小而干为实火伤津。舌苔白为寒，白腻为湿滞，白腻微黄为湿热，苔黄为热，他强调在望舌苔时，一般要注意小儿舌苔是否为食物或药品染色。

（7）望指纹：即望小儿示指三关的指纹。小儿示指指纹青色主寒凝，或疼痛，或热极生风；若指纹色淡则一般为疳症；指纹黄色，为脾有疾，多是脾胃湿热，发为泄泻；若指纹紫色则为内热炽盛。指纹显于风关以内病情较轻，至气关则较重，过命关有危重之象。

（8）望爪甲：小儿爪甲厚钝颜色红润，一般体壮而少病；若爪甲菲薄且苍白而长则体弱多病；若小儿爪甲色青且伴十指冰冷，乃为疟疾前兆。

（9）望痰涎：是郑颉云儿科诊断过程中的常用之法，多应用于小儿外感或肺系疾病中。痰涎稀薄为寒，若多泡沫且清稀为风寒，鼻流清涕为伤风，口吐黏涎为风痰壅盛；痰稠一般为热，黄稠为肺热炽盛，鼻流浊涕且黄多为外感化热；若久涕不止者多为鼻渊。

（10）望二便：望小儿二便具有重要的参考意义。小儿大便情况是脾胃消化功能的反应，若大便溏且夹有不消化食物，或色白有奶瓣，为乳食内积；大便清稀为虚寒，干硬为内热，时干时稀为脾运失常，量多如水样但次数不多为脾虚；大便色绿夹风沫为外受风寒内有郁热，臭气甚者为久积食火；大便为赤白黏液为痢疾。小便清长而频为肾气虚寒或亏虚，赤黄短涩不利为湿热下注膀胱。若小便浑浊则多伴停食；小便频数、量多色白为消渴。

2. 闻诊

小儿闻诊主要包括两个方面的内容，一是听声音，二是嗅气味。

（1）听声音：若小儿咳嗽急剧，咳声阵阵且欲呕，为顿咳，亦称百日咳；若小儿发热伴咳嗽，喉中嘶哑有痰水声为麻疹先兆；若呼吸时喉中听闻水泡声为湿痰壅盛，若呼吸急促且听闻有飞箭声为哮喘；小儿哭声绵长且无力，多为饥饿或者久病而身弱。

（2）嗅气味：小儿嗳气酸臭为胃肠积热；口气臭秽为胃火盛且内有停滞；大便奇臭则内有积滞，水样大便腥气重为里寒阳虚；小便腥臊为下焦有热。

3. 问诊

郑颉云强调在小儿问诊时当细心且耐心，主要询问其陪同家属，不可因小儿啼哭就不问周详，有所省略。小儿问诊的主要内容有下列几个方面：

（1）问既往史：主要是生活史，包括母亲生育情况，小儿生长发育及喂养情况等，小儿疾病史，小儿该次患病后的治疗经过。

（2）问喜恶：若患儿喜偎投母怀抱且喜被覆则为感受风寒；喜饮水及食冷物拒被覆，或吮乳口热甚者，为内热。

（3）问二便：大便颜色，每日次数，有无脓血、风沫及乳瓣，是水泄、溏泄或干结，气腥或臭等。小便频短或清长，色黄赤或白淡，气味腥臊程度，浑浊程度，溺时尿道痛否，均为辨证要点。

4. 切诊

（1）切脉：小儿之脉位与成人一致。浮脉属表，沉脉属里，迟脉属寒，数脉属热；脉有力为实，无力则虚。但小儿脉搏速度应较成人快：3 岁以下，正常脉跳 5 ～ 7 次一息（以医者一呼一吸为标准），即每分钟约 120 次；八至为数，四至为迟。

（2）切太冲脉：太冲脉即足大趾后 2 寸处的动脉，该脉动者虽为大病、久病，但可治；消失者，预后多不良。

5. 触诊

触诊在儿科临证诊断中也较常用，郑颉云常用的有按胸腹与按手足两种。

（1）按胸腹：若小儿胸腹胀满且拒按为实热证，喜按且腹柔软为虚寒证，腹虽胀满但依然喜按为寒凝；若患儿绕脐痛，按之痛甚，则为积滞。

（2）按手足：若气候严寒，但小儿精神与饮食如常，仅手足冷，无病。手足发冷为虚寒证或久病，手足发热为实热证。但要注意，有热深厥亦深者，即热厥而手足反冷。

《素问·经脉别论》有“饮入于胃，游溢精气，上输于脾，脾气散精，上归于肺，通调水道，下输膀胱，水精四布”之说，又有“饮食自倍，肠胃乃伤”及“胃者，五脏六腑之海也，水谷皆入于胃，五脏六腑皆禀气于胃”等理论。脾胃在五行中属土，位于中焦，并且和其他脏腑的联系也颇为密切，若其他脏腑受损，则会导致脾胃损伤。受此影响，郑老认为小儿患病，尤以脾胃之疾为多，在喂养小儿时，应当注重顾护小儿脾胃之气，做到饮食有节，切勿过饥过饱，且时和量均应适当；同时，他亦赞同“小儿气血未充，脏腑未实”之说，故在用药方面，他提倡调理脾胃，帮助消化，并用气味平和之药来治疗小儿疾病。

郑颉云亦推崇《黄帝内经》中的“治未病”理论，《素问·四气调神大论》中的“是故圣人不治已病治未病，不治已乱治未乱……夫病已成而后药之，乱已成而后治之，譬犹渴而穿井，斗而铸锥，不亦晚乎”强调了防患于未然的重要性。郑老极为重视小儿的调护与疾病的预防，在穿衣方面，强调不可骤加或骤减衣物，需顺应四时变化；对于出生不满百天的婴儿，建议勿多竖抱，以防脊柱畸形；在治疗小儿时疫疾病时，注重早期的预防以及辨证诊治，防止疾病传变，以上都是其受“治未病”思想影响后的思考与实践。

二、尊崇《伤寒杂病论》，学以致用

张仲景总结前人医学成就，并与自己临床诊疗经验相结合，著成了中医学经典之一的《伤寒杂病论》，该书系统地分析了疾病的辨证论治之法，确立了“六经分类”的辨证施治原则，奠定了理、法、方、药的理论基础。其中记载的经方，不仅据证立法，配伍严谨，而且因法设方，选药精当，后世赞该书为“众方之祖”。郑颉云对《伤寒杂病论》的研究颇深，1929 年，他应聘于《上海医报》，并为之撰写《伤寒新解》，但由于年代久远加之保存不当，我们并未找到《伤寒新解》的相关内容，但也能推测出他对张仲景学术思想的传承与发扬思考之深。

张仲景谨遵《黄帝内经》之旨，因证立法，依法遣方用药，亦体现了学习中医古籍经典循序渐进的过程。诸泻心汤证即是张仲景在火齐汤基础上总结的，并因此创制了多首辛开苦降系列的泻心汤方，以苦寒之大黄、黄连、黄芩、栀子，辛温之干姜、半夏、桂枝、附子等配伍而成，使升降相随，开泄相应，寒温平调，虽未言明以辛开苦降之法，但开创了辛开苦降法治疗寒热错杂病证的先河。郑颉云践行《黄帝内经》与仲景“辛开苦降”

的治疗思路与方法，在治疗衄血、消化系统疾病时亦善用泻心剂，仿伤寒泻心汤加减变化，随证治之，用之多效。

众所周知，《伤寒杂病论》开辨证论治之先河，并提出了伤寒六经辨证体系。郑颉云对于六经辨证亦有自己的认识，他认为六经辨证可更直观地描述疾病的传变规律，如“并病”“合病”等，六经亦有表里证，阴经表证易入里。在诊疗鼻炎、腹泻、郁证等时，郑老采用六经辨证，他认为太阴肺脾气虚、太阳外感风寒，并兼少阳郁热为该类疾病的基本病机，并自拟“宣消合剂”，疗效显著。

郑颉云将《伤寒杂病论》中的经典方剂用于儿科疾病临床诊疗实践中，并践行辨证论治思想。如他以张仲景的大黄甘草汤为基础，清热利湿，和胃降逆，辨证治疗小儿急性胃肠炎、呕吐、霍乱、重度疳积等疾病，即根据张仲景《金匮要略》中“食已即吐者，大黄甘草汤主之”而加减变化运用的。在郑颉云所用方剂中，不止有大黄甘草汤，亦有以肾气丸治疗小儿慢性肾炎，以吴茱萸汤治疗患儿胃神经症，以鳖甲煎丸治疗患儿血小板减少性紫癜，以麻杏甘石汤治疗小儿支气管肺炎，以小青龙汤治疗小儿气喘症、新生儿肺炎、慢性气管炎等。而在用药原则上，他发扬张仲景“有故无殒”的用药原则，既抓住病机，又不排斥运用忌药，如将妊娠忌药与扶正之药相配伍，使祛病而不伤胎。以上足以说明郑颉云在临床诊治疾病的过程中，受张仲景思想影响，又勤于思考，学以致用，并灵活运用经方。

三、参以诸家，继承创新

隋代巢元方在《诸病源候论》中写道：“若劳伤血气，便致虚损，则风冷乘虚而干之，或客于经络，或入于腹内……若风冷入于子脏，则令脏冷，致使无儿；若搏于血，则血涩壅，亦令经水不利，断绝不通。”他认为妇人得病的主要原因是劳伤血气，又感受风冷邪气，并客于经络，进而引发经水不利，甚至断绝、无子等证。郑颉云深以为然，他在临床治疗经验中总结道：若妇人发为虚损、痛经、闭经、月经过少等，则总的原因乃为体虚或积冷，治疗时当以补虚或祛寒为主，温补之剂疗效颇佳。对产后病的认识方面，巢元方认为主要病因为气血瘀滞与不足。郑老亦有相同的感悟，如他在诊疗产后腹痛一案中，就认为该病的原因乃为感受风冷邪气，致使血脉壅塞不通，出现恶露不尽，腹中疼痛。

《备急千金要方》中妇、儿病均被孙思邈列于卷首，同时他又详述了妇、儿疾病诊治的特殊性和必要性。书中载“《经》言：妇人者，众阴所集，常与湿居。十四以上，阴气浮溢，百想经心，内伤五脏，外损姿颜，月水去留，前后交互，瘀血停凝，中道断绝，其中伤堕，不可具论”，强调了妇人病的发生与外界环境和内在情绪的密切相关性。受此影响，郑颉云尤为重视在妇科用药时添加调畅气机的醋香附、柴胡、郁金、枳壳等药，同时多选醋制以增强药物疏肝理气之效。亦因受孙思邈影响，他在治疗妊娠恶阻时大胆运用被视为妊娠忌用药的半夏、白茅根与通草，且据其经验证明，应用这些药治疗妊娠恶阻，效果好而平稳无虞。孙思邈指出妇人产后多瘀的病理特点，郑颉云谨遵其旨，在治疗产后腹痛、瘀血内阻时多采用大黄、桃仁等活血化瘀之品。该书所论“少小孺婴”，总结了唐以前防治小儿疾病的实践经验，详细撰述了从新生儿的接生、断脐、洗浴到哺乳方法等，还讨论了小儿护养的原则与方法。郑颉云在其《儿科证治简要》一书中也详述了小儿饮食与日常护理，实为参以孙思邈之说，现摘录如下：

（1）在喂养方面：饮食宜有节制，时和量均应适当，不可过饱，并且要随着小儿的长大而酌为增加乳、食量；严禁采用暴食暴饮喂养方法及不易消化的或生冷食物，以免停食积乳造成内伤。但是，如果定时定量过于死板，稍一不慎，极易伤脾。

饮食宜多样化，并要照顾营养，注意清洁卫生，切勿养成偏食习惯。

（2）服装问题：小儿衣料以柔软不脱色为佳，旧衣改制既节约又适用，还可避免刺激小儿娇嫩的皮肤；样式宜简单宽大，以免影响发育。衣着不可过厚，应当随着气候的变化而注意添减。如春季宜稍厚，以增强耐热能力，使其逐渐适应夏季的酷热，秋季衣服宜稍薄，以增强身体的御寒能力，使其渐能适应冬季的严寒。

（3）生活宜规则：起居游戏当有定时，可多做户外活动（根据年龄，可适当做一些体力劳动。婴儿无病啼哭，也是一种运动），使其多见风日，则血活气壮，肌肉致密，以适应气候变化。若娇养过甚，久居室内不敢透风见光，势必体弱易病。

《小儿药证直诀》是一部理论结合实践、突出辨证论治和整体观念的中医儿科专著，虽为钱乙所撰，但该书是由钱乙的学生阎孝忠搜集并整理钱乙生前的论稿、验方、医案等材料汇集而成的。后世万全曾言“仲阳先生著书立方，仲景之下，一人而已”，《四库全书总目提要》亦赞誉钱乙为“幼科之鼻祖”。郑颉云在儿科临证诊疗上，受该书影响颇深，他谨遵钱乙总结的小儿生理与病理特点，受其“五脏六腑，成而未全，全而未壮”之感，写下“小儿脏腑娇嫩，易虚易实，易寒易热”之句，并在小儿治疗上倡导“柔润”之法，禁妄攻与峻补；在临证用药上，亦谨遵钱乙之法，治疗小儿疾病时多选取药性平和之剂。钱乙根据“五脏所主”理论，首创儿科五脏辨证纲领，并总结儿科用药制方经验。郑颉云则以五脏为基础，证候为依据，寒热虚实为准则，并处以散剂，徐消痼疾、缓图全功，创制新的散剂方，如达原散、导滞散、健脾止泻散等，在其儿科临证中运用广泛。郑颉云亦参以钱乙著作中的“五月十五日以后……小儿脏腑，十分中九分热也……玉露散主之。六月十五日以后……脏腑六分热四分冷也……食前少服益黄散，食后多服玉露散。七月七日以后……三分热七分冷也……食前多服益黄散，食后少服玉露散。八月十五日以后……身冷无阳也……当补脾，益黄散主之。不可下也”之说，注重时令之气对小儿机体的影响，因时制宜，调整处方中药物的比例，如在治疗夏季小儿泄泻时根据小儿发病症状的轻重缓急，调整补脾与止泻的先后顺序。同时，由以上论述可看出，钱乙以益黄散补脾，而在其著作中又多有“麦糊丸”“饭和丸”“米饮汤下”等用药方法，以助脾胃吸收。由此可见，钱乙对固护小儿脾胃的重视。郑颉云在小儿疾病的预防与诊疗过程中也展现了对此旨的遵守，常用焦三仙固护小儿脾胃。

在读到南宋陈自明所著《妇人大全良方》中“若劳伤血气，则风冷乘虚而干之。或作之于经络，或循入于腹中，内受风邪，脾胃虚弱，故不能消于饮食。食既不充，荣卫凝涩，肌肤黄燥，面不光泽”的记述时，郑颉云认为：若劳伤气血进而感受风冷则可致机体内受风邪，脾胃受损，运化功能失常，饮食不充，气血失养，脾之华在面，气血不荣，使得面不光泽，肌肤黄燥。在诊疗妇科疾病时，他常常注重固护脾胃，常用药物有党参、黄芪、白术、焦三仙等。另外，郑颉云又参以该书中《调经门〈产宝方〉序论》的“气血，人之神也，不可不谨调护。然妇人以血为基本，气血宣行，其神自清”以及“女子以血为本，血生化于脾，藏于肝”之说，在论治妇人病时，注重调和气血，常从肝、脾、冲任来认识妇人疾病和治疗妇人疾病。

受历史和社会环境的影响，金元时期医学发展繁荣，出现了至今仍影响甚大的“金元四大家”。他们不同的学术观点和理论，推动了中医学的发展。郑颉云对补土派李东垣的著作和学术思想研习与继承颇多。李东垣受张元素影响，精研《黄帝内经》，并以该书中的理论为依据，临床实践中强调从脾胃辨证，他以当时的社会条件和生活环境为辨证前提，对脾胃病的病因病机进行了详细阐述，提出“百病皆由脾胃衰而生也”的观点，确立脾胃病的治则治法，创制了大量的有效方剂，他所言“调理脾胃为医中之王道，节戒饮食乃却病之良方”为后世医家诊疗却疾之箴言。郑颉云继承《脾胃论》的主要思想，无论是内科、妇科、儿科疾病的临床诊疗，都非常注重固护脾胃，尤其重视其治疗脾胃病寒温并用的经验，并加以继承。郑老临证常用东垣之补中益气汤，健脾升阳，升托固本，补中益气，寓升于健脾之始、寓降于升脾之中，并根据病情、症状等灵活加减，临床用之多效。

明代万全在继承钱乙中医儿科学方面学术思想的同时，又有自己的发挥，他在《万密斋医学全书》中详细论述了幼科的诸多疾病，从小儿初生到小儿调护，乃至五脏主病，进一步推动了中医儿科学的发展。万全总结并发展了钱乙的五脏虚实理论，提出“五脏之中，肝常有余，心常有余，脾常不足，肺常不足，肾常虚”；同时，继承朱丹溪之“阳常有余，阴常不足”之论，提出“三有余，四不足”之说。郑颉云虽赞同该说，认为小儿为纯阳之体，活泼好动，心跳脉息较数，得病多属阳证、实证、热证，但他在小儿临证诊治上以辨证论治为法，并不拘泥于小儿纯阳之说。万全亦提出了“育婴四法”，即“一曰预养以培其元，二曰胎养以保其真，三曰蓐养以防其变，四曰鞠养以慎其疾。预养者，即调元之意也；胎养者，即保胎之道也；蓐养者，即护产之法也；鞠养者，即育婴之教也”。其中“鞠养以慎其疾”体现了对新生儿的调护。郑颉云谨遵其法，非常注重对小儿的喂养调护，主张小儿亦要饮食有节，起居有时，着装有度；在治疗新生儿疾病时更以“慎”为要，力求在治疗时安全，故以药食同源之姜糖饮治疗新生儿不乳症，以蛋清擦背治疗新生儿脐风等。

温病学派曾受到伤寒学派的反对，伤寒与温病学派之争由来已久。然郑颉云认为，伤寒与温病理论基础均源于《黄帝内经》，在疾病治疗原则上二者并无分歧，故不能将二者视为对立悖行。若将二者理论巧妙结合，并应用于临证治疗，常可事半功倍。温病学家所创卫气营血辨证对郑颉云影响深远，在诊疗温病之疾时，他常注重疾病卫气营血传变的规律，谨遵叶天士论述温热病“在卫汗之可也，到气才可清气，入营犹可透热转气，入血就恐耗血动血，直须凉血散血”的治疗原则，并且加减化裁吴又可的达原饮，组成新方达原散，广泛应用于温热疾病的治疗。郑颉云亦借鉴了温病学家们对辛开苦降法的认识与拓展运用，叶天士根据温邪发病的特点，创立轻苦微辛法，用于温病治疗，以宣通降泄肺气。《临证指南医案·卷二·咳嗽》载“辛以散邪，佐微苦以降气为治”“微苦微辛之属，能开上痹”；《临证指南医案·卷五·风温》曰“微苦以清降，微辛以宣通”。吴鞠通又提出“非苦无能胜湿，非辛无能通利邪气”“苦与辛合能降能通”的观点，揭示了辛开苦降法的实质内涵。郑颉云临证遣方用药多参照温病学派的经验，治疗上亦遵循“辛以开之，苦以降之”“苦能驱热除湿，辛能开气宣浊”之说，创温通合剂，以辛散之、温之，苦降之、泄之，从而达到斡旋中焦、气机得畅的效果。他亦借鉴后世叶天士、薛己等温病学家调理三焦、分消上下的治法，创清瘟合剂，上、中、下三焦同调，祛邪治病的同时亦使邪有出路。

明末清初傅山所著《傅青主女科》是一本论述妇科经、带、胎、产以及妇科杂病的中医妇科学专著。书中对妇科疾病的病因病机论述精炼翔实，组方用药亦独树一帜，为后世医者提供了临床参考。傅山有“妇科调经尤难，盖经调则无病，不调则百病丛生”的论述。郑颉云在临床上也极其重视调理妇人月经，他认为若妇人月经不调，或出血较多，常会影响健康，甚至影响生育，如有的人结婚多年未孕，经过检查又未发现器质性病变，他即照傅山之经验，从调经入手，妇人经其治疗，多有生育。

《医宗金鉴·妇科心法要诀》由清朝吴谦等编纂，以经、带、胎、产为序，分门别类，记录的妇科疾病多达 132 种，该书在遵循经典理论的基础上，旁参诸家之长，因、证、法、方兼具，反复斟酌、去粗取精，不拘泥于一家之言，但求实用显效，对妇科经、带、胎、产、杂病的诊断与治疗基本完备。书中有“天地温和经水安，寒凝热沸风荡然，邪入胞中任冲损，妇人经病本同参”的论述，郑颉云在辨证诊治月经不调时认为，若青年女性月经过多，则多由于热证或实证，即是他在读到该书中的经水得热则行，得风则荡然而大下之后的思考与实践。该书中将闭经分为血滞经闭、血枯经闭、血亏经闭三型，郑颉云则据此将闭经分为血虚闭经、实热证经闭及寒证经闭，治疗时常选用补血、活血、行血之品，如当归、熟地黄、丹参等。

张锡纯是中西汇通派代表人物之一，他清醒地认识到中医学继承和发扬的辩证关系，以“合中西融贯为一”为设想，主张以中为本，以西为用，中西贯通，取长补短，提出了“师古而不泥古，参西而不背中”的治学宗旨。郑颉云极为认同张氏“医学以活人为宗旨，原不宜有中西之界限存于胸中，中西医学各有所长，也各有所短，应摒弃疆域之见，取长补短，归于一是”的学术主张，取中西医学之所长，在疾病诊断中做好微观与宏观的结合，常借助现代医学技术，辅助对疾病的定性、定位、定量的诊断，使诊断结果更为准确，临证亦更好地把握疾病的转归和预后。在对风湿性心脏病、心律失常、慢性肾炎以及各种癌症进行诊断和治疗时，郑老常参以西医的诊断方法和诊断标准，辨病论治与辨证论治相结合，了解当前阶段疾病状态，从而掌握疾病全程总规律。在临床用药时，郑老也常参照中药现代药理的研究结果，如制马钱子有兴奋运动神经的作用，山楂有降血脂作用，人参、山药有降血糖作用等，常在辨证论治的基础上酌加应用，以提高疗效。

第三章 名方验案

医术与医德是中医的立身之根本，郑颉云投身于中医事业，在其50余载的教学和行医生涯中打磨医术，全心全意为患者与学生着想，临床和教学经验极为丰富。在行医之时，以患者为中心，普同一等，救死扶伤，济贫助难，深受广大患者爱戴；在治学之时又严谨认真，勤奋乐学，勤求古训而不泥古，博采众长而取其精；临证应以辨证论治为准，重证、重理，善于运用经方及古之时方，多取长补短，结合临床化裁，灵活变通，随症加减，用药则守方而不泥。本章以各医学经典中的名方为主，在分析原方的基础上，将郑老的医案进行分科整理，以展现他在使用这些方剂治疗中医内科、妇科、儿科疾病时的临证诊疗特色与其高尚的医德思想。

第一节 达原饮

达原饮

【出处】《温疫论》。

【分类】和解剂—和解少阳

【组成】槟榔，厚朴，草果仁，知母，白芍，黄芩，甘草。

【功效】开达膜原，辟秽化浊。

【主治】温疫或疟疾，邪伏膜原证。

达原散

【组成】炒薏苡仁，炒槟榔，草果，柴胡，葛根，川厚朴，番泻叶，黄芩。

【功效】表里兼治，清热健胃。

达原饮出自吴又可的《温疫论》。原方由草果仁、槟榔、厚朴、知母、黄芩、白芍、甘草7味药组成，是治疗温疫初起或疟疾，邪伏膜原（又称募原）的主要方剂。在此湿热秽浊为病因，膜原为病变部位。什么是膜原？《重订通俗伤寒论》说："膜者，横膈之膜；原者，空隙之处。外通肌腠，内近胃腑，即三焦之关键，为内外交界之地，实一身之半表半里也。"《温疫论》中有："疫者感天地之疠气……邪从口鼻而入，则其所客，内不在脏腑，外不在经络，舍于夹脊之内，去表不远，附近于胃，乃表里之分界，是为半表半里，即《针经》所谓横连膜原是也。"薛雪曾说："膜原者，外通肌肉，内近胃腑，即三焦之门户，实一身之半表半里也，邪由上受，直趋中道，故病多归膜原。"依以上所言，邪在半表半里，有外出于表、内入于里两种转机。邪浮越者，应在太阳，内攻者首先伤及脾胃。同时，病邪影响三焦的气化功能，水津运行失职，故多夹湿夹痰。此为发病特点。其临床表现为寒热往来，其状如疟，或憎寒壮热，一日数发，发无定时，伴有头痛、烦躁、口干、胸闷、呕恶、舌红、苔垢腻、脉弦数等一派湿遏热伏、湿热搏结的证象。盖湿热二邪，性质不同，一旦胶结，热并于湿中，如油入面，难以分解，若强发其汗，则热减而湿存，故忌大发其汗，但可微汗。若强攻其里，必损伤正气，故应忌攻，但可轻清而下。因此欲清泻湿中之热，非先祛湿不能为攻。反之，若湿祛热存，势必热势鸱张，内耗精血，故治应疏利透达为原则。达原饮方用槟榔辛散湿邪，化痰破结，使邪速溃；以厚朴芳香化浊，理气祛湿；草果仁辛香化浊，辟秽止呕，宣透伏邪。以上三药气味辛烈，可直达膜原，逐邪外出。凡温热疫毒之邪，最易化火伤阴，故用白芍、知母清热滋阴，并可防诸辛燥药之耗散阴津；黄芩苦寒，清热燥湿，配以甘草生用，既能清热解毒，又可调和诸药。全方合用，共奏开达膜原、辟秽化浊、清热解毒之功。

郑老根据临床常见病证，于达原饮原方中去滋阴清热之知母，敛阴和里之白芍，又去甘草甘缓调和之性。众所周知，半表半里乃少阳之枢，故加柴胡发表和里，清少阳以退邪热；葛根，味甘而性辛平，入脾、胃二经，可生津止渴，是解肌退热佳品，所以更加该品以升发脾之清阳并助胃气，治里证之口渴、头痛；脾乃后天之本，故用炒薏苡仁健脾补肺，清热渗湿；番泻叶味苦性寒，专走大肠，取少量则清内传阳明之湿热，使湿热之邪得以外泻，且能荡涤下焦积热；并配伍黄芩清热燥湿，泻火解毒。取“达原”之意，化裁成新方，在其临床应用上，内科多制以汤剂，儿科则多制成散剂，仍命之为“达原散”，也称“达原合剂”。纵观郑老之“达原”新方，开中有化，化中有行，行中兼清，清中兼降，降中兼利，利中佐调，调中有升，使气机畅顺，升降适度，开合相当，具有疏透募原，清热解肌，健脾和胃，祛湿化浊，行气导滞，通里达外，调和营卫，畅达三焦气机之功。在临床上广泛应用于内科及小儿科病症的治疗。当外感时邪病毒郁伤少阳，化生湿热，湿遏热伏，熏蒸于肌表，开阖失司，肺卫受邪，证见一派肺卫证候时即可用本方。如内科临床常见的感冒、咳喘、疟疾、湿温等；以及小儿内伤饮食，湿热蕴郁，夹湿夹饮而病，如急性黄疸型肝炎、痢疾、呕吐诸症；若外感内伤相合而为病，也可辨证选用。

一、内科医案

案 1. 肝硬化腹水兼外感风热

樊某，男，53 岁。

诊断：肝硬化腹水兼外感风热。

初诊（1960 年 7 月 21 日）：腹部膨胀，肝脾增大，小便短黄，时常有发热，不思饮食，足水肿。舌苔黄腻，脉细微。

处方：达原合剂加味。

达原合剂加茯苓皮 15g　　木瓜 9g

2 剂，水煎服。

二诊（1960 年 7 月 23 日）：小便量较前多，左脉弦数，右细数，舌苔黄，肝脾压痛。处方：达原合剂加生鳖甲 30g，皂角子（杵碎）9g，乌梅 15g。2 剂，水煎服。

三诊（1960 年 7 月 25 日）：饮食增加，腹胀及肿块均减轻，舌苔黄腻，脉弦细。处方：照上方加肉桂 9g。3 剂，水煎服。

四诊（1960 年 7 月 30 日）：腹胀及肿块大减，不痛，腹部柔软，舌苔白腻微黄，脉细微弦。处方：照上方肉桂加至 15g。3 剂，水煎服。

按： 本方加减应用对肝脾大及腹水近期疗效很好，肉桂有温肾阳、化寒水之功用，乌梅、鳖甲、皂角子皆有软坚作用，诸药与清热消导之达原合剂相伍，治疗对症，故疗效益彰。

案2. 湿温

马某，男，24岁，1960年8月3日初诊。

症见：咳嗽，胸痛，高热，出汗，不恶风寒，口干欲饮，便秘。舌苔白润，脉滑数。

诊断：湿温病。

治则：清热解肌，润肺化痰。

处方：达原合剂加减。

白僵蚕 9g	前胡 9g	葛根 6g	柴胡 9g
瓜蒌 30g	大黄 6g	苇根 15g	白茅根 15g

1剂，水煎服。

患者1剂而愈。

案3. 湿温

患者，女，61岁。1960年6月1日初诊。

月余以来，咳嗽、自汗，时而发冷，时而发热，日晡潮热尤甚，头晕，四肢酸痛，厌食，口中黏腻，不能饮水，大便干，小便黄。舌苔白腻，脉缓。

处方：如下。

草果仁 9g	苍术 9g	黄柏 9g	炒槟榔 9g
川厚朴 9g	葛根 9g	生牡蛎 15g	番泻叶 2.5g

水煎服。

二诊（1960年6月3日）：冷、热已退，咳嗽吐白痰，颇剧。照上原方，加鱼腥草 30g，天竺黄 6g，续服1剂。

三诊（1960 年 6 月 5 日）：咳嗽亦轻，但犹觉喉间痰多，且觉左侧胁下痛，不能弯腰。于是又照上方再加全瓜蒌 25g，薤白 9g。

四诊（1960 年 6 月 10 日）：自述服上方后，诸症均已完全消失，而告痊愈，要求再将上次原方续服 1 剂，以资巩固疗效。

案 4. 温病低热不退

高某，女，50 岁。

湿温夹疟，患低热症 2 个月，每日上午，或早或晚，必发寒战一阵，作后浑身不适，如害大病一般。实验室检查提示红细胞少，血红蛋白低，未查出发热原因，诸药无效，乃邀郑老出诊。症见：面色晦黄，胸胁苦满，寒热往来，头晕目眩，食欲缺乏，口苦，咽干，伴见周身倦怠，精神萎靡，口唇、结膜苍淡。脉沉细而濡，兼有数象。

脉症合参，乃伤寒少阳证无疑。发热日久，病入募原，处于半表半里之间，寒热交争，头晕目眩，营卫不调，日久气血俱耗，故现贫血之象。肝病传脾，脾虚受病，故见食欲缺乏。所谓："见肝之病，知肝传脾，当先实脾。"脾者后天之本，化生气血之源泉，源泉不固，天干枯竭，五脏六腑皆失其养，故见神疲倦怠，头晕目眩，面色晦黄，饮食少进等一派气血不足之象。急则治其标，治法清热解肌、和解表里，佐以健脾利湿。

处方：达原饮加减。

炒槟榔 9g	炒薏苡仁 25g	草果仁 9g	柴胡 9g
葛根 6g	川厚朴 9g	桂枝 6g	番泻叶 2g
鹤虱 9g	乌梅 9g	黄芩 9g	

2 剂，水煎服。

二诊：服后寒热俱退，战栗亦平，饮食增多，精神好转，2 日来睡眠甚佳，腹胀依然，偶有气逆。缓则固其本，继以大剂补气养血之品以治其本。

处方：生黄芪 25g，党参 12g，柴胡 9g，升麻 9g，葛根 6g，山茱萸 12g，炒薏苡仁 25g，炒槟榔 6g，焦三仙各 6g，熟地黄 25g，吴茱萸 5g，番泻叶 2.5g，3 剂。饮食倍增，腹胀已平，精神饱满，诸症悉愈，嘱其节饮食，慎起居冀取全功。

案 5. 慢性咽炎（阴证喉痹）

患者，男，53 岁。

患者罹病 3 年，咽喉不利，常觉口苦、咽干，似有一物贴在喉间，咽之不下，吐之不出，甚觉难受，黏痰甚多，吐之不尽，状如凉粉团，体形肥胖，自汗，盗汗，身冷恶寒，经某医院检查确诊为慢性咽炎。中西药多方治疗，缠绵不愈，迁延数年之久。症见：咽喉炎，轻度水肿，吞咽不利，咳吐时作，口苦不渴，食欲缺乏，胸中不利，微觉闷气。舌淡、苔薄白，脉沉滑无力。

脉症合参，乃肝胃不和，情志郁结，湿从寒化，痰气阻喉所致。治宜疏肝和胃，祛痰行气，佐以温散。

处方：如下。

薄荷 6g	荆芥穗 5g	细辛 5g	桔梗 6g
炒薏苡仁 25g	炒槟榔 9g	川厚朴 9g	柴胡 6g
葛根 3g	黄芩 9g	焦三仙各 6g	

3 剂，水煎服。

二诊：服后出虚汗甚多，口苦咽干、咳痰、咽喉阻塞之感均为大减，胸中开豁，饮食亦觉香甜，继仿上意，去黄芩、荆芥穗，加杏仁 9g，增其温散化痰之力。3 剂，咽喉通利，黏痰消失，饮食倍增，诸症悉平而愈。

案 6. 疟疾（正疟）

患者，女，53 岁。

患疟疾旬余，每至夜半，寒战壮热，发作有时，初则浑身乏力，呵欠不已，继而恶寒战栗，寒去则内外皆热，头痛欲裂，面赤，舌红，烦渴引饮，口苦，咽干，气息喘急，终则遍身出汗，热退身凉。经实验室检查，未查出原虫，即按寻常外感治疗，给予安乃近注射液，加服维生素C。如此数日，症情如故，缠绵不愈，于1970年8月7日来郑老处治疗。症见：面色苍黄，口苦，咽干，寒热往来，胸胁苦满，头晕，目眩，自汗，恶心，周身困倦，两腿沉重，小便黄短。舌淡、苔白腻，脉濡数。

邪在半表半里，与营卫相搏，邪正交争，则寒战壮热。邪气伏昼，与正气相离，则寒热俱去。呵欠乏力，恶寒战栗，乃外邪侵袭，阳气被遏。寒邪不得宣发，郁而化热，则内外皆热，而见面赤唇红，头痛欲裂，烦渴引饮，乃津液耗竭之象。热蒸肌冷，腠理发泄，故遍身汗出。《黄帝内经》云“体若燔炭，汗出而散”，故热退身凉。

治则：健脾解肌，和中达郁，阴阳并调。

处方：吴氏达原饮加减。

炒薏苡仁 25g	炒槟榔 9g	柴胡 9g	葛根 6g
番泻叶 1g	川厚朴 9g	黄芩 9g	乌梅 12g
鹤虱 12g			

2剂，水煎服。

服1剂当晚即未发作，仅感周身不适欲作而未起，药势发挥威力。服2剂各症渐退，尚感头晕无力，乃邪气消退、正气未复之象，处以补养气血之剂，善后处理。

处方：生黄芪25g，党参12g，柴胡9g，升麻6g，熟地黄25g，炒槟榔9g，焦三仙各6g，番泻叶1g，山茱萸12g。3剂，诸症悉退而愈，饮食增多，头晕消失，精神体力恢复如常。

案 7. 疫痢疟合病

董某，男，73 岁。

体素壮，饮食甚多，于昨晚饱食后，即卧床休息，入夜后未盖被褥，而为寒气所袭，次日早晨，即发高热恶寒，体温达 39.5℃，渐至神志模糊，卧床不起，继则下痢脓血，日十数次，腹胀满，口噤不食，经黄河医院诊断确诊为流感合并中毒性痢疾，即入院治疗数日，病情好转，高热渐退，下痢减少，日下五六次，脓血消失，饮食亦可少进，于昨日猛吃蒸馍一个，旧病未去，脾胃又伤，随即痢疾复作，高热顿起，脓血夹杂，腹痛下坠，头痛沉重，头晕目眩，胸胁苦满，口苦咽干，寒热往来，小便黄短，自汗，盗汗。舌淡、苔白厚，脉浮滑有力。

脉症合参，乃外感天行疫疠之气，内为脏腑污秽蕴毒所结，湿热交蒸，邪入募原，积停不化，发为本证，外感时疫，则高热顿起。湿热内蕴，暴食伤脾，故痢疾乃作；郁久化热，内入募原，处于半表半里之间，故见胸胁苦满，口苦，咽干，寒热往来，头晕，目眩，少阳温疟之症。实属疫痢疟合病无疑。治则消积健脾，燥湿清热，佐以疏肝和解，以缓肝之急。处以吴氏达原饮加减，表里双解。

处方：吴氏达原饮加减。

炒槟榔 9g	炒薏苡仁 30g	草果仁 9g	柴胡 9g
葛根 9g	黄芩 9g	川厚朴 9g	番泻叶 1g

2 剂，水煎服。

1 剂，服后 30 分钟汗出津津，热退神清，随即思食。服 2 剂后，下痢减，日下 2 次，脓血消失，腹痛下坠皆除。2 剂，下痢全止，饮食倍增，精神恢复，诸症悉退，已下床从事正常活动。继予山楂丸 10 丸，善后巩固。

案 8. 外感夹痢

潘某，男，55 岁。

患者于昨晚饭后乘车由外地回郑州，一路车行风疾，时值汗出未止，腠理不闭，为风寒所袭，遂感周身不适，头痛恶寒，腹胀肠鸣，恶心欲吐，回郑州后即感下坠腹痛，高热顿起，伴见头痛项强，骨节疼痛，下痢不止，便带风沫，面色苍白，两颊泛红，头晕无力，两腿沉重。舌质淡、苔白厚，脉浮滑无力。

脉症合参，外为风寒所感，内为积滞所伤，伤寒夹食发为本症，乃太阳阳明合病无疑。风寒袭肺，下迫大肠，陈积不化，伤及脾运，故作泻痢；风寒未解，营卫不调，则见头痛恶寒，骨节酸痛，发热项强；胃家受寒，气机不畅，则恶心欲吐，腹胀肠鸣乃作。治宜疏风解表，消积和胃，佐以健脾利湿，表里双解之法。

处方：如下。

羌活 12g	槟榔 9g	焦三仙各 6g	番泻叶 1g
麻黄 5g	紫苏叶 9g	柴胡 9g	葛根 6g
炒薏苡仁 25g	木香 9g	草果仁 9g	

2 剂，水煎服。

1 剂，发热、恶寒、头痛、项强俱退，下痢减为 2 次，便已成形；2 剂，头晕已止，腹胀消失，饮食增加，精神好转。继以健脾丸 10 丸，每次 1 丸，日 2 次，善后巩固，诸症告退而愈。

案 9. 乳糜尿（膏淋）

陈某，男，36 岁，技术员。

患乳糜尿数年，虽经中西医多方治疗，效果不佳，求治于郑老。症见：面色萎黄，形体消瘦，头晕，神疲，腰膝酸软，神经衰弱，记忆力减退，夜眠多梦，口臭，咽干，伴有口腔溃疡，口不渴，食欲缺乏，尿意频繁，点滴淋漓，小便浑浊，状如米泔，甚则黏稠如膏，腿酸软。舌红、苔薄腻，脉细数而滑，左尺尤甚。

脉症合参，乃思虑过度，房室劳伤，而致肾气不固，湿热下注，蕴积于膀胱以致气化不行，关门失守，不能制约脂液而下流，故见小便浑浊，状如米泔，甚则黏稠如膏。腰酸腿软，脉细滑数，神经衰弱，均为肾虚不固、湿热留恋之象。治宜滋阴固肾，健脾化湿，佐以通利膀胱之剂。

处方：如下。

炒槟榔 9g　炒薏苡仁 25g　柴胡 9g　葛根 6g
草果仁 9g　川厚朴 9g
水煎服。

案 10. 慢性肾炎

李某之妻，48 岁。

患慢性肾炎 6 年余。终日感觉周身困乏，四肢无力，两腿沉重，精神萎靡，腰部酸痛，劳则尤重，肢体水肿，头沉头晕，食欲缺乏。多方治疗，缠绵不愈，前来求治。症见晨起面肿，午后腿肿，口苦，咽干，胸胁苦满，小便黄。舌淡、苔厚腻，脉沉细无力。西医尿常规检查：蛋白（++），红细胞（+++），白细胞（+++），丝球体少许。

脉症合参，为脾肾两虚，内夹郁热之阴水无疑。患者平素体弱，生育较多，家务繁忙，劳倦伤脾，兼之饥饱不调，致脾阳日渐亏损。脾主后天为胃行其津液，散精于肺，以输布全身，今脾虚不运，阳气不振，水液无以蒸腾，积聚不散，一旦土不制水，则泛滥横溢，病邪入里，肾气内伤，肾虚则开阖不利，膀胱气化失常，水液停积，肿胀随起。总由脾肾两虚，加之失节失守，肺气运行不利所致。正如张景岳所谓：“凡水肿等症，乃脾肺肾三脏相干之病，盖水为至阴，故其本在肾，水化于气，故其标在肺，水惟畏土，故其制在脾。今肺虚则气不化精而化水，脾虚则土不制水而反克，肾虚则水无所主而妄行。”若脾虚不能制水，水湿壅盛，必损其阳，故脾虚的进一步发展，必然导致肾阳衰微；若肾阳衰微，不能温养脾土，则使本证更加严重。故脾、肺、肾三脏之间的关系，以肾为本，以肺为标，以脾为中流砥柱，实为治疗本病的关键所在。综上所述，通观诸症，治疗大法当以健脾理肺，兴阳利水，佐以开郁解肌为法。

处方：如下。

炒薏苡仁 30g	炒槟榔 9g	川厚朴 9g	焦三仙各 6g
番泻叶 2g	黄芩 9g	葛根 6g	柴胡 6g
冬瓜皮 45g	茯苓皮 25g	地肤子 9g	生黄芪 15g
附子 5g	肉桂 2.5g		

3 剂，水煎服。

二诊：饮食增多，精神好转，水肿减轻，加大黄芪量，补添山茱萸，增其补气扶肾之力。处方：生黄芪 25g，党参 12g，柴胡 9g，熟地黄 30g，山茱萸 15g，茯苓皮 25g，冬瓜皮 30g，威灵仙 9g，地肤子 9g，商陆 6g，香附 15g，附子、肉桂各 6g。6 剂。

三诊：水肿尽退，周身轻松，如释重负，食欲恢复，腰痛若失。继仿上方加减数十剂，善后巩固，前后治疗 2 个月，诸症悉退而愈，观察 2 年，效果良好，再未复发。

二、儿科医案

案 1. 黄疸型肝炎

陈某，男，4 岁。1963 年 11 月 26 日初诊。

患儿15日来渐不思食，且伴有皮肤黄、眼黄。近7日来，尿黄棕色，精神不振，大便干、色黄绿，无热，无汗。11月24日，某医院诊断为黄疸型肝炎，经治疗仍不思食，眼黄稍减，白睛稍黄，舌红、苔白腻而微黄，脉弦数。皮肤稍黄染，腹胀，肝大，深吸气时，肝下界位于右锁骨中线肋缘下约2cm，中等硬，表面光滑。

患儿饮食不节，脾胃有伤，水湿内停。脾被湿困，则失健运，使水谷内停不化，积久化热。湿热蕴结，故生黄疸。又脾失健运，胃失腐熟水谷之能，故不思饮食。

诊断：阳黄（湿热内蕴）。

治则：清热除湿，健脾和胃，疏理气机。

处方：如下。

达原散6g　　牛黄散12g

两药调和，分6包，2日服完。

（牛黄散组成：牵牛子、大黄各等份）

二诊（1963年11月28日）：服上药2日，眼及面黄有减，食欲有增，大便转稀、黄色，尿仍黄红，腹不痛，口不渴，舌红绛，苔黄白腻，脉弦细而微数。仍服上方。

以上方照服至12月14日，症状基本消失，肝下界缩至右锁骨中线肋缘下约1.5cm，质软，已告基本痊愈。12月15日复查肝功能，基本恢复正常。

案2. 湿温

患儿，女，12岁。1963年5月25日初诊。

半月前陡然憎寒壮热，体温41℃，头痛，周身关节痛。舌尖色绛，苔白而厚腻，脉数。

处方：如下。

姜厚朴 9g	生赤芍 12g	草果仁 25g	槟榔 9g	
黄芩 9g	生知母 12g	甘草 6g	白薇 15g	
牛筋草根 15g	麦冬 9g	竹茹 9g	芦根 12g	白茅根 12g

2 剂，水煎服。

二诊（1963 年 5 月 27 日）：脉犹数而舌苔黄厚，病况仍如上述，照上方加浮萍 9g，又开 2 剂。（注：上两次由其他医师诊治）

三诊（1963 年 5 月 30 日）：仍觉时而冷热自汗，午后尤甚，厌食，不渴，小便黄，腹泻黑水，头晕，周身疼痛。舌苔黄腻，脉缓。处方：草果仁 9g，白茅根 25g，厚朴 9g，葛根 6g，炒槟榔 9g，黄芩 9g，柴胡 9g，炒薏苡仁 25g，水煎服。

四诊（1963 年 6 月 2 日）：上述诸症均已略轻，但效果并不显著。又另拟一方：

全瓜蒌 25g，石菖蒲 9g，通草 6g，天竺黄 9g，白茅根 30g，栀子 9g，牡丹皮 9g，赤芍 9g，水煎服。

五诊（1963 年 6 月 3 日）：效果仍不显著，又照昨方加郁金 9g，酒大黄 6g，水煎服。

六诊（1963 年 6 月 5 日）：热已退，自汗量已减少，睡眠已好，但饮食量仍少，又照上方加川厚朴 9g，黄芩 9g，水煎服。

七诊（1963 年 6 月 6 日）：诸症均已显著消退，大便亦颇通畅，食欲已增进，精神已较振奋，且已脉静身凉，又照上方加生鳖甲 15g，水煎服，用以善后。

案 3. 疳积

杨某，男，3 岁半。

患儿患疳证年余，中西药多方治疗，缠绵不愈。症见：面色晦黄，肌腹羸瘦，毛发枯槁，困倦嗜卧，精神不振，两目无神，腹胀满，饮食不进，经常呕吐，午后潮热，五心烦热，易哭易怒，伴见大便不畅，烦躁，口干，夜眠不安，小便黄短，或如米泔，夜睡趴伏，自汗，盗汗。舌淡、苔白腻，脉濡细。

脉症合参，乃食积伤脾，脾虚湿盛，疳积之证。脾胃为仓廪之官，主受纳运化，使水谷精微濡养五脏，化生气血而华之于面。今患儿素来饮食不节，恣食肥甘、生冷无度，以脾胃受伐，积滞不化，积停日久，则脾胃暗伤，水谷精微不能运化，从而五脏六腑、四肢百骸、肌肤毛发均失其濡养，故见面色晦黄不华，毛发枯槁，肌腹羸瘦，精神不振，困倦嗜卧，两目无神等一系列不足之象。该病乃饮食积伤而来，故见食欲缺乏，腹胀满，呕吐不适，亦同时发生。饮食积停，郁久化热，蕴热伤阴，故见午后潮热、自汗、盗汗、烦躁、口干等阴津不足之症。脾阴即损，则肝阳易动，而观易哭易怒，夜眠不宁。脾虚不固，湿热下注，故小便黄浊，或状如米泔，苔浊腻，脉象细濡，均为脾虚不运、湿热蕴积之证。治宜消积理脾，燥湿解肌。拟表里双解、攻补兼施之法。

处方：如下。

炒薏苡仁 25g	炒槟榔 9g	草果仁 9g	柴胡 6g
葛根 6g	黄芩 9g	川厚朴 9g	番泻叶 2.5g
决明子 25g			

3 剂，水煎服。

二诊：潮热退，自汗、盗汗减，夜眠转佳，饮食倍增，精神好转，检查肝脾微大。上方加生牡蛎 18g 以滋阴软坚。处方：炒槟榔 9g，炒薏苡仁 25g，草果仁 9g，柴胡 9g，葛根 6g，番泻叶 2.5g，决明子 15g，黄芩 9g，川厚朴 9g，生牡蛎 18g。水煎服。6 剂。

三诊：面色红润，大便通利，夜眠良好，腹胀全消，精神壮旺，饮食恢复正常，自汗、盗汗消失，诸症悉平而愈，继上方去柴胡、葛根、草果仁，加鸡内金 9g，数剂，善后巩固。

案 4. 小儿麻痹症

陈某，9 个月，男。

高热后遗小儿麻痹症，左部肌肉已见萎缩，肢体不遂，右腿尚能站立，右手亦能抓物，而左手则萎软无力，左侧体温亦低，多方治疗，缠绵不愈，前来求治。症见：左侧肢体麻痹，运动不遂，伴见发热，自汗，腹胀满，乳食不振，大便溏泄，日行 3 ～ 5 次。

综观诸症，乃气血不足，经络闭阻，筋脉失养之证。急则治其标，首处清热解肌、消食利湿之剂。

处方：如下。

炒槟榔 3g	草果仁 3g	柴胡 2.5g	葛根 3g
黄芩 3g	川厚朴 3g	番泻叶 0.5g	木香 3g

2 剂，水煎服。

二诊：汗止热退，乳食增加，大便成形，胀满亦退。缓则固其本。处以活血通络、补气养血之剂。处方：补阳还五汤加减。生黄芪 25g，桃仁 6g，红花 3g，当归 5g，赤芍 5g，川芎 3g，全蝎 3g，蜈蚣 2 条，地龙 5g。

三诊：服上方 3 剂，患肢稍能起动，手亦微能伸曲，继予散剂一料，缓图为功。处方：全蝎 30g，蜈蚣 20 条，土鳖虫 15g，鹿茸 9g，制马钱子 6g，血竭 18g，枸杞子 30g，五味子 30g，紫河车 60g。共研细末，每服 1g，日 2 次。共服 2 个多月，患肢运动能力恢复正常，肌肉生长，左手与右手抓物无异，诸症悉愈。

案 5. 小儿慢性肠炎呕吐腹泻

陈某，男，1 岁。

患儿出生 3 个月即患腹泻之症，至今 8 个月，时轻时重，缠绵不愈，少则每日 3 次，多则每日八九次，虽尽服婴儿素、参苓白术散、干酵母等消积化滞、收涩止泻、健脾利湿之品，始终不愈。于 1970 年 8 月 7 日前来求治。症见：面色萎黄，形体消瘦，呃逆，呕吐，下利稠糊，夹杂黏条奶瓣未消化之物，气臭难闻，手足心热，自汗，盗汗，易罹外感，睡觉伏卧，翻滚不安。舌淡、苔白腻，指纹黄。

综观诸症，乃乳积内伤，脾运失调之症。本病之作，乃乳食不节，内蕴湿热所致。盖胃主受纳，脾主运化，今乳积停于肠胃，则不思饮食，滞久伤及脾运。运化失职，腐熟无权。水谷不分，并走大肠，则成泄泻。《黄帝内经》云："饮食自倍，肠胃乃伤。"伤则水谷不分，泄利即作，治宜清热消积，和胃健脾，佐以燥湿理气。

处方：如下。

炒槟榔 3g　炒薏苡仁 12g　草果仁 5g　柴胡 3g
葛根 3g　黄芩 3g　川厚朴 5g　焦三仙各 3g
番泻叶 0.5g
4 剂，水煎服。

二诊：手足心热减，饮食增多，腹泻大减，每日 2 次，黏条奶瓣悉除。处方：炒槟榔 3g，焦三仙各 3g，炒薏苡仁 15g，柴胡 5g，葛根 5g，黄芩 3g，川厚朴 6g，木香 5g，白豆蔻 3g，番泻叶 0.5g。2 剂。

三诊：手足心热已退，出汗已止，精神转佳，大便成形，腹胀、夜眠伏睡俱退。近日感冒，口舌糜烂，流口水，咳嗽，烦躁啼哭。上方加大黄、川楝子、五倍子、杏仁。处方：炒槟榔 5g，川厚朴 6g，葛根 6g，柴胡 5g，草果 5g，番泻叶 0.3g，黄芩 3g，川楝子 3g，生大黄 1g，五倍子 5g，杏仁 5g，炒薏苡仁

15g。3剂。口水止，口疮消，乳食倍饮，夜眠安定，玩耍活泼，诸症悉平而愈。

案6. 湿温夹食证

患儿，6岁。

患儿患湿温之证。3日来，寒热往来，胸胁苦满，头晕脑涨，食欲缺乏，高热自汗，入夜尤甚。症见：口苦，咽干，大便溏薄，小便发黄，口不渴，舌淡、苔白稍腻，脉浮滑。

病乃外为风寒所感，内为积滞所伤，郁久化热，邪入募原所致。治宜健脾燥湿、清热解肌为法。拟表里双解之剂。

处方：达原合剂。

炒槟榔 9g	炒薏苡仁 25g	柴胡 9g	黄芩 9g
草果仁 9g	番泻叶 1g	川厚朴 9g	葛根 6g

2剂，水煎服。

1剂寒热俱退，余症消失大半。2剂诸症悉愈。

案7. 小儿黄疸

王某，5岁。1959年11月21日初诊。

阵阵发热，时轻时重，小便色黄，眼结膜色鲜黄，口干不欲饮，大便稀而色灰白，脉细数（曾在某医院诊断为传染性肝炎）。

处方：如下。

达原散 6g　　导滞散 1g

合为6包，1日3次，每次1包，2日分服。

（导滞散组成：巴豆霜、枳壳、厚朴各6g，槟榔、牵牛子各9g，焦三仙各9g。）

二诊：大便色转黄，微发热，巩膜及小便仍黄色。尿常规检查显示：尿胆原（+），尿胆红素（-）。处方：达原散6g，导滞散2.5g，合为6包，1日3次，每次1包，2日分服。

三诊：小便淡黄，热退，腹无痛。照上方。

四诊：巩膜及小便黄色皆消退，二便正常，诸症均愈，舌苔薄腻，脉和缓。处方：六一散12g，合为6包，1日3次，每次1包，2日分服。

案8.消化型感冒

患者，女，1岁半。

患儿1953年秋季染患此病。初发热，在某医院住院治疗20余日热未退，亦未查出是何病因。患者前来求治，郑老用达原散3g，1日3次分服，当日退热。次日复诊，又予达原散3g，服后而愈。

案9.消化型感冒

李某，男，5岁，1955年12月9日初诊。

据患儿家长代述：月余以来，患儿最初发热、呕吐，2日后，即每日日晡至前半夜，潮热自汗，黎明退热，精神倦怠。在某医院曾用驱蛔疗法，排蛔4条，而潮热不仅未退，反而腹泻黄水，胃纳锐减，益感不支。症见：形容憔悴，体困身疲，脉缓弄舌，口中如有黏液，诊断为消化型感冒，给予达原散3g，1日3次分服，开水送下。

二诊（1955年12月10日）：昨夜潮热已轻，大便犹泻而频，仍给予达原散5.5g，使其2日6次分服。

三诊（1955年12月13日）：潮热已显著减退，大便转溏，胃纳已渐增进，精神亦较好。仍予达原散5.5g。

四诊（1955年12月15日）：潮热已退，仅每晚19:00—20:00，有短时轻微发热。又给予达原散5.5g，2日6次分服，痊愈。

案 10. 消化型感冒

魏某，女，1 岁半。12 月 4 日初诊。

患儿久患弛张热，月余未退热。最初在郑州某医院治疗无效，后改用中药治疗。诊查患儿：形体消瘦，面色萎黄，似蒙上一层尘浊，额部微热似有汗，精神倦怠，脉缓，指纹色淡，腹微胀。

处方：达原合剂。

鸡内金 9g	穿山甲 9g	柴胡 9g	炒槟榔 9g
葛根 6g	川厚朴 9g	焦三仙各 9g	枳壳 9g
黄芩 9g	番泻叶 1g		

水煎去渣。乳母代服 4/5，患儿服 1/5。

二诊（12 月 5 日）：其母代述，服药后当日下午即退热，但于当夜 24∶00 又发热，2 小时曾排便 2 次，粪中还有咸菜疙瘩，今晨即嬉戏索食。其发热有起有止，考虑可能合并有疟疾，故另处一方。处方：炒槟榔 9g，鹤虱 6g，柴胡 9g，焙水蛭 1.5g，干姜 9g，番泻叶 1g，乌梅肉 9g。水煎，服法同前。

三诊（12 月 6 日）：服上方后，不仅无效，反而啼叫不安，夜间又起高热 2 小时，以后变为低热。始知按疟疾处理是错误的，又改用达原饮方法。处方：草果仁 9g，川厚朴 9g，柴胡 9g，炒槟榔 9g，黄芩 9g，葛根 6g，炒薏苡仁 25g，番泻叶 1.5g。水煎，服法同前。服药后，移时即退热，以后未再起热，而告痊愈。遂开散剂善后。鸡内金、炙鳖甲、穿山甲、炒槟榔各 15g，砂仁 6g，番泻叶 1.5g。上药共为细末，每晚用开水服 1.5g。

第二节 补中益气汤

【出处】《内外伤辨惑论》。

【分类】补益剂—补气。

【组成】黄芪，人参，白术，炙甘草，柴胡，升麻，当归，陈皮。

【功效】补中益气，升阳举陷。

【主治】脾虚气陷证，气虚发热证。

补中益气汤出自《内外伤辨惑论》。该书卷中关于补中益气汤的描述："气高而喘，身热而烦，其脉洪大而头痛，或渴不止，其皮肤不任风寒而生寒热。"故本方治证主要因内伤于饮食劳倦，损伤脾胃，以致脾胃气虚、清阳下陷。脾胃为营卫气血生化之源，脾胃气虚，纳运乏力，故饮食减少、少气懒言、大便稀薄；脾主升清，脾虚则清阳不升，中气下陷，故可见脱肛、子宫下垂等；清阳陷于下焦，郁遏不达则会引起发热，因为并非实火，故其热不甚，病程较长，时发时止，手心热甚于手背。气虚腠理不固，阴液外泄则自汗。以上证治宜补益脾胃中气，升阳举陷。该方中重用黄芪，味甘微温，入脾、肺经，补中益气，升阳固表；配伍人参、炙甘草、白术补气健脾，与黄芪合用，以增强其补益中气之功。血为气之母，气虚时久，营血亦亏，故用当归养血和营，协人参、黄芪以补气养血；陈皮理气和胃，使诸药补而不滞。并以少量升麻、柴胡升阳举陷，协助黄芪以升提下陷之中气，《本草纲目》谓"升麻引阳明清气上升，柴胡引少阳清气上行，此乃禀赋虚弱，元气虚馁，及劳役饥饱，生冷内伤，脾胃引经最要药也"。炙甘草调和诸药，亦为使药。诸药合用，使气虚得补，气陷得升而诸症自愈。

郑老同样也认为，脾者职司升清降浊，运化水谷精微，水谷精微全赖气之内充。若气不足，则脾之升降功能障碍，气血运行失常。气虚清阳升举无力，易发眩晕；若气虚下陷，大肠不固，又可成泄泻；若气虚无力运化水湿，易致水肿；若因气血不化，又气不摄血，冲任不守，血海不固，则成崩漏；若气虚血脱，则可致血崩。正如罗美在《古今名医方论·卷一》

中所述："凡脾胃一虚，肺气先绝，故用黄芪护皮毛而闭腠理，不令自汗；元气不足，懒言气喘，人参以补之；炙甘草之甘以泻心火而除烦，补脾胃而生气。此三味，除烦热之圣药也。佐白术以健脾；当归以和血；气乱于胸，清浊相干，用陈皮以理之，且以散诸甘药之滞；胃中清气下沉，用升麻、柴胡气之轻而味之薄者，引胃气以上腾，复其本位，便能升浮以行生长之令矣。补中之剂，得发表之品而中自安；益气之剂，赖清气之品而气益倍，此用药有相须之妙也。"故在临床上，郑老常采用该方补中益气，健脾升阳，以治内科之腹泻、水肿、眩晕等，也常用此方升托固本，补中益气，截源止流，治疗因气随血脱而致的妇科崩漏及血崩之证。

一、内科医案

案 1. 慢性结肠炎腹泻

患者，男，55 岁。

患者患慢性腹泻 10 余年，大便溏薄，日下 4 ～ 5 次，不能食生冷、油腻，食则腹痛下坠，日下 10 次不已，经省市医院检查，确诊为慢性结肠炎。患者多年来中西并进，诸法无效，后听别人介绍一法：谓仙鹤草可治本病，随即自行上山采药，每日 60g，配大枣 10 枚，水煎服，连服 10 余日，大便好转，继服月余，大便每日 1 ～ 2 次，便已成形，基本恢复正常。腹痛消失，但停药后几日，病又复发，再服原方即无效，又改服参苓白术散，稍有少效，停药仍旧复发，于 1972 年 3 月 26 日前来求治。症见：面色晦黄，形体瘦弱，食欲缺乏，体困神疲，两腿沉重无力，晕眩，胸闷气短，大便溏稀，夹杂脓样黄黏物，日下 4 ～ 5 次，口不渴。舌淡，脉沉细无力。

脉症合参，乃脾肾阳虚、中气下陷之证。先天禀赋不足，加之生活调摄失宜，寒气客胃，伤及脾运，病久必虚。脾者职司升清降浊，运化水谷精微，全赖阳气内充，阳气不足，则脾之升降功能障碍，气虚下陷，大肠不固，便成泄泻。更因肾阳不足，命门火衰，脾受其制，不能腐熟水谷，因而引致泄泻。正如张景岳所谓："肾为胃之关，开窍于二阴，所以便之开闭，皆肾脏之所主，今肾中阳气不足，时命门火衰，而阴寒极盛之时，则令人洞泄不止也。"治宜兴阳抑阴，益气升提，佐以固肾扶脾之剂。处以大剂补中益气合四神丸加减。

处方：补中益气合四神丸加减。

生黄芪 60g	升麻 9g	柴胡 9g	熟地黄 25g
山茱萸 15g	补骨脂 12g	生山药 90g	煨肉豆蔻 12g
煨诃子 12g	赤石脂 30g	党参 15g	炙罂粟壳 9g
大枣 10 枚	乌梅 12g	干姜 9g	土白术 12g

6 剂，水煎服。

二诊：连服 6 剂，溏泄停止，饮食增加，精神顿觉壮旺，头晕减，两腿轻松，如释重负，自觉亦较前有力。继以下方善后巩固。处方：阿魏 30g，雄黄 15g，黄蜡 60g，炙罂粟壳 25g，血鹿茸 15g，人参 30g，川厚朴 60g，煨肉豆蔻 30g，赤石脂 60g，硫黄 30g。共研细末，炼蜜为丸，每丸重 9g，日 2 次，每次 30g。

服后 3 日，大便恢复正常，每日 1 次，黄色软便，多年之脓样黄黏物亦随之消失，噩梦除，夜眠佳，饮食倍增，尽剂，诸症悉愈。观察半年，效果巩固，情况良好。

案 2. 高血压心脏病

刘某，男，56 岁。

患者 1958 年患高血压病，1969 年底就诊。患者平常血压波动在 200/130mmHg 左右，甚至达 240/140mmHg，清晨甚高，起床后稍活动即下降，傍晚血压较低。症见：面色晦青，头面、四肢水肿，先天不足，体质薄弱，喜静恶动，怠倦无力，头痛，失眠，口不渴，舌淡，脉沉细无力。西医诊为动脉硬化性高血压，心脏供血不足。

脉症合参，乃心肾两亏、阳气不振、寒凝气滞血瘀之证。治则：补益心肾，升提固本，佐以通络化瘀。

处方：补中益气汤加减。

生黄芪 30g	柴胡 9g	升麻 9g	熟地黄 25g
山茱萸 12g	鹿角胶 12g	川芎 12g	

6 剂，水煎服。

二诊：症状基本同上，上方熟地黄量加至 45g。

三诊：血压微降，面肿消退。处方：川芎 15g，生黄芪 45g，柴胡、升麻各 9g，熟地黄 30g，地龙 9g，海藻 15g，党参 15g，山茱萸 15g。6 剂。

四诊：腿肿渐消，面水肿全退，尚感头痛。处方：川芎 25g，白芷 12g，蔓荆子 12g，桃仁 15g，赤芍 9g，当归 12g，仙茅、淫羊藿各 15g，血鹿茸 0.5g（分 2 次冲服），细辛 1.5g。6 剂。

五诊：头痛大减，血压稳定在 152/102mmHg，腰部受风疼痛。处方：川芎 30g，白芷、蔓荆子各 9g，桃仁 15g，鹿茸 1g（分 2 次冲服），仙茅、淫羊藿各 15g，肉桂 1.5g，制马钱子 2.5g，川续断、杜仲各 15g，狗脊 9g，木瓜丸 1 瓶。照服 6 剂。

六诊：头痛、腰痛均退，照五诊方继服 4 剂。

七诊：近 10 余日未服药，血压稳定在 150/104mmHg，实属验效。诊脉细数，较前有力，大便微硬，上方加肉苁蓉、当归，增其补肾润肠之力。处方：肉苁蓉 45g，当归 30g，川芎 25g，赤芍 9g，桃仁、红花各 9g，海藻 15g，地龙 9g，仙茅、淫羊藿各 15g，白芷 9g，蔓荆子 15g，血鹿茸 1g（分 2 次冲服）。

八诊：症状基本同上。处方：熟地黄、川芎各25g，桃仁9g，柴胡、升麻各9g，红花9g，枸杞子15g，血鹿茸1.5g（分2次冲服），高丽参1.5g（分2次冲服）。6剂。

九诊：血压150/98mmHg，脉象较前有力，大便2日一行。处方：熟地黄30g，川芎25g，白芷12g，蔓荆子12g，桃仁9g，红花、番泻叶各1.5g，血鹿茸1g（分2次冲服），油当归45g，赤芍9g，地龙12g。

十诊：大便通畅，日1次，血压稳定在150/95mmHg。处方：生、熟地黄各25g，血鹿茸1g（分2次冲服），川芎15g，白芷9g，蔓荆子9g，赤芍9g，丝瓜络9g，枸杞子、五味子各9g，桃仁30g，山楂15g。

十一诊：6天未服药，血压160/100mmHg左右，头痛，夜眠欠佳。舌红，脉沉滑。处方：川芎25g，油当归30g，番泻叶2.5g，柴胡9g，升麻9g，全蝎、红花各6g，桃仁12g，鹿茸2g（分2次冲服），炒酸枣仁25g，合欢皮15g。6剂。

十二诊：头痛减，夜眠佳，脉转和缓，上方加决明子增其润肠之力。处方：川芎15g，赤芍9g，桃仁9g，红花6g，枳壳、牛膝各9g，决明子、熟地黄各25g，油当归25g，鹿茸1g（分2次冲服），柴胡9g。6剂。

十三诊：大便好转，余症同上。处方：枸杞子25g，五味子15g，山茱萸15g，熟地黄25g，肉苁蓉25g，决明子60g，番泻叶2g，生地黄25g。

十四诊：大便畅，精力充沛，血压150/95mmHg。处方：金匮肾气丸10丸，鹿茸片1瓶。每次上两药分别服用1丸和5片，日2次。

上药共服月余，情况良好，停药休息数月，入冬后又服桂枝汤加鹿茸、川芎、黄芪、桃仁、红花、水蛭等品月余，调和营卫，活血通络，增强抵抗力。连服月余，精神渐旺，面色红润，连续紧张工作亦不觉疲劳，水肿再未重现。

经治半年余，血压稳定下降，头面、四肢水肿消退，血压保持在150/90mmHg左右，面色转红，精力倍增，诸症告退。

按：综观全过程，可以看到患者病属衰退之症。根据面色晦青，肢体水肿，脉象沉弱，周身倦怠，加之先天不足，喜静恶动，可以判断病属阴证，且患者素有心脏供血不足之症，心肾亏虚，更属无疑，故治疗采取兴阳益气，培补脾肾，化瘀通络，调和营卫诸法相互配合，标本兼顾，方剂采纳金匮肾气丸、桂枝汤化裁。又治以补法，使心肾强壮，根本坚固，进而促使全身气血和调，经脉通畅，而收不治血压而血压自降、不治肿而肿自消之效，诸症悉退，效果良好。

案 3. 眩晕

韩某，女，6 岁。

患者素来禀赋不足，形体瘦弱，神疲，纳少，颈项细小，人称“蝴蝶姑娘”。症见：面色白，头晕，耳鸣，神疲，纳呆，体困懒言，心悸少寐，头发细黄不润，唇甲不华，色泽苍淡，口不渴，夜中咬牙俯卧。舌淡、苔白薄，脉沉细无力。

舌淡、脉细弱均为气血两虚之象，脉症合参，乃心脾不足、气血两虚之证。心主血脉其华在面，脾司健运为气血之源，心脾亏损，气血不足，则面色白，发黄不润，唇甲不华，色泽苍淡；气虚则体虚懒言，神疲纳减；心血不足，不能自养则心悸不眠；脾阳困顿，脾失健运，则食积内停，故见夜中咬牙，伏卧不安。治宜补中益气，健脾养血，佐以消积之品，取补中益气归脾汤化裁为意。

处方：补中益气合归脾汤加减

生黄芪 25g	山茱萸 9g	柴胡 9g	升麻 6g
熟地黄 18g	党参 9g	天麻 9g	炒槟榔 9g
焦三仙各 6g	番泻叶 1g	龙眼肉 9g	

3 剂，水煎服。

二诊：头晕大减，耳鸣消失，饮食倍增，精力渐充，面色泛红，睡眠转佳，咬牙之象已止，即获速效，照方减量继服数剂，善后巩固。

三诊：连服6剂，精神倍增，饮食良好，诸症悉退而愈。嘱其百日内少食零食及油腻之品，节制饮食，定可健康无恙。

案4. 眩晕

孙某，女，60岁。

患者病眩晕数年，多方求治不愈，有按脾阳不振、湿痰上泛治之，或按肾阳不足、虚火上炎入手，均未收效，前来求治。症见：面色白，周身困倦，心悸不寐，短气懒言，神疲纳减，头晕不支，行走困难，饥饿劳累尤甚，口不渴。舌淡，脉沉细无力。

脉症合参，乃中气不足，肝肾两亏，气血不能上潮，脑府失养所致。证候分析：心主血脉，其华在面，脾司健运，气血之源。心脾亏损，气血不充，则面色白；血不养心，则心悸不眠。脾虚则神疲纳减，气虚则体倦懒言，血不养脑则头晕、目眩。舌淡，脉细弱，均为气血两虚之象。法当补中益气，填精益髓，佐以升阳益胃为法。

处方：补中益气合六味地黄汤加减。

生黄芪 15g　党参 9g　柴胡 9g　升麻 9g
熟地黄 25g　山茱萸 12g　炒槟榔 9g
3剂，水煎服。

二诊：头晕大减，已能独立行走，体力倍增，饮食好转。处方：生黄芪25g，党参9g，山茱萸12g，熟地黄25g，枳壳15g，柴胡9g，升麻9g，焦三仙各6g，番泻叶1g，炒槟榔9g。继服6剂。

服后诸症若失而愈。

案5. 慢性肾炎

陈某，女，36岁，服务员。

患者患慢性肾炎5年。数年来腿痛腰酸，精神疲倦，头晕，气短，颜面水肿，下肢尤甚，按之凹陷，久久不起。尿常规检查显示：蛋白（+++），红细胞（+），白细胞（+++）；酚红排泄试验，2小时排出量30%。多方治疗，缠绵不愈，于1970年11月前来求治。症见：面色萎黄，两腰酸痛，劳则尤重，头面四肢水肿，时轻时重，口不渴，倦怠嗜睡，小便短少，食欲缺乏，舌质淡、苔薄白，诊脉细数无力，左寸尤甚。

脉症合参，乃脾肾两虚阴水之证。脾虚不能制水则横溢肌肤，肾虚则水无所主而妄行。治宜补中益气，兴阳利水，方用补中益气汤合真武汤合五皮饮加减。

处方：补中益气汤合真武汤合五皮饮加减。

附子6g	肉桂5g	山茱萸15g	党参9g
生黄芪30g	木防己15g	地肤子9g	威灵仙9g
冬瓜皮25g	茯苓皮25g	商陆6g	白芥子9g
紫菀9g	桃仁5个（打碎）		

6剂，水煎服。

二诊：面部水肿消退，下肢尚肿，小便增多，腰部酸痛显著减轻，因吃辣椒过多，咽喉疼痛。上方去附子，加山豆根、牛蒡子以清肺利咽，乃急则治标之意。

三诊：腰痛消失，咽喉疼痛亦随之而愈，饮食倍增，水肿悉退，精神好转，嗜睡亦减，偶于受凉劳累，尚有轻度水肿、腰痛。处方：薄荷6g，羌活5g，生黄芪30g，党参12g，山茱萸15g，桃仁5个（打碎），紫河车6g，附子、肉桂各6g，冬瓜皮25g，茯苓皮25g，地肤子9g，威灵仙9g，木防己12g。6剂。

四诊：食欲旺盛，精力充沛，经化验，尿常规蛋白、红细胞、白细胞均已消失。酚红排泄试验，2小时排出量达55%，肾功能恢复正常，腰部一直未痛。上方去羌活、薄荷，继服10余剂，诸症悉退而愈，令其接服金匮肾气丸月余，每日2次，每次1丸，善后巩固，追访良好。

案6. 肋间神经痛

祖某，男，17岁。

患右肋疼痛数月，咳嗽、吸气均可加剧。患者素喜运动，打球、长跑时常不断，某次长跑后引起肋痛，口唇晦暗，胸闷不畅，头晕无力，脉沉涩。

脉症合参，乃气滞血瘀，经络不通，肝气阻滞之证。治宜疏肝理气，通络化瘀。

处方：如下。

白芥子 9g	莪术 9g	青皮 9g	陈皮 9g
木香 6g	荜茇 6g	小茴香 9g	枳壳 9g
乌药 9g	延胡索 9g	香附 9g	

2剂，水煎服。

二诊：气疏痛止而愈，尚觉头晕无力，诊脉细弱，乃劳力伤气，血不养脑所致。给予补中益气汤加减。处方：生黄芪25g，党参12g，柴胡9g，升麻6g，炙甘草9g，山茱萸12g，熟地黄25g。3剂。

三诊：头晕消除，精力倍增，胸痛完全消除，观察半年，情况良好，再未发作。

二、妇科医案

案1. 痛经、眩晕

宫某，女，18岁。

患者患月经不调，月经时常提前（气虚下陷，中气不固），月经量多色淡，夹杂多量瘀血块，经来腹痛，过后方止，伴见头晕、心悸，困乏无力，面色晦黄，两目发黑，特别于劳累之后尤甚，近 1 个多月更觉食欲缺乏，每日仅食 150 ～ 200g，亦感勉强，中气不足，胸中气短，嗜睡无力，血压 90/60mmHg，自汗，盗汗，易感冒，口唇暗淡，少气懒言。舌淡、苔薄白，脉沉细无力。

脉症合参，乃中气不足，肾阳不固，血不养心，脾肾两虚之证。处以温补脾肾，养血安神，佐以活血化瘀之剂。

处方：如下。

生黄芪 30g	党参 12g	白术 12g	鹿角胶 12g
炒槟榔 12g	山茱萸 15g	柴胡 9g	升麻 6g
番泻叶 1g	白豆蔻 5g	熟地黄 25g	白附子 9g
生蒲黄 9g	五灵脂 9g	延胡索 9g	

3 剂，水煎服。

二诊：饮食增加，心悸、头晕俱减，精神好转，月经适来，腹痛亦减，胸中已无气短之感。处方：熟地黄 25g，党参 12g，炒槟榔 12g，龙眼肉 12g，番泻叶 1g，焦山楂、焦神曲、陈皮、焦麦芽各 9g。6 剂。

三诊：食欲旺盛，头晕、心悸悉平，继以归脾丸健脾益血，培补后天之源，用以善后。

案 2. 崩漏

患者，女，34 岁。

患者患崩漏夹带症，数月来经血淋漓不绝，时多时少，夹杂大量白带，遇劳则甚，血色淡红，白带甚稠。近日来，由于劳累伤气，骤然加剧，红崩白带倾流不止，渐至头晕沉重，两目昏黑，神疲体倦，面色苍白，两腿无力，气短懒言，食欲缺乏，身冷恶寒，两腰酸痛，心悸虚烦，口干苦而不渴，舌淡，脉虚大中空（芤脉）。

脉症合参，乃中气不足，气虚下陷，脾失固摄，湿热下注之证。气不摄血，冲任不守，血海不固，则成崩漏；气虚血脱，则崩漏不止，精神疲倦，气短懒言；脾阳虚衰，健运失职，则不思饮食；失血过多，故面色苍白，经血色淡；阳气不足，无以温养则身冷恶寒；中气不固，湿热下注，故白带不止；脉芤，舌淡，两目昏暗皆气血两亏之象。急以大剂升托固本，补中益气，佐以止血利湿之剂。截源止流，标本兼顾，重在补气升提。乃遵张景岳所谓："有形之血不能速生，无形之气所当急固。"凡大失血必先固气为急，处以大剂补中益气汤加减。

处方：补中益气汤加减。

生黄芪 90g	党参 15g	柴胡 9g	升麻 6g
山茱萸 15g	熟地黄 25g	龙眼肉 15g	炮姜炭 25g
阿胶 12g	荆芥穗炭 12g	翻白草 25g	墓头回 25g

3 剂，水煎服。

二诊：尽剂恶寒身冷消失，面色转红，崩漏止，诸症悉退而愈。复以人参归脾丸调理善后，健康而愈。

案 3. 血崩

患者秦某，女，16 岁，工人。

患者于 1971 年 1 月月经首次来潮，由于禀赋素弱，又于经期劳累过度，致中气大损，气虚下陷，子宫大出血半月，而后即淋漓不断，缠绵不愈，达数月。渐至食欲缺乏，神疲倦息，面色苍白，头晕目眩，短气心悸，走步摇摇欲倒，几乎不能走，阴血大伤，气随血脱，身体衰惫已极，经中西医多方抢救，方才脱险。又调治数月，出血停止，逐渐好转。数月前，在校劳动，因抬土过重，劳累伤气，旧病复发。数月来，月经不断，时多时少，虽经多方治疗，终不能止。近日来，突然大下不止，腰腹剧痛，夹杂黑紫血块，旧景重现。视其面唇苍白，毫无血色，口淡不渴，脉微欲绝，精神萎靡，疲乏无力，浑身软弱欲瘫，神志模糊，肢凉嗜睡，实属垂危衰败之证。元气未复，新血又伤，本属危症，虑其年纪尚轻，或有一线希望，沉思再三，免拟一方，希冀万处以大剂升托固本、回阳截流 3 剂，以尽救死扶伤、扶危拯溺之心。用逆流挽舟之法。

处方：如下。

生黄芪 90g	柴胡 9g	升麻 9g	炮姜炭 25g
荆芥穗炭 15g	棕榈炭 15g	附子 12g	党参 25g
熟地黄 30g	鹿角胶 15g	五灵脂 9g	血余炭 9g
龙眼肉 15g	生蒲黄 9g	当归身 15g	

3 剂，水煎服。

1 剂崩势大减，2 剂血减过半，3 剂出血全止。

二诊：精神好转，面色转红，走路亦感两腿有力，头晕消失，饮食倍增，即收奇效，照方继服 3 剂，以补血益气，固本升提。

三诊：周身益感轻松有力，腰感酸痛，给以补中益气合归脾汤之意加减，恢复元气。处方：生黄芪 30g，柴胡、升麻各 9g，龙眼肉 15g，熟地黄 30g，山茱萸 15g，川续断、狗脊各 9g，小茴香 9g，巴戟天 9g。6 剂。

四诊：沉疴顿起，诸症悉愈。嘱其半年之内，勿作重劳，饮食调养要注意，给予归脾丸 10 盒，日 3 次，每次 1 丸，善后处理。观察年余，从未再发，效果巩固，一切良好，目前已复学，生产劳动如常人。

按：如此升托固本之峻剂，方能挽此垂危衰败之重症，既要大胆谨慎，又要抓紧时机，一日看准识定，就要当机立断，毅然处之，若紧急时刻，犹豫不决，必致贻误病机而不救。深感用药如用兵，精兵良将唯在驾驭，用之得法，自有斩将夺关立起沉疴之力。

第三节 大黄甘草汤

【出处】《金匮要略》。

【分类】泻下剂—寒下。

【组成】大黄，甘草。

【功效】止呕通便。

【主治】胃肠积热，呕吐便秘证。

《金匮要略·呕吐哕下利病脉证治篇第十七》曰："食已即吐者，大黄甘草汤主之。大黄四两，甘草一两。上二味，以水三升，煮取一升，分温再服。"根据《神农本草经》中的记载，大黄"味苦寒，无毒，主下瘀血，血闭寒热，破癥瘕积聚，留饮宿食，荡涤肠胃，推陈致新，通利水谷，调中化食，安和五脏，平胃下气"，可见大黄的功效除"留饮宿食，荡涤肠胃"之外，尚有"通利水谷，调中化食，安和五脏，平胃下气"的作用。张仲景所创制的大黄甘草汤虽然属于下法，但并非峻下，而是通腑和胃的缓下之法，用大黄并非攻下阳明腑实，正是借其"通利水谷，调中化食，安和五脏，平胃下气"之功，配以甘草和胃缓中，不仅可以发挥大黄攻下降火的作用，而又不损伤胃气，并能减缓大黄的攻下作用，促进胃肠蠕动，上病下取，因势利导，从而使胃的通降功能得以恢复，而诸证悉愈。由于《金匮要略》原文仅有"食已即吐者"寥寥五个字的简略叙证，诸多后世医家经研读后常据个人理解，以方测证，认为该方主治"胃肠实热呕吐"，但有一定的片面性。在用于临床时，只要有"食已即吐者"的表现，不必拘泥于胃肠实热的证型表现，均可使用。

郑颉云在临床应用该方时，常灵活多变，无论宿食痢疾、外感内伤、寒热虚实，也不管内科或儿科，只要有是证，即用是方。而在排除器质性疾病

（消化道肿瘤、消化道穿孔等外科急腹症等）之后，具体的药物用量、煎煮方法以及加减变化等又根据病情轻重缓急，药性特点灵活应用，以期达到中病即止、祛邪不伤正、邪去正自安的效果。对于不同患者，他的用药剂量轻重也稍有不同。如新病体壮证实，病情急重，正气未衰者，予较大剂量以求重剂起沉疴。对于久病高龄者，可在常规剂量基础上稍轻用量，以防损伤正气。治疗如小儿疳积时剂量轻，不求一剂即效，往往让患者少量频服，见效即止，以防变生他证。仲景原方大黄、甘草比例为4∶1，在临床使用过程中郑老有时遵仲景原方，亦据邪实和正虚偏盛的实际情况加以调整。

一、内科医案

案1. 急性胃炎（呕吐）

患者，女，57岁。

患者素有胃下垂及慢性胃炎史，每犯一次，多日不愈，常于劳累、生气或饮食失宜而骤发。本次即由饮食生冷加之生气所致。症见：呕吐频繁，水米不进，口渴喜饮，腹胀，便秘，胸高气喘，怔忡，心悸，口干，舌绛，阴亏至极，诊脉细数无力，昨晚至今呕吐一直未止。视其肌肤干燥，面色枯萎，已现脱水之象，急则治标速以生津补液，以防脱水之虞。以盐糖水300mL，多次缓服为宜（糖15g，盐3g），连进2次（600mL）。缓则固其本，继以清热荡积、和胃降逆之剂（上盐糖水服完1小时进此药，方法同前），予黄草汤原方。

处方：黄草汤。

生甘草 30g　　生大黄 3g

2剂，水煎服。

二诊：服 1 剂后，呕吐顿止，大便尚干；服 2 剂后，大便通顺，精神渐复而愈。

按：急性胃炎治法均以“伤寒论”中之黄草汤加减治愈，药纯力专，效果神速宏伟。本例则纯以原方投治，取伤寒论热吐用黄草汤之意以和胃降逆。妙在大黄一味，兼具三能：和胃、消积、止泻。量大则主降逆荡积，兼以和胃，量小则重在和胃止泻，适量用之则三能俱备。本病治疗，又当辨其有无脱水之征，有脱水之象，急宜首当救津补液，第二步方为镇吐止泄。由于本病发作急速，吐势甚剧，进药之法当为首要前提，如大碗硬服，必致暴吐无益，导致病情加剧，故当此相火无制，胃火冲逆之时，宜取因势利导之法，以柔克刚之意，折其暴性，多次缓服，自无药进复出之虞，然后方能稳建奇功之绩，故本法实为治疗本病重要举措，当为借鉴。

案 2. 痢疾

李某，男，24 岁。

患者于数天前由于过食生冷瓜果、不洁之物，致寒湿污秽内侵脾胃，加之炎夏暑热疫疠之气与之交并，内外相煽，郁久化热致营卫不通，夹气上冲，湿热结毒蕴积三焦，污垢陈积下迫大肠，而现上吐下利之症。症见：发热恶寒，头痛目眩，腹痛下坠，呕吐不食，下痢脓血，日达 10 余次，如此 8 日，西医给服氯霉素等无效，又予小檗碱、青霉素合用仍无好转，即前来求治。患者面色通红，口渴喜饮，心情烦躁，坐立不安。舌红、苔黄腻，脉弦数有力。

治宜荡涤消积、平肝镇逆，佐以和中缓急之剂。取新痢宜通之意。

处方：如下。

败酱草 30g　生大黄 6g　生甘草 15g　生白芍 15g
陈番泻叶 9g　川椒 5g　大蒜 1 头
2 剂，水煎服。

服后腹痛止，寒热退，上吐下痢顿减，每日仅下 2 ～ 3 次。仿上意去川椒加焦三仙、槟榔，大黄减半，以消积开胃清除余邪，又 2 剂。精神恢复，饮食倍增，诸症悉退而愈。

案 3. 痢疾

李某，男，42 岁。

患者于昨晚患痢疾，症见：高热寒战，下痢无度，脓血夹杂，日下数十次，里急后重，小腹疼痛，胸腹胀满，饮食不进，口苦，咽干，气逆不降，渐至眼窝下陷，精神萎靡，小便短赤如血，卧床不起。舌红、苔黄腻，脉弦数而细。

脉症合参，乃湿热蕴结，腑气郁闭，与气血相搏化为脓血，而为疫毒下痢。法当清热燥湿、解毒荡积，佐以平肝理气之剂。

处方：如下。

广木香 9g	川楝子 6g	苦参 9g	败酱草 30g
滑石 9g	生大黄 5g	白芍 15g	生甘草 15g

2 剂，水煎服。

二诊：服后一夜下痢仅 2 次，脓血大减，粪便成形，饮食增加，腹痛下坠亦缓，唯感胸满不利，乃气机不畅，余邪未尽，继仿上意，加消导理气之剂。处方：炒槟榔 9g，木香 9g，川楝子 9g，川厚朴 9g，木香 9g，山楂子 15g，枳壳 9g，生甘草、生白芍各 15g，败酱草、马齿苋各 25g。2 剂。

服后胸次开朗，下痢已止，饮食恢复，诸症悉退而愈。

案 4. 血痢

林某，女，18 岁。

患者数日来食欲缺乏，腹胀满，隐隐作痛，时欲大便，解之量少，下坠带沫，总觉不完。于前日夜晚，始觉周身不适，继觉身冷恶寒，周身颤抖，高热顿起。伴之腹痛下坠，恶心，呕吐。随之脓血夹杂秽便，顷刻而下，连续不止，一夜10余次，纯红无白，渐至周身困倦，筋疲力尽，经服氯霉素无效，改服中药治疗。症见：面色晦黄，口唇紫暗，肌肤干燥不华，精神困顿，两目无神，无开合之力，腹痛下坠，热不退，头痛，自汗，呕吐不食。舌红、苔黄腻，脉滑数有力。

脉症合参，乃外感湿热疫疠之气，内伤饮食污秽陈积，湿热蕴结不化，损及肠胃而致。疫毒伤人最厉，所以发病暴急，熏灼肠胃气血，故下痢鲜红脓血；热胜于内则发热壮热，大热伤津则口渴喜饮，头痛为热扰于上，烦躁为心火不降，肝强脾弱，邪正交争，故里急后重。湿热蕴积肠胃，则胃满不食，浊阴上泛则恶心、呕吐，肢体倦怠，精神萎靡，均为邪盛正亏，胃气耗伤之象，法当清热解毒，荡积污垢，佐以和胃降浊。

处方：如下。

败酱草 30g	生甘草 15g	生白芍 15g	秦皮 12g
马齿苋 30g	川楝子 6g	黄芩 9g	莱菔子 25g
炒槟榔 12g	广木香 9g	芒硝 9g	生大黄 6g

2剂，水煎服。

1剂，高热退，头痛止，腹痛、脓血均消失，下痢减为每日3次；2剂，大便恢复正常，食欲顿开，精神好转。继服消积和胃之剂2剂，大便完全恢复正常，诸症悉退而愈，已恢复上学。

案5. 温病

吴某，女，58岁。

患者患温病，发热恶风，头晕，头痛，恶心，呕吐，清晨至中午，呕吐频繁，食饮不进，入则复出，渐至神疲体困，精神不支，伴见胸胁痞满，周身酸痛。舌红、苔黄厚，脉浮数。

脉症合参，乃春温夹食，胃热上泛之证。咳吐黄痰，烦躁不安，口渴喜饮。温邪上受，首先犯肺，风为阳邪，阳以热化，郁结熏蒸，发于肌表，故见身热恶风。风热上扰，头部受邪，故头痛、头晕，风热内侵，肺失清肃，故咳吐黄痰，风热夹食，侵及阳明，胃热失和，夹气上冲，故饮食不进，呕吐频繁。口渴喜饮，脉浮数，均为风温犯肺之象。治宜辛凉透表，清肃肺热，佐以和胃降逆。急则治其标，先行和胃降逆，候胃气和降，首路开通，方能兵将齐冲，速取成功。取仲景黄草汤之意。方用生甘草和胃缓中，佐以少量生大黄泄热降逆。

处方：如下。

生甘草 25g　　生大黄 2.5g

1 剂，水煎服。用多次少服之法，免其刚强，性拒而不受。

二诊：服药 1 剂，呕吐渐止，水饮可进，继进辛凉透表、清肺和胃之剂，以治其本。处方：僵蚕 9g，连翘 9g，前胡 9g，石菖蒲 9g，全瓜蒌 25g，芦根 25g，酒大黄 5g。1 剂。

三诊：发热退，头痛止，二诊方去僵蚕、连翘，1 剂，诸症悉愈。

二、儿科医案

案 1. 霍乱（急性肠胃炎）

茌某，女，12 岁。

患者由于贪凉饮冷，饮食不洁，复感盛夏暑湿之邪，致脾胃受伤，运化失常，清浊相干，升降失宜，胃气失和，则上吐下泻而成本症。正如朱丹溪所谓“外有所感，内有所积”，始发本病。患者于昨晚发热恶寒，浑身不适，继则腹痛剧烈，上呕下泄，突然发病，伴见头晕，胃痛，呕吐直至今晨而不止，下利清稀大便，口渴喜饮。舌红苔腻，脉弦细而数。治宜平调阴阳，和胃降逆，佐以缓肝清解之剂，待阴阳调和，清升浊降，诸症自愈。

处方：黄草汤加减。

生甘草 25g	生大黄 2.5g	生白芍 25g	干姜 3g

1 剂，水煎服。

二诊：呕吐大减，下利亦缓，继服 1 剂，吐泻均止，食欲顿开，诸症悉愈。继以养阴和胃之剂数剂，扶正善后，以收全功。处方：瓜蒌 15g，石菖蒲 9g，熟地黄 9g，党参 6g，玉竹 12g，炙甘草 6g。3 剂。精神振作，诸症恢复正常。

案 2. 肠梗阻并发中毒性消化不良（重症疳积）

王某，女，2 岁半。

患儿母亲为护士，患儿出生不久，即患呕吐、便秘，至今已 2 年，虽经多方治疗，效果不佳，仍然呕吐频繁，大便干燥，六七日一行，状如羊屎，西医诊为肠梗阻、中毒性消化不良。患儿于 1970 年 6 月 15 日前来治疗。症见：面黄肌瘦，神疲骨立，肌肤干燥不华，头发焦黄成束，精神烦躁，夜眠不安，食欲极差，呕吐不断，脘腹胀满，自汗，盗汗。舌红、苔黄厚，口渴喜饮，指纹晦黄。

综观诸症，病理机制乃初生胎粪未下，充塞肠间，上下阻隔，升降失宜，关门不利，而现下焦阻隔不通，上焦呕吐不进的关格之证。迁延日久，则经络不畅，郁久化热耗气伤血，加之饮食少进，气血无源，因而五脏六腑、四肢百骸、肌肤毛发，皆失其润养灌溉，而现一派虚损之象。实属重症疳积无疑。治宜消积化滞、清涤肠胃、和中之剂。

处方：如下。

生甘草 15g　　决明子 12g　　生大黄 2.5g
3 剂，水煎服。

二诊：服后连续下黑色坚硬粪团数次，气甚臭，肠道疏通。浊阴下降，呕吐顿止，饮食增加，生大黄减为 2g，加瓜蒌 9g，石菖蒲 5g，继服 3 剂。

三诊：又下极臭之秽便数次，夹杂脓液黏条，腹胀消失，饮食倍增，每天饥饿不止，大便恢复正常，每日 1 次，但粪便粗糙，乃吸收欠佳，处以和中理脾、养阴益胃之剂。处方：瓜蒌 12g，石菖蒲 5g，川厚朴 3g，酒大黄 2.5g，鸡内金 5g。3 剂。

服后诸症悉愈，嘱其勿食油腻，少食蛋黄，调养月余，渐至头发黑粗，面色红润有神，体重增加，玩耍如常，活泼喜人，病告痊愈。观察年余，情况良好，效果巩固。

案 3. 顽固性呕吐

登某，男，1 岁半。

患儿出生数日即吐奶，吃奶吐奶，喝水吐水，少吃则干呕，久治不愈，于 1970 年 5 月 1 日来诊。症见：患儿面色晦黄，骨瘦如柴，腹胀满，气逆不降。舌淡，指纹白，苔黄腻，口干思饮，脉疾数无力。

脉症合参，乃湿热蕴积中宫，脾虚不运，郁热夹湿浊上泛所致。乃标实本虚之证。治宜和胃降逆，清热利湿，阴阳并调之法。

处方：黄草汤加减。

生大黄 2.5g　　生甘草 25g　　吴茱萸 1g　　生姜 2 片
水煎服，家母代服大半，患儿服少许。

二诊：呕吐减，乳食增，乳母服后觉腹痛，上方加杭白芍、荜茇，增其平肝镇痛之力。处方：生甘草 25g，生大黄 2.5g，生白芍 15g，吴茱萸 6g，荜茇 6g。

三诊：腹痛消失，患儿呕吐又减，病愈过半，舌苔白薄而腻，胃中浊湿尚存。处方：生甘草 15g，生白芍 25g，生大黄 1.5g，姜竹茹 5g，陈皮、半夏各 9g，吴茱萸 5g，生姜 3 片，槟榔 6g。3 剂。

四诊：不吃奶则不吐，干呕亦止，吃奶尚吐。处方：川楝子 3g，黄芩 9g，生大黄 1.5g，生姜 5 片，赭石 12g。3 剂。

五诊：食欲振作，吐呕全止，仅于吃奶过多或过急，偶然一吐乃久病伤脾、胃气不足，处以健脾和胃，温中降逆数剂。处方：炙甘草 15g，吴茱萸 5g，丁香 3g，柿蒂 5g，白附子 6g，川厚朴 6g，白术 6g，生姜 5 片，党参 6g。善后而愈。嘱其百日之内，勿食油腻，平时可食开水泡馍。观察半年，呕吐未作，身体健壮如常，饮食良好。诸症悉退而愈。

案 4. 急性肠胃炎呕吐

李某，女，1 岁半。

患儿于数日前过食蛋黄，造成积停内伤，腹胀满，夜中翻滚不安，饮食少进，渐至面色萎黄，消瘦无神，近日又感受寒凉，发热咳嗽，继则吐泻交作，霍乱顿起，已两日，是日夜晚，病家邀郑老出诊。症见：患儿精神困顿，口渴欲饮，饮则复吐，皮肤干燥，面色不华，指纹晦暗，舌红而不鲜。

患儿已有轻度脱水之象，并下利极臭溏便，症属积热蕴胃，邪火上冲所致。急宜荡积，解热和胃止泻。

处方：黄草汤加减。

生甘草 15g　　生大黄 1.5g　　吴茱萸 2.5g

2 剂，水煎服，另嘱其多次少服，以免拒而不受，于病无益。

二诊：服药2剂，下极臭之硬便数团，继下红白脓秽之溏便2次，腹胀全消，吐泻顿止。继服1剂，饮食倍增，精神转佳，诸症悉退而愈。继以养阴和胃之剂善后巩固。处方：乌梅9g，生甘草9g，玉竹9g，石菖蒲9g。3剂。

案5. 疳积

王某，女，2岁半。1972年8月初诊。

母代诉：患儿消瘦，饮食不振已久。患儿出生后2个月，即开始不欲哺乳，时而呕吐，大便秘结，时轻时重，迁延缠绵。后经郑州市某医院检查，诊为“不完全性肠梗阻、消化不良”等，经治疗一段时间后，病虽减轻，但仍时常复发。现症：面色萎黄，形体消瘦，肌肤干燥，弹性差，头发枯黄稀疏，夜寐虚烦，神疲少动。不欲乳食，时而呕吐，吐出未消化之乳食。大便六七日一次，量少色黑，质硬而干，脘腹胀满，腹痛，五心烦热，口渴喜饮。舌红、苔黄腻，指纹紫暗。

诊断：疳积。

辨证：脾胃虚弱，乳食积滞，燥粪内结。

治则：消积导滞，清胃和中。

处方：如下。

生大黄3g　　决明子15g　　生甘草15g
3剂，水煎服。

二诊：上药连服3剂，解下黑色干燥粪块甚多，气味热臭，腹胀痛减轻，余症如前。守一诊方，将大黄量减为2g，加全瓜蒌、石菖蒲各10g。

三诊：又服二诊方3剂，下大量黑色黏液粪块，其气奇臭，腹胀全消，患儿有饥饿感，已欲哺乳。舌淡红，苔白腻，指纹紫。处方：全瓜蒌12g，酒大黄2.5g，厚朴3g，石菖蒲5g，鸡内金5g，沙参10g，玉竹

10g。5 剂。

四诊：诸症好转，大便呈黄色细软状。又予加味三甲散、参苓白术散以善其后。治疗月余，身体康复。

按：患儿初因伤乳呕吐，治不如法而迁延缠绵。小儿“脾常不足”，加之乳积滞留，益伤脾胃，致运化无力。食入不化反为滞，积久则生热，热生则血枯津乏，故大肠传导不利而结成燥屎。此乃属本虚标实之错杂证。“急则治其标”，先以黄草汤加决明子以治之。大黄得甘草，峻烈之性变缓，能清降肠胃积热燥粪，平冲逆之气而不伤中；决明子“治小儿五疳”，且清肝通便。药后便通胀减，守方加石菖蒲、瓜蒌，通便和中，意在祛邪务尽；俟蕴积渐去，后入沙参、玉竹、鸡内金，养胃滋阴和中，使邪祛正复。先以治标，后以固本，攻补进退，法度井然。最后以加味三甲散、参苓白术散，调理以善后。由于用药精审，故获效确属满意。

第四节 小青龙汤

【出处】《伤寒论》。

【分类】解表剂—辛温解表。

【组成】麻黄，芍药，细辛，炙甘草，干姜，桂枝，五味子，半夏。

【功效】解表散寒，温肺化饮。

【主治】外寒里饮证。

小青龙汤出自张仲景《伤寒杂病论》，后世医家把《伤寒杂病论》分成《伤寒论》及《金匮要略》两部书。《伤寒论》第 40 条：“伤寒表不解，心下有水气，干呕，发热而咳，或渴，或利，或噎，或小便不利、少腹满，或喘者，小青龙汤主之。”第 41 条：“伤寒，心下有水气，咳而微喘，发热不渴，服汤已，渴者，此寒去欲解也。小青龙汤主之。”《金匮要略·肺痿肺痈咳嗽上气病脉证治》：“肺胀咳而上气，烦躁而喘，脉浮者，心下有水气，小青龙加石膏汤主之。”《金匮要略·痰饮咳嗽病脉证并治》：“病溢饮者，当发其汗，大青龙汤主之，小青龙汤亦主之”“咳逆倚息，不得卧，小青龙汤主之”。以上可知，小青龙汤证由风寒束表，卫阳被遏，表寒引动内饮所致。治疗该证时当以解表散寒，温肺化饮为主。该方中麻黄、桂枝相须，可发汗散寒并解表邪，且麻黄又能宣发肺气而平喘咳，桂枝化气行水以利里饮之化。干姜、细辛温肺化饮，兼助麻、桂解表祛邪。然而，素有痰饮，脾肺本虚，若纯用辛温发散，恐耗伤肺气，故佐以五味子敛肺止咳，芍药和养营血；半夏燥湿化痰，和胃降逆。炙甘草既可益气和中，又能调和辛散酸收之品。

郑颉云在运用该方时，以“喘咳”为主要辨证依据，临床常症见呼吸喘促，咳痰清稀，量多或夹有泡沫，舌苔白滑或腻。而证多由脾肾阳虚，水不化气，寒饮内停所致。郑老认为若水寒相搏，内寒与外感相引，饮动不居于内，水寒就会射肺，导致肺失宣降，故发为喘咳；而肺为娇脏，若寒邪侵袭，则肺门关闭，失其宣通之力，加之脾阳不振，“脾为生痰之源”，脾虚不能运化水谷精微，而尽化为痰，金为土之子，母病子受害，浊痰上浮、阻塞清窍，上溃于肺，故咳嗽多痰而稀，胸脘作闷；若水饮溢于肌肤，则可发为水肿及身重；舌苔白滑，脉浮为外寒里饮之佐证。郑老对此外寒内饮之证，不止徒治其饮更加以疏表，促使表邪得解；并在散表邪之时，不仅化饮且散表邪，使水饮得除。故在临床上，郑老用该方治疗喘咳，新生儿肺炎、慢性气管炎、支气管炎以及小儿百日咳等。解表与化饮配合，一举而表里双解，使诸症除而疾病悉愈。

一、儿科医案

案 1. 气喘症

姚某，男，9 岁。

患儿自1955年患咳嗽喘息，经常发作气闭，轻则睡时呼吸气粗不畅，有痰鸣声，重则活动而气急，咽喉作响。舌苔白腻，脉细数乏力。

处方：如下。

五味子6g	龟甲胶15g	白果仁30g	细辛6g
干姜6g			

6剂，水煎服。

按：本病关系肺肾，法宜补肾纳气，温肺止喘。据了解，患儿服3剂后各症均减轻，唯睡时气粗不畅，继续再服3剂以善其后而治验。

案2. 新生儿肺炎（肺痈）兼硬皮症

李某，女，出生1个月。

患儿颜面苍白，口唇、指甲发绀，呼吸鼻翼扇动而喘促，口腔黏膜充血，有白色糜烂点，腹胀，泄泻，四肢厥冷，饮食、饮水尚好，无呕吐，四肢及臀部有橡皮样硬韧块3块，指纹紫暗。

此乃阳虚表寒里水之证，法宜表里相解，温化里水，祛除表寒。

处方：小青龙汤加减。

五味子9g	麻黄3g	桂枝3g	杏仁2.5g
炙甘草3g	鹿茸1g	干姜3g	细辛2.5g
三棱3g	莪术3g		

1剂，共煎50mL，1日5次分服。

按： 该病例经服上方1剂见效。证乃脾肾阳虚，水不化气，寒水射肺而喘，下迫大肠而泄泻。皮肤出现硬韧之块乃营卫不通，寒气凝滞而成，加之阳气不足而口疮不敛，方有活血通络、调和营卫、散寒利水的作用，方证相合，效果显著。

案3. 慢性气管炎

赵某，男，4岁。

患儿患气管炎2年余，咳嗽吐痰，质淡清稀，夹杂风沫，胸闷不利，极易感冒，夜间则痰声漉漉，鼻塞气促，夏季较轻，入冬即重，一见风寒则气喘、痰鸣，虽经多方治疗，效果不佳。症见：面色萎黄，食欲缺乏，肌肤瘦弱，自汗，盗汗，腹胀满，夜眠不安，体弱无力，极易外感。脉浮滑，舌淡、苔白腻，口不渴。

脉症合参，乃寒湿蕴积、湿痰阻络、肺虚不化、脾虚不运之证。肺为娇脏，不耐寒热，且寒邪侵袭，则肺门关闭，失其宣通之力，加之脾阳不振，不能运化水谷精微，而尽化为痰。金为土之子，母病子受害，浊痰上浮、阻塞清窍，上渍于肺，故咳嗽多痰，胸脘作闷，舌苔白腻，脉浮滑，均为寒湿内停、气失宣展所致。治宜健脾燥湿，理肺化痰。

处方：如下。

麻黄9g	槟榔9g	杏仁9g	茶叶9g
干姜6g	细辛6g	白果仁25g	黄柏9g
紫苏叶9g	白胡椒6g		

共研极细末，每次1g，日服2次。

一料服完，不但咳止痰消，闷喘悉平，且盗汗消失，饮食顿增，即使通宵不盖被褥，亦不作咳，面红润，活泼健壮。抵抗力较前极大增强，数日来，从未感冒，继以消食健脾、温肺散寒之剂，善后巩固。处方：白胡椒 6g，白果仁 25g，干姜 6g，细辛 9g，茯苓 15g，陈皮 15g，冬虫夏草 9g，炒槟榔 9g，黄柏 9g，五味子 9g，焦三仙各 6g，茶叶 9g。共研极细末，服法同一诊方。尽剂而愈，观察 1 年，情况良好，疗效巩固。

案 4. 慢性气管炎

李某，男，2 岁。

患儿患慢性气管炎年余，咳嗽频繁，气喘痰鸣，昼轻夜重，夏轻冬甚，痰气清稀，夹杂风沫，久服西药，屡治无效（青霉素、链霉素均用数日），又于某院服中药数日，仍无进展，前来求治。症见：面色苍白，口唇青淡，体胖，痰鸣，饮食大减，大便干。舌淡、苔黄厚，脉沉滑。

古人云："胖人多痰，瘦人多火。"今患儿正是如此。肺为娇脏，不耐寒热，外之皮毛。风寒袭表，内传于肺，清窍阻滞，肺气失宣，故咳嗽痰喘；肺为贮痰之器，脾为生痰之源、脾肺阳虚，气血不化，脉络失却润养，故面色苍白，口唇青淡，伴见多痰；肺与大肠相表里，肺虚则传导失职，故大便干。脉症合参，乃脾肺阳虚，浊阴上泛，肺气失宣之证。治宜化痰定喘，佐以宣散。

处方：小青龙汤加减。

干姜 3g	细辛 0.5g	杏仁 6g	紫苏叶 5g
陈皮 6g	半夏 6g	茯苓 12g	射干 3g
桂枝 3g			

2 剂，水煎服。

二诊：诸症减半，今又受凉，咳嗽痰鸣复起，胸高气喘，痰涎壅盛。处方：麻黄 2.5g，黄柏 5g，白果仁 15g，茶叶 3g，冰糖 15g，槟榔 6g，干姜、细辛各 3g。

三诊：服药 2 剂，痰鸣消失，咳喘俱减，大便仍干，舌红、苔薄黄。乃风寒入里，夹湿化热。处以燥湿祛痰，荡积泄肺之剂。腑气一透，表气自通，而咳痰自平。处方：苍术、黄柏、干姜各6g，生牡蛎、海蛤粉各15g，茯苓12g，酒大黄3g，葶苈子3g，桑白皮3g。

四诊：连服5剂，大便通，饮食增，舌淡，诸症基本告愈。继以二诊方去黄柏，加冬虫夏草、白术各5g，5剂。诸症悉愈，观察一冬，安然而过，从未复发，堪称效佳。

案5. 支气管炎哮喘

潘某，男，3岁半。

患儿罹病有年，咳嗽吐痰，质清夹杂风沫，每逢阴冷刮风，病情尤重，白天尚好，晨起和夜间尤甚。甘草片、喷托维林及青霉素、链霉素均无效。近日感冒，诸症益增，症见发热头痛，肢体倦怠，咳嗽频繁，吐痰白黏，食欲缺乏，面色苍淡，神乏懒言，身冷恶寒，胸闷气喘，张口抬肩。舌淡、苔白腻，脉沉紧。

脉症合参，乃外感风寒，内有痰湿，气道阻滞，肺气失宣所致。病由咳嗽日久，肺气虚弱加之脾虚不运，湿邪泛滥充塞于肺则气道不利，升降失职，更于外感引动内湿，致饮邪上逆，肺气少降，故见咳嗽、喘逆。脾为生痰之源，脾虚不运，水谷难以化生精微，聚而成饮，故痰多、质清、色白。平素饮邪内伏，遇寒诱发，故历年不愈。苔白腻，脉沉紧均为寒饮内盛，阳气不振所致。治宜散寒温中，泄肺通饮，佐以燥湿。取小青龙汤之意，表里双解，温化定喘。

处方：如下。

麻黄5g	炒槟榔6g	番泻叶1g	白果仁15g
黄柏9g	茶叶6g	干姜3g	细辛3g
杏仁6g			

3剂，水煎服。

二诊：咳喘俱平，饮食转佳，热退头痛止。继以健脾燥湿、温中降气之剂。处方：陈皮 9g，半夏 9g，木香 6g，砂仁 3g，茯苓 9g，白术 9g，炒槟榔 6g，焦三仙各 6g，番泻叶 0.5g，干姜 3g。

服药 4 剂，善后巩固而愈。观察半年，情况良好，目前精神旺盛，饮食良好，面色红润，且较昔日益觉健壮。

案 6. 百日咳

患儿，女，3 岁。

患儿患百日咳月余，曾注射过青霉素、链霉素，服百日咳合剂，又服中药数剂，久经治疗，缠绵不愈，又注射百日咳注射液，依然无效，前来治疗。症见：面色白，倦怠无力，颜面水肿，食欲缺乏，自汗，盗汗（营卫不固），口不渴，夜晚尤甚，发作时则面红耳赤，气喘，痰鸣，呈阵发性剧咳，口唇发绀，过后安然如常，如无病一般，日夜发作达 8 ～ 9 次。指纹淡青，舌淡、苔薄白。

综上所述，本案百日咳属风寒袭肺，清窍被阻，痰湿内蕴，脾虚不运所致。脾为生痰之源，肺为贮痰之器，脾不健运，则痰湿内重，肺不清肃则浊阴上泛，治宜健脾利湿，宣肺理气，佐以祛痰降逆为治，取苓桂术甘汤合小青龙汤之意化裁。

处方：如下。

党参 6g	白术 6g	茯苓 9g	炙甘草 6g
桂枝 5g	细辛 2.5g	白果仁 12g	葶苈子 9g
白前 9g	百部 9g	生姜 4 片	

2 剂，水煎服。

二诊：气降痰平，水肿消退，饮食倍增。咳喘俱退，上方去细辛、葶苈子加冬虫夏草 6g。处方：党参 6g，白术 6g，茯苓 9g，桂枝 5g，炙甘草 6g，百部、白前各 6g，冬虫夏草 9g，生姜 4 片，焦神曲 6g，焦麦芽 6g，五味子 6g。3 剂。精神转佳，食欲恢复，诸症悉平而愈。

二、内科医案

案 1. 肺源性心脏病合并肺气肿

冯李氏，女，70 岁。

患者患病十数年，时常发作，作则胸闷、气喘，咳吐稀痰，不能平卧，甚则张口抬肩，经某省人民医院确诊为肺源性心脏病合并肺气肿，二尖瓣关闭不全，两肺布满湿啰音。经治诸法欠效，久治不愈。1970 年 6 月 5 日初诊。症见：胸闷气喘，张口抬肩，喉中痰鸣，惊悸不安，气息短浅，口唇发绀，口干不渴，伴见面色苍黄，大便微干。舌淡紫、苔白厚，脉结代。

综观诸症，乃心阳衰微，脾肾虚寒，痰饮上泛之证。风寒袭肺，气郁不宣，阳气不振，浊阴上泛，故喉中痰鸣，胸闷气喘，痰饮凌心上犯则惊悸不安，《黄帝内经》云“心下悸，有水气”，即指本症。又《金匮要略》云“咳逆倚息，短气不得卧，谓之支饮”，亦与本症相合。口唇发绀，舌有瘀斑，苔白厚，乃肺气郁结，治节不行，气滞血瘀所致。“寒则凝，温则散”，阴胜阳衰，故见闷喘于冬则重，入夏较轻。治则：温化寒饮，培补脾肾，佐以理肺开瘀为意。乃标本兼顾之法。

处方：如下。

干姜 9g	细辛 5g	茯苓 25g	冬虫夏草 12g
陈皮 9g	白附子 9g	白果仁 15g	甘松 9g
阿魏 9g	木香 6g	桃仁 9g	红花 6g
五味子 9g	番泻叶 3g		

3 剂，水煎服。

二诊：服药后，睡眠良好，痰鸣消失，闷喘、心悸俱减过半，饮食亦觉香甜，舌苔退，舌淡，大便通顺。脉象同前，上方加紫河车以培补先天，拯救本源。处方：干姜、细辛各 5g，白附子 9g，樟木 30g，阿魏、红花各 9g，麦冬、五味子、白果仁各 25g，甘松、葶苈子、冬虫夏草各 15g，莪术 5g，紫河车粉 6g（分 2 次冲服）。

三诊：惊悸闷气基本告退，脉象结代好转，头晕，自汗，劳累尚觉闷喘，舌淡，口不渴，脉沉弱，乃肾阳不足、营卫不固、肾不纳气所致。处方：生黄芪、山茱萸、樟木各 30g，党参、白果仁、生牡蛎各 15g，干姜、细辛、升麻各 6g，紫河车粉 6g（分 2 次冲服），柴胡 6g，炒酸枣仁 9g，冬虫夏草 12g，白附子 12g，鹿茸粉 1g（分 2 次冲服）。3 剂。

四诊：服后闷喘已止，惊悸、自汗俱平。近日受凉闷气，喉间痰鸣，急则治其标，给予辛温解表，化痰平喘之剂。处方：麻黄 6g，黄柏 9g，白果仁 25g，茶叶 9g，白糖 30g。

3 剂而愈。继以散剂一料善后巩固以治其本。处方：麻黄、干姜、细辛、炙罂粟壳、白附子各 15g，紫河车 60g，血鹿茸 9g，五味子、白果仁各 30g，冬虫夏草 60g。共研细末，每服 5g，日 2 次。服后口唇发绀转淡，脉象好转，已无结代之象，舌上瘀斑消退，头晕止，饮食恢复正常，睡眠良好，诸症悉退而愈，观察年余，冬天亦未发作，精神、饮食均佳，目前疗效巩固，情况良好。

案 2. 肺源性心脏病合并肺气肿

闫某，男，26 岁，会计。

患者自幼即患哮喘之症，咳嗽闷气，喘息痰鸣，伏天转轻，入冬即加重，虽经中西诸法，土单验方治疗多年，疗效不佳，时轻时重，缠绵不愈达 20 年。近四五年来，尤为加重，渐至胸部如桶，呼吸困难，面色白，口唇发绀，气喘痰鸣，夜中难眠，通宵两膝跪床，伏枕而卧，经信阳专区医院及郑州铁路医院诊为肺源性心脏病合并肺气肿。遂来治疗。症见：面色苍白，口唇发绀，喘促短气，言语无力，惊悸不安，自汗畏风，咳声低微，小便不利，周身水肿，两腿尤甚，按之如泥，长时间不起，形体消瘦，精神疲倦，动则喘息更甚，脉细弱无力。

脉症合参，乃肺虚不运，肾虚不纳，肺肾双亏之证。肺主气司呼吸，肺虚则气无所主，故短气而喘，声低言微，肺气虚弱，外卫不固，故自汗畏风，喘促日久，形瘦，神疲，为病久及肾，肾为气之根，下元不固，则气不摄纳，呼多吸少，动则喘息更甚，肾阳虚衰，则水不化气，旁流外溢，故周身水肿，水气凌心，则惊悸不安。治宜补肾纳气，化痰定喘，佐以温肺利尿之法。

处方：如下。

麻黄 6g	白果仁 25g	射干 9g	干姜 9g
五味子 9g	细辛 5g	陈皮 9g	半夏 9g
紫河车粉 6g（分 2 次冲服）		桃仁 25g	茯苓 45g

6 剂，水煎服。

二诊：闷喘俱减，已能睡眠，咳止痰消，口唇发绀转淡，已不畏风，水肿心悸均为大减，精神好转，脉亦较前有力。一诊方去麻黄加山茱萸 15g，冬虫夏草 9g，补骨脂 12g，熟地黄 25g。10 剂。

三诊：服后水肿消退，气降喘平，惊悸若失，精神倍增，面色亦转红，诸症基本告退，继以下方，培元固本，善后处理。以防复发。处方：核桃仁 300g，鹿茸 15g，紫河车粉 120g，补骨脂 60g，冬虫夏草 60g，细辛 30g，山茱萸 60g，熟地黄 120g，枸杞子、五味子各 60g，蛤蚧 2 对。共研细末，每服 9g，日 2 次，尽剂而愈，观察半年情况良好，生产劳动，一如常人，不仅旧日宿疾痊愈，体格亦日益健康，体重增加约 5kg。

第五节 补阳还五汤

【出处】《医林改错》。

【分类】理血剂—活血祛瘀。

【组成】赤芍，川芎，当归尾，地龙，黄芪，桃仁，红花。

【功效】补气，活血，通瘀。

【主治】中风之气虚血瘀证。

本方出自《医林改错》卷下，原书记载："此方治半身不遂，口眼㖞斜，语言謇涩，口角流涎，下肢痿废，小便频数，遗尿不禁。"张锡纯在《医学衷中参西录》上册有分析该方证的论述："至清中叶王勋臣出，对于此证，专以气虚立论，谓人之元气，全体原十分，有时损去五分，所余五分，虽不能充体，犹可支持全身。而气虚者，经络必虚，有时气从经络处透过，并于一边，彼无气之边，即成偏枯。爰立补阳还五汤，方中重用黄芪四两，以峻补气分，此即东垣主气之说也。然王氏书中全未言脉象何如，若遇脉之虚而无力者，用其方原可见效；若其脉象实而有力，其人脑中多患充血，而复用黄芪之温而升补者，以助其血愈上行，必至凶危立见，此固不可不慎也。"由以上可知，该方证主要是由于中风之后，正气虚损，气虚血滞，脉络瘀阻所致。如果正气亏虚，则不能行血，就会导致脉络瘀阻，筋脉肌肉失去濡养，所以可见半身不遂、口眼㖞斜等。由于气虚血瘀，舌本失其养，故语言謇涩；若气虚失其固摄之力，可致口角流涎、小便频数、遗尿失禁；舌暗淡，苔白，脉细缓而无力均为气虚血瘀之象。本方原方重用生黄芪，补益元气，因"气为血之帅"，故气旺则血行，瘀去而络通。选用当归尾活血通络，同时又不伤血。赤芍、川芎、桃仁、红花联合运用，又可协同当归尾活血祛瘀。地龙药性善行，可通经活络，周行全身，力专善走，以行药力。诸药相伍，共收补气活血、祛瘀通络之效。

郑颉云在运用该方时，常用于类中风、小儿麻痹、下肢痿痹等各种"因虚致瘀"疾病的恢复期。因郑老认为，该方证以气虚为本，血瘀为标，即是王清任所言“因虚致瘀”，所以在临床应用时，郑老常借此方义，以半身不遂或口眼㖞斜以及舌暗淡、苔白、脉细缓无力为主要辨证要点。以补气为主，活血通络为辅，在重用补气药的同时，加入少量活血药，使气旺血行而治其本，祛瘀通络而治其标，益气活血，标本兼顾；使补气的同时不壅滞，活血的同时又不伤正。诸药合用，则气旺、瘀消、络通，诸症向愈。

一、内科医案

案 1. 类中风（脑出血并脑血栓形成）

程某，男，45 岁，职业铁匠，1969 年 11 月某日晨，由家乡来诊。

患者于几天前一个夜晚，突然中风瘫痪，全身不用，神志昏迷，口眼㖞斜，二便失禁，经当地医院注射氯丙嗪 1 支，效不佳，血压极低。症见：牙关紧闭，颜面潮红（虚阳外越），全身瘫痪，神志昏迷，脉细数无力。

脉症合参，乃贼风袭络，血脉凝滞，痰阻气闭，元神失守之证。迫在眉睫，实属危急，当即处以醒神开窍，豁痰利气，平肝息风，通络化瘀之剂。

处方：如下。

苍术 8g	牛膝 8g	麻黄 8g	制乳香 8g
制没药 8g	全蝎 8g	甘草 8g	僵蚕 8g
制马钱子 60g			

共研极细末，炼蜜为丸，每丸 3g，口服，日 2 次，每次 1 丸。

服药2日，神志清晰，二便已能控制。

又服数日，口眼㖞斜复正，痛觉恢复，已能说话，自行吃饭，人扶着尚可行走数步。尽剂，病愈过半。处方：麻黄、牛膝、苍术、甘草各5g，血竭15g，僵蚕、制乳香、制没药各12g，制马钱子25g，全蝎15g，研末，蜜丸同上大，每次1丸，日2次。继服一料。尽剂，已能沿着墙自己行走，举家皆大欢喜。

又数日，可以扶拐杖行走数十步，基本痊愈，仅有右足大趾和右手两个指头不太灵活，处以补阳还五汤加减，善后巩固。处方：生黄芪60g，桃仁12g，赤芍9g，红花9g，川芎9g，丝瓜络30g，泽兰9g，白花蛇9g，黑豆60g为引。

服药20剂，已能扶拐长途行走，上方加片姜黄12g，伸筋草12g，又服20余剂，丢开拐杖，自己行走如常，睡眠良好，无任何后遗症，观察至今，情况良好。

案2.类中风（高血压致脑出血）

李某，女，68岁，营业员。

患者素有高血压病，某日晨起，感觉头晕目眩，支持不住，当即跌倒，痰涎壅盛，神志不清，遂至铁路中心医院，住院4日，神志已清，余症同上。症见：言语不清，左侧半身不遂，胸闷痰壅，气促面红，形体肥胖，禀赋素壮，手不能拿物，脚不能行走。舌淡、苔白，脉滑数。

属肾阴不足，水不涵木，肝风内动，肝阳上亢之证，肝火不制，煎液成痰，痰阻经络，夹火上冲而致本症，即《黄帝内经》所谓“血之与气并走上，则为大厥，气复返则生，不返则死”之厥症。治宜平肝滋阴、通络化瘀、佐以涤痰之剂。

处方：如下。

川芎 12g	赤芍 9g	桃仁 9g	红花 9g
地龙 9g	海藻 15g	牛膝 9g	赭石 15g
黄芩 9g	当归 9g	全蝎 6g	蜈蚣 4 条
竹沥 60mL（分 2 次兑服）		生姜汁数滴（兑服）	土鳖虫 9g

3 剂，水煎服。

1 剂痰消气降，言语清晰，手能伸曲；尽剂，手能握物，两腿亦能行走数十步，仅觉患肢无力，上方加黑豆 30g，地龙加至 15g，继服 10 剂，两手握物自如，丢开拐杖行走如常，诸症悉愈，继以上方加黄芪 15g，制马钱子 1g，去竹沥、生姜汁，6 剂善后巩固，至今良好。

案 3. 下肢麻痹

葛某，女，14 岁。

患者于 1969 年 8 月患大脑炎，高热惊厥，头痛剧烈，经中西医联合诊治而愈。不久即感下肢疼痛，行走不遂，逐渐发展到瘫痪，不能行走，随即经针灸、封闭等中西医治疗半年，病情毫无转机，并有日趋发展之势。1970 年 4 月初诊。症见：面色红润，性情烦躁，左腿大筋缩短，膝部弯曲疼痛，局部发热肿胀，患肢肌肉已萎缩，不能行走，撑拐杖，右腿脚撑地，勉强能行走数步，口渴喜饮，舌红、苔薄白，脉象细数而滑。

脉症合参，乃余毒流注，气血郁结之证。法当活血通络，清热除痹。

处方：如下。

络石藤 25g	忍冬藤 25g	板蓝根 25g	紫草 15g
紫花地丁 15g	地龙 12g	白僵蚕 9g	桃仁 6g
红花 6g	制马钱子 1g		

3 剂，水煎服。

二诊：脉象缓和，膝部痛热俱减，肿亦消退过半，口渴，上方加生地黄30g，以增凉血通痹之力。

三诊：痛肿悉平，小腿觉凉，膝盖屈而不能伸，诊脉细数无力，湿热已退，久病气虚，瘀滞尚存，继以大剂通络化瘀，补气起痿之剂。拟补阳还五汤加减。处方：生黄芪60g，全蝎6g，地龙9g，乌梢蛇9g，桃仁、红花各9g，土鳖虫、川芎、当归各9g，赤芍6g，制马钱子2g。3剂。

四诊：手扶单拐，足尖沾地，已能行走数十步，饮食倍增，微觉心悸，因行走劳累，下肢水肿，诊脉细数无力。予兴阳利水，补气化瘀之剂。待中气旺盛，肾阳充足，自能化气行水，各归其道，阴霾尽消，而无水肿之虞。处方：生黄芪15g，党参9g，山茱萸12g，柴胡、升麻各9g，熟地黄25g，冬瓜皮25g，茯苓皮15g，威灵仙9g，地肤子9g，肉桂5g，附子6g。6剂。

五诊：水肿尽消，惊悸亦退。仍以补气兴阳通络化瘀之剂以治其本。处方：生黄芪90g，桃仁9g，红花6g，地龙9g，全蝎5g，蜈蚣4条，乌梢蛇9g，土鳖虫9g，山茱萸15g，巴戟天9g，川芎12g，当归12g。

六诊：连服20余剂，丢开拐杖，已能自行走路，腿部肌肉变粗，继仿上意加重药力，根治顽疾。处方：生黄芪60g，山茱萸30g，炒薏苡仁25g，麦冬9g，全蝎6g，乌梢蛇9g，鹿角胶9g（烊化），蜈蚣4条，桃仁、红花、半夏各9g，血鹿茸粉1g（分2次冲服）。上方连服15剂，服完汤剂续服下散：全蝎、蜈蚣、土鳖虫各30g，乌梢蛇60g，鹿茸、制马钱子各15g。共为细末，每服3g，日2次，白水送服。

七诊：丢开双拐，行走自如，患肢肌肉与正常无异，诸症基本告退。继以上药减半一料善后巩固，观察年余，情况良好。

二、儿科医案

案 1. 小儿麻痹后遗症（瘫痪，痿症）

滑某，男，2 岁。1970 年 5 月 11 日来诊。

患儿于 1 年前罹病外感，高热数日，持续不退，后经治愈，而热退不久即发现患儿两腿逐渐变细，不会站立，右腿尤甚，随即进行针灸、药物治疗，中西并进，内外夹攻，治疗年余，效果欠佳，肌肉萎缩。症见：面色萎黄，精神安宁，形体消瘦，倦怠无力，两腿肌肉萎缩，状如麻秆，食欲缺乏，大便不利。舌淡、苔白腻，脉细数无力。

脉症合参，乃脾肾两虚，阳气不振，气滞血瘀之证。脾主肌肉，肾主骨髓。脾虚不运，则食欲缺乏，肌肉消瘦，肾虚骨软不健，故见肌肉萎缩而不用，患侧痿软而不行。治宜兴阳补气，益肾健脾，佐以通络化瘀之剂。

处方：补阳还五汤加减。

生黄芪 40g	桃仁 9g	红花 6g	川芎 9g
赤芍 3g	地龙 3g	乌梢蛇 6g	全蝎 3g
肉苁蓉 15g	当归尾 6g		

6 剂，水煎服。

二诊：有所好转，两腿较前有力，已能少许站立，大便通畅。上方去肉苁蓉加杜仲，增其补肾壮骨之力。处方：黄芪 30g，桃仁、红花各 6g，川芎 6g，赤芍 3g，地龙 3g，乌梢蛇 3g，杜仲 9g，当归尾 6g。连服 20 余剂。

三诊：两腿肌肉增多，已能站立，扶着尚能行走数步，虑其服药困难，又非短期所能治愈。予散剂一料，养血益精，缓图为功，待精血渐充，脉络畅通，自有起复之日。处方：全蝎 60g，蜈蚣 60g（大者 40 条），土鳖虫 60g，乌梢蛇 30g，制马钱子 15g，鹿茸 9g。共研细末，每服 1.5g，日 2 次。

尽剂，两腿变粗，已能行走，尚不任久，继以下方一料善后。处方：全蝎 60g，土鳖虫 60g，蜈蚣 60g，乌梢蛇 60g，制马钱子 15g，鹿茸 15g，枸杞、五味子、巴戟天、血竭各 30g。研末，每服 1.5g，日 2 次。尽剂，面色红润，饮食增加，患肢肌肉又有增多之象，病症基本告愈。

案 2. 小儿麻痹后遗症

王某，男，6 岁。

患儿数月前曾患外感，高热不退，持续数天，虽经治愈，但发现两腿颠跛，行走不便，即行针灸治疗、内服中药等，治疗月余，效果不显，病情依然，前来求治。症见：面黄肌瘦，夜中盗汗，手足心热，夜眠不安，口渴喜饮，欲食凉物，腹胀满，食欲缺乏，大便干燥，小便黄短，嗳气酸臭，嘈杂吞酸，右腿肌肉萎缩，行走不利。舌红、苔薄腻，脉沉细而涩，左寸滑数。

脉症合参，乃气虚血瘀，内夹食积，本虚标实之证。急则治标。胃为六腑之海，脾为气血之源，首当消积理脾，恢复食欲。处以健胃合剂。

处方：如下。

全瓜蒌 15g	石菖蒲 9g	酒大黄 3.5g	白豆蔻 5g
川厚朴 9g	鸡内金 9g		

3 剂，水煎服。

二诊：饮食增多。手足心热俱退，夜眠良好，嗳气腹满悉平。继以补气化瘀，通络除痹之剂，以治其本。处方：补阳还五汤加减。生黄芪 60g，桃仁、红花、赤芍各 9g，川芎 9g，地龙 9g，半夏 9g，当归 12g，生地黄 9g，全蝎 6g，蜈蚣 4 条，土鳖虫 9g，乌梢蛇 6g。

三诊：服药 3 剂，行走自如，已无颠跛之象，继予散剂一料，善后巩固。处方：全蝎 30g，土鳖虫 30g，蜈蚣 40 条，乌梢蛇 60g，血竭 30g，制马钱子 12g。共研细末，每服 3g，日 2 次。服药月余，患腿变粗，行走正常而愈。

第六节 二妙散

【出处】《丹溪心法》。

【分类】祛湿剂—清热祛湿。

【组成】苍术，黄柏。

【功效】清热燥湿。

【主治】湿热下注证。

二妙散原方出自《丹溪心法·卷四》，记载："治筋骨疼痛因湿热者。有气加气药，血虚者加补药，痛甚者加生姜汁，热辣服之。"徐大椿在《医略六书·卷五》中有对该方的论述："湿热下注，腰膂不能转枢，故机关不利。腰中疼重不已焉。苍术燥湿升阳，阳运则枢机自利；黄柏清热燥湿，湿化则真气得行。为散，酒调，使湿热运行则经气清利，而腰府无留滞之患，枢机有转运之权，何腰中疼重不痊哉？此清热燥湿之剂，为湿热腰痛之专方。"张秉成的《成方便读》也有对该方的分析论述："治湿热盛于下焦，而成痿证者。夫痿者，萎也，有软弱不振之象，其病筋脉弛长，足不任地，步履歪斜，此皆湿热不攘，蕴留经络之中所致。然湿热之邪，虽盛于下，其始未尝不从脾胃而起，故治病者必求其本，清流者必洁其源。方中苍术辛苦而温，芳香而燥，直达中州，为燥湿强脾之主药。但病既传于下焦，又非治中可愈，故以黄柏苦寒下降之品，入肝肾直清下焦之湿热，标本并治，中下两宣。如邪气盛，而正不虚者，即可用之。"由以上论述可知，本方主要为治疗湿热下注的基础方。方中黄柏性沉降，苦为燥湿，寒以清热，长于清下焦湿热；苍术辛散苦燥，长于健脾燥湿。二药相伍，清热燥湿，标本兼顾。入姜汁调服，取其辛散以助药力，增强通络止痛之功。二妙散原方主治湿热下注证，是治疗湿热下注之痿、痹、脚气、带下、湿疮等疾病的基础方。若湿热下注，往往流于下肢，会使得筋脉弛缓，故见两足痿软无力，发为痿证。若湿热痹阻筋脉，以致筋骨疼痛、足膝红肿，或可发为脚气；若湿热下注于带脉与前阴，则为带下臭秽或下部湿疮。

郑颉云在使用该方时，并不拘泥于原方所主之证，主要以肿痛、小便短赤、舌苔黄腻等湿热之征为辨证要点。郑老认为，若湿热郁结，血热妄行，营卫不调，则湿热溢于肌表，发为紫癜、瘾疹续发疾病或荨麻疹。他运用该方时常根据病情的症状表现，以此方加味，清热燥湿，治疗因湿热而致的以上所述的外科皮肤疾病。由于该方之力较强，故宜于湿热俱重之证，临床加味运用，力足效专，诸证悉愈。

一、儿科医案

案 1. 过敏性紫癜

患儿，女，4 岁。

患儿发病于数月前，身觉瘙痒，随即用手搔抓，所抓之处，紫斑随之而起，为时不久，遍及全身，周围界线清晰，颜色压之不退。经某医院诊断为过敏性紫癜。给予苯海拉明、维生素 K 等药，治疗数日，无明显变化，紫斑此起彼伏，不断出现。乃改服中药。症见：患处灼热，入夜痒甚，口渴喜饮，大便干燥，腹胀肠鸣，精神烦躁，夜眠不安，食欲缺乏。舌红、苔黄腻，脉滑数有力，右部尤甚。

脉症合参，乃湿热郁结，血热妄行，营卫不调，气滞血瘀之证。法当凉血解毒，通络化瘀，佐以利湿之剂。

处方：如下。

醋大黄 5g　苍术 6g　黄柏 6g　马齿苋 30g
地肤子 9g　白鲜皮 9g
3 剂，水煎服。

二诊：大便通畅，饮食增多，睡眠良好，紫斑部分消退。无新生紫斑出现。上方加牡丹皮 6g，赤芍 6g。助其凉血化瘀之力，促收速效。

三诊：紫斑尽退而愈。嘱其 1 个月之内，勿食鸡蛋、肉类，否则仍有复发之可能。

未及 1 个月紫斑又现，复来求治。问及 2 日前，食卤肉而发，口不渴。视其舌苔薄白，脉滑数。首诊方去大黄，加炮姜炭、荆芥穗炭各 6g，连服 6 剂，诸症悉愈。吩嘱同前，切莫再犯。

案 2. 荨麻疹

刘某，女，10 岁。

午饭后，汗出未落，患儿即于门口乘凉，当时不觉，汗落不久即感头面、周身瘙痒不已。手抓之，凡搔抓之处疹块立起，扁平灼热，小如黄豆，大如扁豆角，周身满布，四肢尤多，素有荨麻疹历史。伴见食欲缺乏，头晕困倦。舌红、苔薄白，脉浮紧，腹胀满。

综上所述，显而易见，患儿汗出未落，内热外散，时值腠理大开之时为风寒所袭，腠理郁闭，内热不散，外寒不解，湿热之邪郁于肌表，营卫不调所致。治宜祛风散寒，清热燥湿，表里双解。

处方：如下。

马齿苋 25g	白鲜皮 9g	地肤子 9g	乌梢蛇 9g
苍术 9g	黄柏 9g	薄荷 6g	荆芥穗 6g
焦三仙各 6g	茯苓 9g		

2 剂，水煎服。

服药 2 剂，饮食失常，头晕消失。观察 2 年，效果巩固。

案 3. 荨麻疹

患儿，男，10 岁。

患儿患荨麻疹数年，时起时伏，时轻时重，缠绵不愈。虽屡服抗过敏药物，开始有效，暂能控制，用之日久，效果亦无，每至吃多受凉或汗出当风，即迅速发作，遍及全身，瘙痒甚，彻夜不眠。症见：口苦咽干，两颊绯红，口渴喜饮，大便不畅，身冷恶风，食欲缺乏，腹胀痛，精神萎靡，两腿沉重。舌红、苔黄腻，脉细数有力。

此乃素来饮食不节，胃脾不健，以食积内停，湿热蕴结肠胃，复感风邪，内不得疏泄，外不得透达，熏蒸郁结，于皮毛而发。正所谓：“邪之所凑，其气必虚，没有内伤，不得外感。”脉症合参乃内蕴湿热，外感风寒之证，治宜辛温解表，荡积清里，佐以燥湿之剂，待脏腑洁净，肠胃通畅，湿热无根，外症自除，所谓“腑气不通，表气不透”也。

处方：如下。

薄荷 9g	荆芥穗 9g	防风 9g	炒槟榔 9g
草果仁 9g	白鲜皮 9g	地肤子 9g	醋大黄 3.5g
苍术 9g	黄柏 9g	马齿苋 25g	

2 剂，水煎服。

二诊：腹痛消失，大便通畅夹杂黏条秽物极臭，食欲恢复，疹块随之而愈，继以消食健脾、清热除湿数剂善后，至今未发。

二、外科医案

案 1. 荨麻疹

患者，男，20 岁，社员。

患者患荨麻疹 2 天，经服西药抗过敏类药苯海拉明等不效，改服中药治疗。症见：周身疹块，有灼热感，大小不一，界限明显，刺痒难忍，入夜尤甚，昨晚通宵难眠，伴见小腹作痛，神疲纳减，大便秘结，小便黄短，口渴喜饮，烦躁不安。舌红、苔黄厚，肚腹胀满，诊脉滑数有力。

脉症合参，乃肠胃素有湿热，复感风邪，营卫不和，内不得疏泄，外不得透达，郁于皮毛肌腠之间而发。“腑气不通，表气不透”。治宜祛风燥湿，荡积泄热。

处方：如下。

炒槟榔 9g	草果仁 9g	苍术 9g	黄柏 9g
马齿苋 30g	白鲜皮 9g	地肤子 9g	生大黄 9g
乌梢蛇 6g			

2 剂，水煎服。

二诊：大便通畅，下黑色坚硬粪团数次，顿觉精神爽快，如释重负，痒块随之而消。继服 2 剂，饮食复常，腹痛消失，诸症悉退而愈，追访良好。

案 2. 隐疹续发风湿性关节炎

付某，女，56 岁。

患者 5 日前晚饭之际，汗出当风，傍晚即觉胳膊瘙痒，遂用手抓，手到之处，红疹随起，状如芝麻，逐渐遍及全身，搔之不及，视之鲜红如丹，局部灼热，剧痒入睡尤甚，心烦意乱，彻夜不眠，直到抓之出血，剧痒方缓，经中西药数日治疗效果不佳，前来求治。症见：遍体红疹，瘙痒难忍，口渴喜饮，欲卧凉地，自觉身热，小便黄短，食欲缺乏。舌红、苔薄白，脉浮数而滑。

脉症合参，乃内蕴温热，外感风邪，汗出当风，腠理郁闭，内不得疏泄，外不得透达，内外交搏，郁于皮毛腠理之间所发。治宜清热利湿、凉血解毒，佐以祛风之剂。

处方：如下。

土茯苓 30g	红花 25g	苍术 12g	黄柏 12g
白鲜皮 9g	地肤子 9g	重楼 9g	乌梢蛇 9g
马齿苋 30g	板蓝根 15g		

2 剂，水煎服。

二诊：服后红热消退，瘙痒骤减，皮疹已趋消退，但于夜中身热，睡卧未盖，为风寒所袭，致两腿关节疼痛，再给予除风活血、散寒燥湿之剂，清上病之余，除下病之本。处方：麻黄 6g，炙甘草 6g，苍术、半夏、僵蚕、全蝎、乳香、没药各 6g，制马钱子 1.5g。服药 3 剂，疹退痒止，关节痛止，诸症悉愈。

第七节 生脉散

【出处】《医学起源》。

【分类】补益剂—补气。

【组成】人参，麦冬，五味子。

【功效】益气生津，敛阴止汗。

【主治】温热、暑热耗气伤阴证；久咳伤肺，气阴两虚证。

生脉散出自《医学起源》卷下，原书记载该方可“补肺中元气不足”。

该方的原始证治为温热、暑热之邪，耗气伤阴，或久咳伤肺，气阴两虚之证。若暑热之邪袭人，热蒸汗泄，则最易耗气伤津，导致气阴两伤之证。因肺主皮毛，若暑热伤肺气，则致卫外失固，津液外泄，故汗多；肺主气，肺气受损，故气短懒言、神疲乏力；阴伤而津液不足以上承，则咽干，口渴。舌干红少苔，脉虚数或虚细，乃气阴两伤之象。咳嗽日久伤肺，气阴不足者，亦可见上述征象，治宜益气养阴生津。因以上病症表现，故治以生脉散益气生津，敛阴止汗。方中人参甘温，益元气，补肺气，生津液；麦冬甘寒养阴清热，润肺生津；人参、麦冬合用，则益气养阴之功益彰。五味子酸温，敛肺止汗，生津止渴。三药合用，一补一润一敛，益气养阴，生津止渴，敛阴止汗，使气复则津生，汗止而阴存，气充则脉复。《医方集解》说“人有将死脉绝者，服此能复生之，其功甚大”，即是此意。

郑颉云以此方加减化裁，用以治疗因气血耗损，血不养心之心血、心阴不足之证，如心力衰竭、神经衰弱、甲状腺功能亢进等。他运用该方时最注重的辨证要点有二：其一，为阴不足，可包括阴血与阴液；其二，为“汗”，见汗可用之。他认为方中人参味甘可大补元气，麦冬补水之源可救阴，五味子味酸以敛汗，防其耗散。但观郑老运用该方的病案，用人参较少，而用党参居多。究其原因，应当是人参力道厚重，党参则药性柔和，不温不火、不急不燥。《本草正义》一书就论道：“党参……本与人参不甚相远。其尤可贵者，则健脾运而不燥，滋胃阴而不湿，润肺而不犯寒凉，养血而不偏滋腻，鼓舞清阳，振动中气，而无刚燥之弊……故凡古今成方之所用人参，无不可以潞党参当之，即凡百证治之应用人参者，亦无不可以潞党参投之。”由以上可知，以党参代人参，不仅能更好地滋阴养血，而且可使中焦得健，气血生化有源，益气养阴之力倍增。

内科医案

案 1. 慢性心力衰竭

冯某，女，87 岁。

患者患病 10 余年，数年来，症状逐渐加重。自述：周身抽搐，筋惕肉动，心区隐隐作痛，惊悸，怔忡，低热，自汗，身冷恶寒，经西医检查诊断为心肌劳损、心脏供血不足之症，给予鱼肝油、维生素 B_2 及其他营养之品，治疗数月无效，病情依然。初诊症见：面色苍白，两目清淡，食欲缺乏，夜眠不安，头晕恶寒，全身颤动。舌淡、苔薄白，脉沉细而无力。

脉症合参，乃心血不足、经脉失养之证，病由年老体衰（因浑身无力，常卧床不起），气血耗损，加之外邪侵袭，伤害机体，营卫不调，心阳益虚所致。治宜养血补心，兴阳定神，佐以调和营卫为法。

处方：如下。

白附子 9g	甘松 9g	樟木 25g	炒酸枣仁 25g
葛根 12g	五味子 15g	枸杞子 12g	山茱萸 12g
党参 12g	炙甘草 9g	龙眼肉 12g	麦冬 25g
桂枝 6g	远志 9g	炒白芍 25g	

水煎服。

二诊：服后心区疼痛消失，抽搐、颤动停止，惊悸、头晕俱退，精神转佳，夜眠良好，不吃安眠药亦能睡觉，并已起床自行活动，诸症大减，唯食欲欠佳，口不渴，舌淡，腹胀满，脉象同上。乃脾阳不振，寒湿蕴积中宫，脾失健运之症。处以健脾兴阳、温中化湿之剂。处方：熟地黄 18g，党参 9g，焦三仙各 6g，陈皮、白术各 9g，干姜 6g，番泻叶 1g。3 剂。

三诊：饮食增多，腹胀消减过半，饮水亦不甚满，精力倍增，两腿轻松，清晨尚觉气逆上冲，呕吐清水数口，上方加白附子 9g，吴茱萸 9g，公丁香 5g，加重干姜量，以增温中化湿、和胃降逆之力。处方：熟地黄 18g，党参 12g，炒槟榔 9g，焦三仙各 6g，番泻叶 1g，干姜 9g，吴茱萸 9g，公丁香 5g，陈皮 9g，白术 12g，川厚朴 9g。

服药 6 剂，腹胀全消，呕吐、嗳气俱退，继以三诊方 6 剂，加服白木耳浆 2 瓶，善后而愈。

案 2. 风湿性心脏病

李某，女，17 岁，学生。

患者于数年前 1 次外感中，高热 5 日，并发扁桃体炎，愈后即罹患该病。经服泼尼松、普萘洛尔、鱼肝油等药无效。改服中药治疗。症见：面色萎黄，周身水肿，惊悸不安，腰酸腿痛，倦怠无力，四肢沉重，食欲缺乏，口渴喜饮，头晕目眩，气息短浅，脉沉细而数。

此乃风湿之邪，内侵脏腑，致经络不通，气机不畅，加之肾虚不化，脾虚不运，水湿停留，浊阴上犯，而见惊悸不安（水气凌心），头晕目眩，周身水肿（泛溢肌肤），四肢沉重诸症。急则治其标，治宜强心益气，通络利水。

处方：如下。

翻白草 25g	蒲公英 25g	白茅根 60g	益母草 30g
冬瓜皮 25g	茯苓皮 25g	薏苡仁 25g	威灵仙 9g
土鳖虫 9g	阿魏 9g	黄芪 15g	

水煎服。

二诊：服药数剂，水肿退，心悸减，诸症缓。缓则固其本，给予补气养血、填精益髓之剂。处方：党参 30g，鹿角胶 60g（烊化），龙眼肉 60g，五味子 30g，炒酸枣仁 30g，白茯苓 60g，生黄芪 60g，白附子 15g，甘松 15g，麦冬、枸杞子各 30g，熬膏 1000g。分 10 日服完，每日 2 次，每次 30g。

三诊：服药数料水肿全消，面色转红，精力饱满，食欲旺盛，心悸消失，诸症悉平。二诊方加葶苈子 30g，继服一料善后巩固，观察年余，迄今健康如常。

案 3. 神经衰弱（虚损）

患者王某，男，40 岁。

患者数年来患心动过速之症，久治不愈，每因情志波动，或劳累思虑过甚，则发作甚剧，患者平素工作繁忙，极尽心计，用脑过度，经常通宵失眠，目不交睫。渐至神经衰弱，惊悸不安，怔忡，怠倦，记忆力大减，伴见头晕，头痛，周身困乏无力，食欲缺乏，怕冷恶风，头部尤甚。诊时症见：形体消瘦，面色暗黄，两目无神，自汗，盗汗，口渴喜饮。舌淡、苔白腻，脉沉细无力。

脉症合参，乃心肾不交、血不养心之证。病由思虑伤神，心血暗耗，血不养心所致。正如《丹溪心法》所说“怔忡者，血虚怔忡无时，血少者多”，说明本病的形成，乃由于阴血亏损，血虚则心失所养不能藏神，故神不安而志不宁。心主血脉，其华在面，血虚不能养心，故心悸不能上荣于面，而现面黄不华。不能上营于脑，则眩晕。舌为心苗，心主血脉，心血不足，故舌淡，脉见细弱。治宜补血养心，健脾益气，佐以安神定志为法。

处方：如下。

生黄芪 25g	熟地黄 25g	麦冬 25g	山茱萸 25g
党参 12g	枸杞子 12g	五味子 12g	白附子 9g
甘松 9g	柴胡 6g	升麻 6g	炒槟榔 9g
焦三仙各 6g	番泻叶 1g		

15 剂，水煎服。

二诊：服后饮食增多，头痛减轻，失眠好转，惊悸、怔忡消退过半，继仿上意，加减 6 剂。处方：生黄芪 25g，枸杞子、五味子各 9g，山茱萸、麦冬各 15g，白附子、甘松各 9g，龙眼肉、炙甘草各 12g，川芎 15g，炒酸枣仁 15g，党参 12g。

三诊：头痛已正，夜眠安适，精神体力均恢复正常，惊悸若失，诸症悉退而愈，观察半年，情况良好。

案 4. 甲状腺功能亢进

李某，男，30 岁，干部。

患者患病数年，中西药诸法久治不愈，甚为苦恼。症见：情绪烦躁，夜眠不安，头晕脑涨，周身疲劳，分泌亢进，自汗盗汗，尤以头部、手心出汗为甚，终日如洗，淋漓不断，记忆衰退，精力分散。喜冷恶热，喜静恶动，不能遭受高音及强光刺激，时常胸闷气短，惊悸不安，腹胀满，嗳腐吞酸，嘈杂呕吐。伴见头晕，耳鸣，呼吸困难，感应过敏，周身震颤，两手尤甚，四季不断，处事犹豫，小便不利，右肋下动则疼痛，消谷善饥，形体却日益消瘦，甲状腺肿大。舌红、苔薄白，脉细数无力。

既往史：大脑曾受过巨大精神刺激，并有膀胱炎、盲肠炎、急慢性肠胃炎病史。

综上所述，病情错综复杂，当为明察，轻重缓急，标本先后分别治之。脉症合参，乃心肾两亏，必阴阳不交之证，已成虚损无疑。症由情志不疏，思虑伤神，脏腑亏损，元气虚弱而致血不养心，髓不旺脑，又于房劳伤肾，虚损内伤，诸症丛生。总由烦劳过度，房事不节，形神过耗，损及五脏。犹如《医家四要》所谓“曲运神机则劳心，尽心谋虑则劳肝，意外过思则劳脾，遇事而忧则劳肺，色欲过度则劳肾”，一脏受病累及他脏，导致五脏功能失调，精气俱耗，而成虚劳。正如《灵枢·本神》所说：“五脏主藏精者也，不可伤，伤则失守而阴虚，阴虚则无气，无气则死矣。”患者能食善饥，却不为肌肤，乃阴虚火旺，邪热充胃，而不能化成精微，生养气血，气血来源不足，则内不能和调脏腑，外无以陈洒于营卫经脉，渐至表里俱虚。日久不愈，反复传变，精气难复，而成虚劳之病。

《素问·通评虚实论》提出“精气夺则虚”之论，说明人体阴血与阳气的消耗不复，必然导致虚损。阴虚阳亢则性情烦躁，头晕、耳鸣、脑涨，虚阳外越，营卫不固，则自汗，盗汗，甚则汗出如洗，并见喜静恶动，喜冷恶热。胃火炽盛则嘈杂呕吐，嗳腐吞酸，阳气不足，则周身困乏，胸闷，气短，心肾不交，虚火上炎则夜眠不宁，惊悸不安，肾亏则髓海不足，脑神不健，故记忆力衰退，精力分散，血虚生风，脉络失养，故感应过敏，周身震颤，治宜宁心补肾，益气潜阳。

处方：如下。

麦冬 30g	生牡蛎 30g	茯苓 25g	炒酸枣仁 25g
白附子 9g	甘松 9g	五味子 15g	炙甘草 9g
黄药子 15g	阿魏 9g	乌药 9g	益智仁 9g
竹茹 9g	石菖蒲 9g		

10 剂，水煎服。

二诊：服后心悸大减，夜已能眠，胃气稍和，汗出亦减，尿频已愈。尚感疲乏，自汗盗汗。“冰冻三尺非一日之寒”，罹病多年，树大根深，现已获效，继除根源。上方去益智仁、乌药、竹茹、白附子、甘松，加生地黄 15g，枸杞子、龟甲胶（烊化）各 12g，海藻 30g，黄药子改为 25g。随症加减，连服数十剂，诸症告退，基本痊愈。观察半年，情况良好。

第八节 清骨散

【出处】《证治准绳》。

【分类】清热剂—清虚热。

【组成】银柴胡，胡黄连，秦艽，鳖甲，地骨皮，青蒿，知母，甘草。

【功效】清虚热，退骨蒸。

【主治】肝肾阴虚，虚火内扰证。

清骨散出自《证治准绳·卷一》，书中记载该方主治“骨蒸劳热”，该方证属肝肾阴亏，虚火内扰所致。阴虚生内热，或者虚火上炎，则易致潮热骨蒸，唇红颧赤，困倦，盗汗，心烦，口渴等。治疗时宜选用滋阴清热之法。该方集清虚热、退骨蒸之药，佐以滋阴之品，使热去而阴复。方中银柴胡味甘、苦，性微寒，清热凉血，善退虚热而无苦燥之性；知母滋阴泻火而清虚热，胡黄连入血分而清热；地骨皮降肺中伏火，去下焦肝肾虚热，三药合用，可清阴分之虚火，善治有汗之骨蒸。佐以辛散苦泄之秦艽，清虚热而透伏热之青蒿，再加鳖甲滋阴潜阳，又可引药入阴分，为治虚热的常用药。少用甘草调和诸药，并防苦寒药物损伤胃气。正如汪昂在《医方集解·泻火之剂》中所言：“此足少阳、厥阴药也，地骨皮、黄连、知母之苦寒，能除阴分之热而平之于内，柴胡、青蒿、秦艽之辛寒，能除肝胆之热而散之于表，鳖属阴类而甲属骨，能引诸药入骨而补阴，甘草甘平，能和诸药而退虚热也。”全方汇集了清热除蒸之品，有清虚热、退骨蒸的疗效。

郑颉云常以此方治疗阴虚所致的外感高热、慢惊风、疟疾等。在以此方治疗阴虚外感之时，他发现患者或因有疾病史，并久服大热燥烈之品，内热炽盛，耗气伤血，阴虚阳亢，迫汗外泄；又或因饮食停滞，郁久化热，又复受风热，内外交炽，伤阴截液，水不制火，虚火内扰所致。在治疗时应当“壮水之主，以制阳光”，以清虚热、育阴潜阳为主，同时根据病症表现，有积滞则消积，有外感则解表。众药配伍而用，滋阴液的同时亦可使骨蒸潮热得以清退，效果益彰，诸症悉除而愈。

一、儿科医案

案 1. 阴虚感冒慢惊风

宋某，女，2 岁。

患儿患阴虚感冒，日久不愈，经服安乃近、磺胺嘧啶等西药，发热暂退，过后数小时依然。症见：自汗，盗汗，食欲缺乏，面色萎黄，口渴喜饮，发热烦躁，身疲力倦，朝轻暮重，入夜尤甚。体温 39.5℃，舌红、苔白厚，指纹紫。

患儿素有慢惊风之症，精神过敏，稍刺激（强噪音或突然响声）则抽搐痉挛。久服大热燥烈之品，内热炽盛，耗气伤血。阴虚阳亢，则迫汗外泄，复受风热，内外交炽，伤阴截液，水不制火而成该病。“壮水之主，以制阳光”，法当清骨退热，育阴潜阳。

处方：清骨散加减。

生鳖甲 15g	炙龟甲 15g	青蒿 6g	银柴胡 6g
炒槟榔 5g	焦三仙各 3g	番泻叶 0.5g	

2 剂，水煎服。

1 剂，热退汗敛，下极臭黑色秽便 2 次。继服 1 剂，精神饮食恢复正常。

案 2. 阴虚感冒

患儿，女，1 岁半。

患儿于数月前，罹病外感，高热达 39.8℃，经注射青霉素及冰块外敷退热处理，并内服磺胺嘧啶等西药，体温始降至 37.8℃，不再下降，以后即持续低热，缠绵不愈，达数月，体温在 37.5 ～ 38℃。症见：患儿面色萎黄，性情烦躁，口渴喜饮，食欲缺乏，口干唇暗，夜眠不宁，自汗盗汗，精神萎靡，大便溏泄，气臭色秽，发热上午较轻，下午即渐增高，午夜前尤甚，

至午夜后，体温渐减。舌红、苔薄腻，指纹色紫，

脉症合参乃积热内蕴，风邪外感，久热伤津，阴虚阳浮之证。治宜消积化滞，育阴潜阳。

处方：如下。

青蒿 6g	银柴胡 5g	龟甲 9g	生鳖甲 9g
生牡蛎 9g	炒槟榔 3g	焦三仙各 3g	番泻叶 0.3g

2 剂，水煎服。

二诊：服后热退，神志清，体温 36.7℃，饮食好转，大便成形，继仿上意，去银柴胡、青蒿，加地骨皮 9g，石菖蒲 5g，2 剂。自汗、盗汗均止，诸症悉退而愈。

按：该病起因有二，一为初起饮食（或乳积）停滞，积而不化，郁久生热，伤阴劫液，致机体抗力减弱，偶感外邪，触之即发，内外交炽，津液愈伤，水不制火，虚阳外越，而见腠理不闭，自汗，盗汗，食欲缺乏，发热困倦，阴虚阳浮等症；二为外感失治，发热日久，耗伤津液。方内炒槟榔、焦三仙、少量番泻叶，消积化滞，清除内患以治其本；用鳖甲、龟甲、生牡蛎育阴潜阳，击退浮热；佐以银柴胡、南青蒿，清热解肌，助其退热之力，促使速效。众药配伍，效果益彰，故能区区数剂而愈。该病久延，最宜成疳，宜慎。

二、内科医案

案 1. 高热不退（阴虚感冒）

患者，女，15 岁，社员。

患者患高热20余日。患者素来多汗，阴虚火旺，口舌经常糜烂，20日前罹病外感，头痛，恶寒，发热，寒战，大便不畅，腹胀满，口渴喜饮，小便黄短，夜眠不安，食欲缺乏，精神虚烦。经当地卫生员给服银翘散一日。发热不退，诸症依然，又注射青霉素、氨基比林亦无效验，经某医院化验检查，亦未查出病源。1970年7月15日来诊。症见：皮肤干燥，面现红云，两颊尤甚，自汗，盗汗，烦躁不安，周身困乏，头晕懒言，高热达39.5℃，午前较低，午后即重，逐渐上升，至午夜24:00左右达到高峰，午夜后体温渐减。视其口干唇暗。舌红、苔黄腻，脉象细数而濡。

脉症合参，乃暑热外侵，积热内蕴，阴虚外感之证。本病起因有二，一为饮食停滞，积而不化，郁久生热，伤阴劫津，致机体抵抗力减弱，偶感外邪，触之即发，内外交炽，津液越伤；二为外感失治，发热日久，耗伤津液，水不制火，虚阳外越，而见腠理不闭，自汗，盗汗，食欲缺乏，发热困倦，阴虚阳浮等症。法当育阴潜阳，消积化滞，佐以清解暑热之品。

处方：如下。

南青蒿 9g	银柴胡 9g	炒槟榔 12g	焦三仙各 6g
番泻叶 3g	生鳖甲 15g	生龟甲 15g	生牡蛎 15g

2剂，水煎服。

二诊：热势大减，体温最高达37.8℃，清晨、午后热已不作。继以上方加地骨皮12g，乌梅12g，2剂，饮食倍增，热势已平，给予补中益气丸60g，善后处理。服后头晕消失，体力恢复，诸症悉退而愈，观察半月，效果巩固。

案2. 疟症（瘅疟）并阴虚外感

患者，女，成年。

患者于1周前，患外感，高热不退达41℃，呈间歇热，渐至隔日1次，特征为每至午后发而不冷。诊脉浮数，舌红、苔薄黄。伴见自汗、盗汗，腹胀满，面色萎黄，食欲缺乏，肝脾大，口渴喜凉饮，精神时明时昧，化验结果提示重度贫血。并有大便燥结，口舌糜烂之症。

脉症合参，乃阴亏于内，邪束于外，久之入里，内外交炽，伤津灼津，阳亢无制，阴液更耗，遂成本证。速宜清骨退蒸，滋阴潜阳为法，以救眉睫之急。

处方：如下。

青蒿 9g	银柴胡 9g	炒槟榔 9g	焦三仙各 6g
番泻叶 1g	生牡蛎 25g	龟甲 15g	鳖甲 15g

2 剂，水煎服。

二诊：热退神清，饮食增加，汗出气敛，继以洁净腑，清余毒，生津液之剂。处方：龟甲 25g，鹤虱 12g，乌梅 15g，槟榔 9g，干漆 6g，水蛭 5g，番泻叶 2.5g，地骨皮 15g。2 剂而愈，继以滋阴生津，软坚开胃之剂数剂。处方：全瓜蒌 25g，石菖蒲 9g，知母 9g，乌梅 9g，鳖甲 15g，穿山甲 9g，鸡内金 6g，郁金 9g，大黄 2.5g，白豆蔻 3g，川厚朴 6g。

三诊：肝脾大恢复正常，食欲振作，面色转红，精神、体力逐渐恢复，诸症悉平而愈，观察年余，情况良好，疗效巩固。

第九节 羌活防风汤

【出处】《奇效良方》。

【组成】羌活，防风，川芎，藁本，当归，芍药，炙甘草，地榆，细辛。

【功效】活血通络，疏风镇痛。

【主治】破伤风，初得在表。

羌活防风汤出自《奇效良方》，原书记载该方“治破伤风，初得在表，羌活、防风、川芎、藁本、当归、芍药、炙甘草各二钱，地榆、细辛各一钱，上分作两帖，每帖水二盏，煎至八分，热服，若大便闭，加大黄，缓缓令过，加黄芩。”《景岳全书》也有载：“羌活防风汤二百六十，主治破伤风初传在表，脉浮紧……热盛，加黄连、黄芩各二钱。大便秘，加大黄二钱。自汗，加防风、白术各五分。”该方防风、藁本、细辛为散风邪之要药，相伍，羌活不仅可疏风通络，亦可散寒邪；当归、芍药、地榆相配，活血镇痛的同时又能酸甘敛阴，有“治风先治血，血行风自灭”之意；并以炙甘草调和诸药药性。诸药相合而用，再根据所表现的症状进行加减，是治疗破伤风初得在表，未内传入里的常用良方。正如《正体类要》所说：“治破伤风邪初在表者，急服此药以解之，稍迟则邪入于里，与药不相合矣。”

郑颉云在临床上运用该方时，并未照方全搬，而是取该方之总意，在用药配伍时注重“痛则不通，通则不痛”的观念，故选取疏风解表、散寒除湿的药物，同时为增强效果，又加通络镇痛之药，在散的时候也注重通，使经络通而不痛；又仿羌活防风汤之意，在方剂中少量配伍血药，即中医所说“治风先治血，血行风自灭”。郑老常将此方用于治疗漏肩风、坐骨神经痛以及风湿腰痛，但是也会根据疾病的不同表现而加入不同的药物。如风胜加重祛风药的用量；若寒湿停积，则加大祛风散寒药物的用量；而若因病久夹热，又会配伍少量清热药；痛甚时，急则以镇痛为主。总之，虽以羌活防风汤之意为主，但仍以辨证论治为纲，急则治标，缓则治本，众药配伍而用，使症除而疾愈。

内科医案

案 1. 漏肩风

张某，女，62 岁。

患者患漏肩风（现代医学称之为肩关节周围炎）10 余年，多方久治不愈。

症见：右臂酸困沉重，疼痛难忍，屈伸不利，胳膊不能上举，手足麻木，夜半劳累，或遇风雨天气，疼痛麻木尤甚。曾用针灸、按摩，外敷膏药、拔火罐、泼尼松封闭，保泰松及中药数百剂，效果不佳，病情日益加重。如今洗衣、做饭、拿物亦觉十分困难。舌淡，口不渴，苔薄白，脉沉紧而迟。

综观诸症，乃由年老体虚，阳气不足，腠理空疏，卫阳少固，风寒湿气得以乘虚而入，流走脉络，而致气血运行不畅，发为痹症。“痛则不通，通则不痛”，治宜活血通络，疏风镇痛，佐以兴阳抑阴之剂。取羌活防风汤之意。

处方：如下。

羌活 25g	威灵仙 15g	乳香 9g	桃仁 9g
红花 9g	全蝎 6g	川乌 5g	草乌 5g
生地黄 9g	附子 9g	当归 15g	

3 剂，水煎服。

二诊：服方 3 剂，疼痛大减，手指麻木亦愈，痛臂较前能高举尺余，虑其病久根深，非数剂所能根治。处以重剂散药一料，缓图全功。处方：制马钱子 180g，制乳香、没药各 30g，麻黄、全蝎、僵蚕、苍术、半夏、威灵仙、羌活各 20g。共研细末，每服 1g，日 2 次。药未尽剂，痛止而愈，活动自如，虽刮风下雨劳累干活，亦无感觉，并可高举患肢至头顶。观察 2 年，效果显著，病已痊愈。

按：羌活防风汤主要作用为祛风散寒，活血止痛。方中羌活、全蝎均为祛风要药，兼具散寒胜湿之功效。威灵仙通行十二经脉，而除风止痛。附子、川乌、草乌大热，燥湿散寒除痹之力尤胜。生地黄者，反佐也，引药入经，直达病所，防其寒湿过胜，拒而不受热药，故用之以为向导，乃因势利导。用乳香、桃仁、红花、当归者，取其通络止痛，养血和营之功。寓有“治风先治血，血行风自灭”之意，诸药配伍，效果益彰。

案2.坐骨神经痛（风湿痹、偏瘫）

周某，女，40岁。

患者患坐骨神经痛数年，始为夏季睡卧湿地，受感风寒，致寒湿之气内侵经络，久之气滞血凝，郁闭不通，渐感臀部酸困疼痛，两腿行走沉重，风雨阴冷，感觉尤重。近2年来，日渐加重，疼痛剧烈，不能走动，甚则卧床不起，经针灸、拔火罐、服药酒、贴膏药，用西药泼尼松、普鲁卡因封闭，并内服保泰松等无效。又于他医治疗，服药百余剂，亦无疗效，因其母亲患20年之漏肩风（臂痛不能抬高）被郑老治愈。随邀郑老出诊治疗。症见：卧床不起，半身痹痛不用，臂部尤甚，疼痛剧烈，不能转侧，昨晚疼痛难忍，痛哭一夜，面带愁容。舌红，口不渴，脉滑紧。右腿上下窜痛，摸之不热不肿。

综观诸症，似为风寒湿气合病。风胜为行痹，故上下窜痛；湿胜为着痹，故局部麻木沉重；寒胜为疼痹，故患者剧烈疼痛，以至痛哭。权拟一方，姑且一试。急则治其标，暂止其痛。给予除风散寒、活血通络之峻剂。

处方：如下。

羌活25g	威灵仙15g	乳香9g	生地黄9g
附子9g	桃仁9g	红花9g	全蝎6g
川乌6g	草乌6g	制马钱子1g	

3剂，水煎服。

二诊：服药3剂，疼痛减轻，已能忍受。久病入络，郁久化热，虽属风寒湿痹，患病多年，深部夹热无疑。细问果然，患腿常于夜间阵阵作热。上方去羌活、威灵仙、附子，增加凉血通络开郁之剂。处方：忍冬藤、络石藤各25g，板蓝根18g，丝瓜络18g，地龙12g，桃仁9g，红花6g，刘寄奴12g，枳实25g，全蝎5g，蜈蚣4条，僵蚕6g，川乌、草乌各5g。水煎服，6剂。

三诊：诸症减半，上下窜痛已止，剧痛再未发作，并能下床活动，病情迅速好转，令人可喜，继以散剂一料，以收全功。处方：全蝎、蜈蚣、桃仁、红花、木瓜、生地黄各15g，川乌、草乌各6g，乳香、没药各12g，穿山甲15g，无名异15g，制马钱子12g。共研细末，分30包，每日2次，每次1包。

服后各症消失，健步如常，诸症悉愈。树大根深，治病除根，续服一料，彻底清除，用以善后。制马钱子60g，威灵仙9g，苍术9g，全蝎、僵蚕、川草乌，半夏、乳香、没药、麻黄各9g。研细末，制成蜜丸，每丸重6g，早晚各服1丸。恢复工作，愈后追访2年，从未发作，效果巩固。

案3. 腰痛（风湿腰痛）

杨某，男，46岁，工人。

患者患腰痛2年，始自夏季乘凉，睡卧湿地，感受寒湿之邪，经脉受阻，气血运行不畅所致。经针灸、拔火罐及醋酸可的松封闭，内服中药数百剂，疗效不佳，或暂能控制，药后不久病情依然。症见：腰部发凉，沉重酸痛，转侧不利，入夜尤甚，遇风冷阴天，则辄复增剧，常觉两腿沉重不利。舌淡、苔白腻，口淡不渴，脉沉滑无力。

脉症合参，乃寒湿腰痛无疑。寒湿之邪，留而不去，久病入络，气血阻滞，运行不畅，故腰部沉重酸痛而发冷。湿盛为着痹，故转侧不利，天阴下雨，则寒湿更甚，是以增剧，舌苔白腻，脉沉滑，均为寒湿停积之象。治宜祛风散寒，活血通络，佐以燥湿之剂。

处方：如下。

羌活25g	威灵仙15g	生地黄9g	附子9g
桃仁9g	红花6g	川乌5g	草乌5g
全蝎5g	乳香9g	制马钱子1.5g	

3剂，水煎服。

二诊：服药3剂，疼痛若失，转侧便利，多年胃痛亦随之消失，诸症基本痉愈。继以上方加细辛 3g，增其通络搜风之力，6 剂，诸症悉愈。

按： 方用羌活、威灵仙通络祛风，桃仁、红花活血化瘀，川乌、草乌、附子兴阳除湿，全蝎、乳香搜风镇痛，细辛、马钱子协诸药更增其温通除痹之力，众药配伍，效果益彰。

第十节 龟鹿二仙胶

【出处】《医便》。

【分类】补益剂—阴阳双补。

【组成】龟板胶，鹿角胶，人参，枸杞子。

【功效】滋阴填精，益气壮阳。

【主治】真元虚损，精血不足证。

该方出自明代王三才所辑之医方著作《医便·卷一》，本书记载该方主治："男妇真元虚损，久不孕育；男子酒色过度，消铄真阴，妇人七情伤损血气，诸虚百损，五劳七伤。"原方证的病机为肾之阴精、元阳亏虚。方中鹿角胶甘咸而温，善于温肾壮阳，益精补血；龟板胶甘咸而寒，长于填补精髓，滋养阴血；二味为血肉有情之品，最能够补阴阳而化生精血。配伍枸杞子益肝肾，补精血，以辅助龟、鹿二药之功；而用人参补后天、益中气，用以增强气血生化之源。四味合用，乃阴阳并补，气血兼顾之剂。故又能益寿延年，养精种子。正如吴昆在《医方考·卷三》中对该方的论述："精、气、神，人身之三宝也。师曰：精生气，气生神。是以精极则无以生气，故令瘦削少气；气少则无以生神，故令目视不明。龟、鹿禀阴气之最完者，其角与板，又其身聚气之最胜者，故取其胶以补阴精。用血气之属济而补之，所谓补以其类也。人参善于固气，气固则精不遗；枸杞子善于滋阴，阴滋则火不泄。此药行，则精日生，气日壮，神日旺矣。"该方为阴阳气血同补之剂，既能滋补肝肾，又可补益脾胃。原方的临床辨证要点为腰膝酸软，两目昏花，阳痿，遗精等。古代运用该方时常制胶而用，现代运用时常参以其配伍意义，以达到治疗目的。

郑颉云在临床运用该方时，常加减治疗因久病伤肾，肾虚亏败所致之脊椎的病变，如类风湿性脊椎炎、慢性骨髓性疾病、增生性脊椎炎等。他认为，气血化生于脾胃，精血藏养于肝肾，而肾主骨生髓，故无论先天禀赋不足，抑或后天脾胃失养及病后失调，均可使肾精不足，真元虚损，以致骨亏髓空、阴阳精血俱损。由于病本在肾，损及阴阳精血，故可出现一系列亏损的病症，如身体消瘦、腰膝酸软、两目昏花、脊椎变形等。治宜填精补髓、益气养血、强筋健骨、阴阳并补。值得注意的是，郑老在运用该方时常不加人参，其原因主要有：人参长于补气，其性温热，且该方纯补，不免滋腻，而根据所治疾病分析，多为精亏髓空，所以在辨证论治的基础上弃而不用。

内科医案

案 1. 类风湿性脊椎炎

魏某，女，42 岁。

在 10 年前，患者由于睡卧湿地，为寒湿侵袭，患风湿性关节炎。腰腿疼痛，沉重麻木，行走障碍，干活困难，风雨天尤甚，久治不愈。渐至脊椎变形，腰背弯曲，前弓 140° 左右，疼痛呼叫，夜眠不卧，两腿跪床，伏枕而卧已 6 年，疼痛不安，深为所苦。多次住院，经针灸、推拿、内服、外治，诸法无效，缠绵不愈达 10 年，于 1972 年前来求治。经某医院检查发现抗链球菌溶血素 O（ASO）试验阳性，红细胞沉降率增快，脊椎韧带组织僵硬钙化，脊椎骨质疏松，确诊为类风湿性脊椎炎。症见：面色苍黄，愁容满布，腰脊疼痛，两腿沉重，四肢麻木。舌淡、苔薄白，脉细数无力，两尺尤甚。

脉症合参，乃风湿入络，气血不和，久病伤肾，肾虚亏败所致。脊椎属督脉所主，肾所司，肾败则骨萎，故腰椎弯曲变形；风寒湿气，侵袭经络，气机阻滞，故腰脊疼痛，麻木沉重。治宜填精益髓，强筋壮骨，通络镇痛，佐以除风为法。

处方：如下。

虎骨胶（代）9g	鳖甲胶 9g	龟甲胶 9g	山茱萸 9g
龙眼肉 9g	土鳖虫 9g	五味子 9g	枸杞子 9g
麻黄 5g	忍冬藤 30g	土茯苓 30g	熟地黄 60g

水煎服。

共服 30 余剂，ASO 及红细胞沉降率恢复正常值，疼痛消失，诸症基本消失，继以柔筋软坚，通络化瘀之剂。处方：蜣螂、乳香、没药、红花、土鳖虫、广地龙、猴骨（代）各 9g，生地黄 30g，当归 25g，川乌、草乌各 6g，全蝎 6g，朱砂 2.5g（分 2 次冲服），麝香 0.3g（分 2 次冲服），鹿筋 9g。水煎服，连用 30 余剂，配合推拿，脊椎弯曲好转，腰已活顺，痛止起床，目前已能从事一般家务。

案 2. 慢性髓细胞性白血病

廖某，女，34 岁，中药店司药。

患者血象检查发现白细胞降低，幼稚白细胞大量生成，确诊为慢性髓细胞性白血病。患者初发于 1969 年 2 月，当时见遍身发冷，疲乏无力，食欲缺乏，体重逐渐减轻，目前体重已由 74kg 减为 50kg 左右，后经中西医多方治疗，病情好转，恢复工作。1970 年，患者因怀孕刮宫，出血 50 余天，未刮尽又行第 2 次刮宫手术，引起子宫大出血 3 日。虽经抢救治疗，而白血病却急剧恶化，并引起全身性风湿性关节炎及肾盂肾炎，伴有月经过后剧烈痛经之症。经数次输血，每次 500mL，全身症状好转，血象亦上升，但仅能维持10余日，即恢复原状。症见：全身关节疼痛，手指麻木，周身疲乏，遍身紫斑。脉细数无力，舌淡，口不渴。

脉症合参，乃气血损亏，髓海不足所致，其本在肾。气血不足，营卫不调，风寒湿气得以乘虚而入，寒湿袭络，血行不畅，故全身关节疼痛；风寒客于胞宫，冲任被阻，气滞血瘀，故月经延后，来时剧烈疼痛。治宜标本兼顾，给予填精益髓，活血通络，祛风除湿，强壮镇痛之剂，待精充髓满气血壮旺，诸症自去。

处方：如下。

苍术 6g　牛膝 6g　炙甘草 6g　制乳香 6g
制没药 6g　全蝎 6g　僵蚕 6g　麻黄 6g
生黄芪 25g　鹿角胶 15g　制马钱子 1g　紫河车粉 6g(分2次冲服)
龟甲胶 12g
水煎服。

服药6剂，精力倍增，全身关节疼痛大减。继服数剂，疼痛止，手指麻木消退，紫斑大部消失，上方加枸杞子、五味子各15g，生地黄18g，连翘12g，熟地黄25g，去麻黄、制马钱子、全蝎。连服20余剂，紫斑全部消失，诸症悉退。嘱患者单纯服甲鱼2个月，2日1只，共服30只病告痊愈，又令其服大补阴丸数斤，善后巩固。后经追访，情况良好，效果巩固。

案3. 增生性脊椎炎并脊椎裂

刘某，男，40岁，工人。

患者为汽车修理工，经常持重抬物，常年弯腰工作，渐至腰脊疼痛，不能负重，近3年来尤为加重，只能直腰干活，不能弯腰前俯而动，站立行走稍久则疼痛难忍，经当地医院检查确诊为增生性脊椎炎并脊椎裂。经用普鲁卡因、醋酸可的松封闭，暂觉痛减，而后依然，泼尼松内服亦无效，即来就诊。症见：腰脊疼痛，两腿酸困，休息一夜后觉轻，劳累弯腰则重，面色发黑，出气不利，不时叹息，二便正常，食欲尚好。舌红、苔薄腻，脉左部沉弱无力，右部细数而涩。

脉症合参，乃劳损伤骨，肾虚不固之证。腰为肾之府，肾虚故腰痛而不能任重；又肾主骨，肾强则骨健，肾虚则骨柔，易为外邪所凑，故腰脊疼痛而酸软；久病入络，气滞血瘀，则面色发黑，出气不利，而脉见涩象。阳损及阴，故脉见细数。治当壮腰补肾、通络化瘀为法。

处方：如下。

龟甲胶 12g	鹿角胶 12g	枸杞子 9g	五味子 9g
土鳖虫 9g	川续断 9g	狗脊 9g	熟地黄 30g
黑豆 60g	苏木 30g	降香 9g	羌活 9g
巴戟天 9g	红花 9g	小茴香 15g	

10 剂，水煎服。

二诊：疼痛减，酸困除。处方：鹿角胶 9g，龟甲胶 9g，狗脊 9g，川续断 9g，枸杞子 9g，五味子 9g，土鳖虫 9g，熟地黄 30g，巴戟天 9g，小茴香 15g，乌药 9g，红花 9g，威灵仙 12g，全蝎 6g。10 剂，水煎服。

三诊：诸症消减过半，风雨天亦不甚痛。继以丸剂一料善后巩固。处方：鹿角胶、龟甲胶、枸杞子、五味子、土鳖虫、杜仲、补骨脂 120g，半夏 60g，无名异、煅自然铜、巴戟天、黄柏、羌活、黄蜡各 60g，制马钱子 60g。共研细末，炼蜜为丸，每丸 9g，日服 2 次，每次 1 丸，处以腰夹固定减少局部活动，药未尽剂酸困消失，疼痛悉除，已恢复工作。

第十一节 泻心汤

【出处】《金匮要略》。

【组成】大黄，黄连，黄芩。

【功效】泻火燥湿。

【主治】血热妄行证，湿热内蕴证，积热上冲证。

《金匮要略·惊悸吐衄下血胸满瘀血病脉证治第十六》言："心气不足，吐血、衄血，泻心汤主之。"《医宗金鉴》载："心气'不足'二字，当是'有余'二字。若是不足，如何用此方治之，必是传写之讹。心气有余，热盛也，热盛而伤阳络，迫血妄行，为吐、为衄。"阐释了该方为治疗心火亢盛之吐血、衄血的常用方。方中用大黄、黄连、黄芩苦寒清热，泻火下行，火降则血亦止。黄芩具有清热与止血双重作用，《太平圣惠方》及《伤寒总病论》均单用黄芩一味药治疗血热妄行之吐衄，该方用黄芩以助大黄、黄连苦寒直折，清泻亢盛之心火，亦正是仲景相辅相成配伍之妙。而该方主治心火亢盛之"吐血、衄血"，其方名所谓泻心，实乃泻亢盛之心火。唐容川论该方："泻心即泻火，泻火即是止血……方名泻心，乃仲景探源之治……实则泻胃，胃气下泄，则心火有所消导，而胃中之热气，亦不上壅，斯气顺而血不逆矣。"火热迫于血分，血分热盛而迫血妄行，故吐血、衄血，故以大黄、黄连、黄芩大苦大寒直泻三焦之热，热去而吐衄自止矣。正如《金匮要略浅注》所论："此为吐衄之神方也。妙在以芩、连之苦寒，泄心之邪热，即所以补心之不足；尤妙在大黄之通，止其血，而不使稍停余瘀，致血瘀后酿成咳嗽虚劳之根。"

张仲景取此方水煎顿服，其意在取方中药物味厚而直泻血分之热，使热清血宁，吐血、衄血自愈。郑颉云仿张仲景之意，在原方大黄泻下焦之火、黄芩泻上焦之火、黄连泻中焦之火基础上加减化裁，去苦寒折中之黄连，保留止血力强的黄芩及可使热从下而去之大黄，用以治疗因血热迫血妄行所致之鼻衄。郑老认为鼻衄因火热所迫者较为多见，心主血属火，血为火之魄，火即血之魂，火升则血升，火降则血宁。仿泻心汤意组方，诸药性味苦寒，苦味入心，最善清泻心火，因而在临证上，凡辨为因血热迫血而鼻衄出血者，可用此方加减化裁，煎煮顿服，其效甚佳。

内科医案

案1. 鼻衄（顽固性鼻衄高血压）

佳某，男，73岁。

患者素有高血压病，体格颇壮，常年劳动不息，但性情孤僻，好生闷气，于数日前，因钱粮之事，与媳妇生气，暴怒之下，突然感到头痛剧烈，少顷鼻衄大下不止，倾流如注。患者知医自用生地黄、石斛、麦冬、阿胶、栀子、三七等药数剂，暂止，数小时过后依然，持续5～6日。近2日来，服上药亦不能止，渐至两腿沉重，卧床不起，病情甚危，次日急邀郑老前往救治。症见：面红耳赤，夜中失眠，大便燥结，小便黄短，口渴喜饮，胸胁胀满，呃气连连。舌红、苔黄厚，脉弦数有力。

脉症合参，乃暴怒伤肝，肝阳上亢，夹胃火上冲所致，幸亏血从鼻孔而出未成绝症，尚不如此，直冲脑腑，则如《黄帝内经》所说“血之与气并走于上，则为大厥，气复退则生，不复返则死”之症。轻则全身瘫痪，不能言语，二便无知，重则立即死之无疑矣。服凉血止血之剂不愈者，因其只能治标，不能治本，所以出血暂止。肝阳上亢，心火旺盛，夹胃气上冲，方为本源。治宜平肝降逆、清心泻火为法。气为血帅，待火去气降，血自安归其宅而无上冲之虞。

处方：仿伤寒泻心汤加减。

川楝子 6g	黄芩 15g	生大黄 5g	白茅根 60g
益母草 30g	赭石 25g	半夏 12g	生白芍 18g

2剂，水煎服。

二诊：药进2小时血流渐缓，3小时已偶滴血，尽剂而愈。去大黄减量2剂，善后巩固。追访半年，从未复发，疗效巩固，血压亦随之下降。

案2. 鼻衄

时某，男，18岁。

患者素有鼻衄之症，过去一般数日一发，逐渐发作频繁，最近1个月即流3次，出血量颇多，血流如注，诸止血剂无效，常于夜中流出，浸染衣被。症见：面黄肌瘦，皮肤干燥，大便困难，小便黄短，口渴喜饮，伴见头晕头痛，食欲缺乏，常发口疮、喉炎之症。舌红、苔黄腻，脉细数有力。

脉症合参，乃心、肺二经郁热，又为风热所侵，邪热上壅清道，损伤脉络，血溢肺窍；加之患者素喜食辛辣之品，以及膏粱厚味致胃热熏蒸，夹肺火上冲清道，迫血妄行，以致血随火升，从清窍冲决而出，发为鼻衄。尚见鼻干、口臭，睡眠不安。症候分析，阳明热炽，消烁胃阴，故口渴喜饮；阳明经脉上交于鼻，肺胃热盛，必然上冲，以致鼻干、口臭；破络而出，故见鼻衄；心肺热盛，则心神不宁，烦躁不安，夜眠不宁。舌红、苔黄腻，脉细数有力，均为蕴热内盛，阴液消烁之象。治宜清热解毒，降逆止血。

处方：泻心汤加减。

川楝子5g　黄芩12g　大黄5g　生地黄15g
玄参15g　白茅根30g　茜草9g
3剂，水煎服。

尽剂而愈，至今半年多从未发作，头晕、头痛亦随之而愈。

案3. 鼻衄

张某，男，13岁，学生。

患者患鼻衄数年，常于夜间发作，把衣被染红，每于感冒或吃辛辣刺激或羊肉等燥热之品必然发作，发则出血不止，状如喷泉，发作后数日体困懒言，精神萎靡，而不能恢复原状。多方治疗，或收眼前之效，或无效，过后不久，依然重犯，时轻时重，缠绵不愈，持续数年。症见：面色淡黄，夜间多梦不安，口渴喜凉饮，大便干，口唇红如涂丹，伴见头晕、耳鸣，自汗、盗汗，体表及面部常发肿，并素有口舌糜烂之症，性情急躁，喜运动。舌红、苔薄黄，脉细数有力。

综观诸症，乃阴虚阳亢，三焦火盛之症。鼻为肺窍，阳明经脉上交鼻，肺胃蕴热，阴津被耗，血热妄行，上循其窍，则鼻干而衄血；阳明热炽，消烁胃阴，故口渴引饮；热扰心神，则性情烦躁，夜眠不宁；肺胃邪热下移，大肠津液不足，传导失职，故大便干燥；阴虚阳亢则头晕、耳鸣；郁热外散，发于肌表，则观节肿连绵，此起彼伏；阴虚阳浮，营卫不固，故自汗、盗汗；舌红、苔薄黄，脉细数均为阴虚阳亢，津液耗伤之象。治宜清心泻火、育阴潜阳，处以金匮泻心汤加减。

处方：如下。

黄芩 9g	生大黄 5g	川楝子 6g	知母 9g
黄柏 9g	菊花 9g	连翘 9g	玄参 45g
女贞子 15g	生地黄 25g	生牡蛎 15g	

3 剂，水煎服。

二诊：1 剂顿觉轻快，头晕、耳鸣俱减，大便通畅，通宵安眠。尽剂，口疮已愈，肿消退，诸症悉平。继获著效，以上方去菊花、牡蛎、川楝子，继服 3 剂，善后巩固。观察数月，从未复发，顽疾告愈。

第十二节 金匮肾气丸

【出处】《金匮要略》。

【分类】补益剂—补阳。

【组成】干地黄，山药，山茱萸，泽泻，茯苓，牡丹皮，桂枝，附子。

【功效】补肾助阳。

【主治】肾阳不足证。

《金匮要略·消渴小便不利淋病脉证并治》："男子消渴，小便反多，以饮一斗，小便一斗，肾气丸主之。"《金匮要略·血痹虚劳病脉证并治》："虚劳腰痛，少腹拘急，小便不利者，八味肾气主之。"由于该方乃东汉张仲景所创并记载于《金匮要略》中，故后人多称之为金匮肾气丸。方中附子大辛大热，为温阳诸药之首；桂枝辛甘而温，乃温通阳气要药。两药相合，补肾阳之虚，助气化之复。并重用干地黄滋阴补肾；配伍山茱萸、山药补肝脾而益精血。以上药物配伍使用，补肾填精、温肾助阳的同时，不仅可借阴中求阳而增补阳之力，而且阳药得阴药之柔润则温而不燥，阴药得阳药之温通则滋而不腻，相得益彰。再以泽泻、茯苓利水渗湿，配桂枝又善温化痰饮；牡丹皮苦辛而寒，擅入血分，合桂枝则可调血分之滞。三药寓泻于补，俾邪去而补药得力，为制诸阴药可能助湿碍邪之虞。本方配伍特点如下：一是补阳之中配伍滋阴之品，阴中求阳，使阳有所化；二是少量补阳药与大队滋阴药为伍，旨在微微生火，少火生气；三是补中有泻，以补为主，以泻助补。诸药合用，助阳之弱以化水，滋阴之虚以生气，使肾阳振奋，气化复常，则诸症自除。

郑颉云常将此方运用于儿科中的慢性肾炎。慢性肾炎多表现为腰痛、下肢沉重冷痛、水肿等。郑老认为，腰为肾府，肾阳不足，故腰痛脚软，身半以下常有冷感，少腹拘急；肾阴虚弱，不能化气利水，水停于内，则小便不利；肾主水，肾阳虚弱，气化失常，水液失调，留滞为患，可发为水肿。病症表现虽多，但病机均为肾阳亏虚，命火不足，因此，治宜补肾助阳为法，即王冰所谓“益火之源，以消阴翳”。因此，他据病症辨证论治，认为若发为水肿，不止是因为肾虚水无所主，还由于脾虚不能制水，故选用肾气丸方微微生火，鼓舞肾气，兴阳利水的同时，也配伍扶脾利水之药，“开鬼门，洁净府”，上下分消，使阳气兴而水肿除，诸证悉除而愈。

一、儿科医案

案 1. 慢性肾炎

曾某，女，7 岁。

患儿于 1 年前曾患风湿热、心肌炎，经西医治疗数月症状基本消失，唯有紫斑不断出现，此起彼伏至今不愈。此外，还患肾炎，经西药治疗病情转轻，急性病症消失转为慢性，继续用西药，包括激素类药在内治疗半年，效果不佳，前来求治。症见：面色萎黄，面部轻度水肿，下肢稍重，并感头晕、头痛。口不渴，精神不佳，饮食尚好，小便不利。舌质淡，脉细弱无力，两尺尤甚。尿常规检查：红细胞（+++），白细胞（+++），蛋白（+）。

脉症合参，乃脾肾两虚之证。古云“脾虚不能制水而成肿胀，肾虚则水无所主而妄行”，治宜用真武汤培土扶肾，佐以五皮饮导水而救功。水肿身半以上为风宜汗，身半以下为水宜利，遍身皆肿为风水两胜，治宜辛温以解表，淡渗以利水，上下分消，所谓“开鬼门，洁净府”之法，方能速效。以上两论，所见极是，故取其精又拟方剂，金匮肾气丸合鸡鸣散加减，以补肾健脾，兴阳利水。

处方：如下。

附子 9g	肉桂 6g	熟地黄 15g	茯苓 15g
山茱萸 9g	泽泻 9g	山药 15g	槟榔 15g
木瓜 15g	陈皮 9g	桔梗 9g	紫苏 9g
生姜 9g	吴茱萸 6g		

5 剂，水煎服。

二诊：饮食转佳，小便增多，红细胞、蛋白及紫斑均消失，唯白细胞不减，给予清利消炎之剂。处方：炒槟榔 9g，紫苏叶 9g，陈皮 9g，连翘 12g，白茅根 30g，益母草 30g，翻白草、蒲公英各 25g。3 剂，白细胞减为（+），以本方随症加减前后治疗 1 个月余，诸症悉退而愈。

案 2. 慢性肾炎继发性高血压

郭某，女，8 岁，亦为慢性肾炎并发高血压。

患儿罹病 1 年余，并由肾炎引起高血压，食欲缺乏，头痛，头晕，夜眠不安，面部及下肢轻度水肿。舌红，口渴欲饮。尿常规检查：白细胞（++），蛋白（+）。

急则治其标，处以通络利尿、清热降压之剂。

处方：如下。

茯苓皮 25g	冬瓜皮 25g	威灵仙 9g	地肤子 9g
翻白草 15g	白茅根 30g	商陆 6g	

3 剂，水煎服。

二诊：服药后小便增多，水肿消失，其余症同上，继仿上意加减 3 剂。处方：益母草、白茅根各 30g，连翘 15g，木瓜 12g，槟榔 15g，桔梗 9g。

三诊：饮食增加，血压稳定不高，脉象细数无力，舌淡，口不渴，白细胞、蛋白无变化。缓则固其本，处以培土扶肾、化气行水之剂。处方：附子6g，肉桂5g，熟地黄15g，茯苓15g，山茱萸9g，泽泻9g，牡丹皮9g，山药15g，木瓜15g，槟榔15g，陈皮9g，吴茱萸5g，翻白草、蒲公英各15g。

四诊：服药后血压微高，100/80mmHg，红细胞及蛋白均消失，白细胞每个视野（+++）。三诊方继服6剂，血压同上，白细胞（++）。

五诊：改服清利降压之剂，以平调阴阳，防其偏胜。处方：白茅根60g，桑白皮9g，青皮6g，陈皮9g，商陆6g，地肤子9g，茺蔚子25g，茯苓皮25g，肉桂3g。服药6剂，血压100/70mmHg，白细胞微量，趋于正常，上方加蒲公英25g，前后治疗2个月，各症消退，病告痊愈。

二、内科医案

慢性肾炎

超某，女，13岁。

患儿患慢性肾炎数年。尿常规检查：蛋白（++），白细胞、红细胞各少许。症见：面色白，皮绷光亮，早上面部水肿，午后下肢肿胀，按之不起，周身困倦，两腿沉重，形体消瘦，嗜睡无力，食欲缺乏，劳累之后肿势尤甚，小便不利。舌淡、苔薄白，脉沉缓无力，两尺尤甚。

脉症合参，乃水不化气，脾肾两虚之证。肾为水脏，内藏真阳，肾气不足则水不化气；脾为中州，主肌肉，司运化，脾虚不能制水则成肿胀；肾虚则水无所主而妄行，水湿不化，泛溢肌肤，壅阻不行，故肢体水肿。水湿积聚，三焦决渎失职，膀胱气化不行，故小便不利；面色白，体重困倦，嗜睡无力，脉象沉缓均为水湿内停、阳气不运的征象。治宜通阳利水、培土扶肾为法，取金匮肾气丸和真武汤、五皮饮之意加减。用真武汤、肾气汤培土扶肾，佐以五皮饮导水而收功。

处方：如下。

附子 9g	肉桂 5g	炒槟榔 30g	木瓜 15g
吴茱萸 6g	紫苏叶 9g	冬瓜皮 25g	茯苓 25g
地肤子 9g	威灵仙 9g	白茅根 15g	

6 剂，水煎服。

二诊：小便增多，水肿渐消，饮食增加，精神转好，上方继服 6 剂。

三诊：水肿又减，光亮已消，化验红细胞消失，已无嗜睡之感，大便微干。处方：冬瓜皮 30g，白茅根 15g，山茱萸 12g，熟地黄 15g，茯苓皮 18g，巴戟天 18g，地肤子、威灵仙各 9g，番泻叶 3g，附子、肉桂各 6g。金匮肾气丸 12 丸，每服 1 丸，日 2 次。

四诊：大便通畅，食欲振作，睡眠欠佳。脉细数，两尺脉动较前有力。上方去附子、肉桂，加龙眼肉 9g，合欢皮 15g。处方：冬瓜皮、茯苓、白茅根各 30g，威灵仙、地肤子各 9g，炒槟榔 15g，紫苏、陈皮各 9g，番泻叶 3g，山茱萸 12g，熟地黄 25g，龙眼肉 9g，合欢皮 15g。6 剂。

五诊：睡眠良好，水肿全消，面色转为红润，仅于睡眠过晚，次日清晨稍觉面目发紧。处方：附子 9g，肉桂 3g，翻白草 9g，桔梗、陈皮、紫苏、生姜各 9g，吴茱萸、牡丹皮各 6g，熟地黄、山药、木瓜、槟榔各 15g，山茱萸 12g，冬瓜皮、茯苓皮各 25g。6 剂。

六诊：周身松快，精神饱满，水肿悉退，尿常规蛋白少许，红细胞和白细胞均消失。处方：党参 9g，生黄芪 15g，白术 9g，地肤子 9g，茯苓 15g，威灵仙 9g，附子 6g，肉桂 6g，山茱萸 9g，熟地黄 15g，紫河车 6g，枸杞子、五味子各 9g，冬瓜皮 25g，陈葫芦 15g。6 剂。

七诊：尿蛋白消失，小便通利。各症悉退而愈，继服金匮肾气丸 1 个月，善后巩固。观察 1 年未复发，目前身材高大，健壮。

第十三节 通窍活血汤

【出处】《医林改错》。

【分类】理血剂—活血祛瘀。

【组成】赤芍，川芎，桃仁，红花，老葱，鲜姜，红枣，麝香，黄酒。

【功效】活血通窍。

【主治】瘀阻头面证。

唐宗海在《血证论·卷八》中有这样的描述："王清任著《医林改错》，论多粗舛，惟治瘀血最长。所立三方，乃治瘀血活套方也"。通窍活血汤是王清任依据"头面四肢周身血瘀之证"所创制的活血祛瘀方，该方在原书中的适应证是"头发脱落""眼疼白珠红""糟鼻子""耳聋年久""白癜风""紫癜风""紫印脸""青记脸如墨""牙疳""出气臭""妇人干劳""男子劳病""交节病作""小儿疳证"14种病症。王清任认为这14种病症都是瘀血在头面四肢周身血管的病理反映，用该方活血化瘀，畅通头面四肢周身的血脉即可通治诸病，故选取桃仁、红花活血祛瘀；麝香味辛性温，芳香走上，通行十二经，功专开窍通闭，解毒活血；以赤芍、川芎行气活血；生姜、葱白行气通阳利窍；大枣缓和芳香辛散药物之性；配伍黄酒更能通络开窍，通利气血运行的道路，亦可引药上行，从而使赤芍、川芎、桃仁、红花更能发挥其活血通络的作用。诸药配合能很好地上行头面，推陈致新，共奏活血通窍之功。

郑颉云常以此方加减，用于治疗内科之头痛诸证。他认为，若发为头痛，则总的病机不外三条：一为久病入络、郁热上冲、气滞血瘀；二为阴虚阳亢、虚火上炎，气与血并走于头面；三为外有风邪侵袭，内有阴虚阳亢，内外交炽，聚于脑腑。故郑老以此方治疗头痛时常在辨证论治的基础上加减运用。若郁热上冲，气滞血瘀则以该方合清热降火之药；若阴虚阳亢，则合滋阴降火之药；若内外交炽，则在活血通络的同时佐以祛风镇痛之剂。值得注意的是，王清任认为"此方麝香最要紧，多费数文，必买好的方妥，若买当门子更佳”。但由于目前麝香价格高且难于寻找，应用通窍活血汤原方机会不大，故郑老根据病症，选用合适的麝香替代药，如白芷、藁本等。

内科医案

案 1. 偏头痛

患者，女，19 岁。

患者于 1 年前，由于家事繁忙，劳神过度，加之夏季感受暑热之气，遂患偏头痛之症。症见：头部左侧疼痛，遇冷稍轻，遇热则重，面色通红，心情烦躁，患者禀赋素壮，伴见胃中嘈杂、嗳腐吞酸之症。舌红，苔薄白，脉滑数有力。

脉症合参，乃初为暑热所伤，加之劳神过度，郁热上冲，久病入络，气滞血瘀。法当活血通络、理气镇痛，佐以清热降火之剂，仿通窍活血合白虎汤方意化裁。

处方：如下。

生石膏 45g	川芎 12g	白芷 9g	桃仁 9g
红花 6g	赤芍 9g	生地黄 12g	玄参 12g
柴胡 9g	桔梗 6g	细辛 5g	生蒲黄 9g
五灵脂 9g			

3 剂，水煎服。

服药 3 剂，疼痛顿止，诸症悉除，继仿上意减量 3 剂，巩固疗效，善后处理，观察年余，效果巩固。

案2. 头痛

患者，女，38岁。

患者患头痛数十年。患者素来性情急躁，大便干燥，口渴喜饮，睡眠不好，月经提前，量大，血块多，色呈鲜红。症见：面色鲜黄，形体较胖，冬春季节，头痛较轻，入夏即重，发作剧时，可见两额青筋暴跳，疼痛如劈。舌红、苔薄腻，脉左部弦细而数，右部沉劲而涩。

脉症合参，实属心火暴甚，肾水虚衰，致肝火上炎，气与血并走于上所致。若不速治，必有来日中风偏瘫之虞。治宜滋阴降火，活血通络，佐以疏风镇痛之法。

处方：如下。

生石膏30g	玄参25g	生地黄25g	半夏9g
菊花9g	龙胆9g	赤芍6g	桃仁6g
红花6g	枳壳9g	白芍9g	生大黄5g
柴胡6g	桔梗5g		

3剂，水煎服。

服药3剂，大便通畅，头痛骤减，去生大黄，照方续服3剂，头痛若失，豁然而去，顿觉头脑轻松，周身爽快，观察1年，疗效巩固，数年沉疴，顿觉豁然。

案3. 头痛（瘀血头痛）

患者张某，女，53岁。

患者头痛数年，久治不愈，时而隐痛，时而剧痛，天凉转轻，入夏尤重。症见：两额刺痛，连及项背，面红唇紫，头痛，恶风，口渴喜饮，性情急躁，夜眠不安，食欲缺乏。舌红、苔薄黄，脉细数而涩。

脉症合参，乃瘀血头痛无疑。初为风邪所袭，内则阴虚阳亢，风火交炽，郁热不散，久病入络，聚于脑腑所致。法当活血通络滋阴降火，佐以祛风镇痛之剂。

处方：通窍活血汤加减。

玄参 15g	生地黄 15g	川芎 12g	赤芍 9g
桃仁 9g	红花 6g	半夏 9g	藁本 6g
全蝎 6g	僵蚕 6g	枳壳 9g	当归 12g

3 剂，水煎服。

二诊：头已不觉恶风，疼痛减轻，夜眠显已转佳，口渴，脉细数。继仿上意加减治之。处方：生地黄 15g，玄参 25g，赤芍、牡丹皮、僵蚕各 9g，川芎、白芍各 12g，桃仁、红花各 6g，枳壳 9g，全蝎 6g，半夏 9g，生石膏 25g。3 剂。

三诊：口已不渴，脉象缓和，痛止而愈。观察 1 年半，疗效巩固，从未复发。方用生地黄、玄参滋阴降火；川芎、赤芍、桃仁、红花活血通窍；牡丹皮、当归、牛膝，引诸药入血分，直达病所，以驱贼寇，兼具活血之功；枳壳行气用为先锋；僵蚕、藁本、白芍祛风止痛。诸药配伍，效果益彰，乃瘀血头痛之良剂。

第十四节 川芎茶调散

【出处】《太平惠民和剂局方》。

【分类】治风剂—疏散外风。

【组成】川芎，荆芥，防风，细辛，白芷，薄荷叶，羌活，甘草。

【功效】疏风止痛。

【主治】疏散外风。

川芎茶调散收录于宋代官方编纂的《太平惠民和剂局方》，该方主治头痛，其病机乃为风邪外袭，阻遏清阳。风为阳邪，头为诸阳之会，清空之府，若风邪外袭，循经上犯头目，遏阻清阳之气，则头痛目眩。由于风性数变，所以其痛或偏或正，或巅顶作痛，或牵引眉棱骨痛。如果头痛作止无时，则称为头风。外风宜散，治疗时宜散风邪，止头痛。“巅顶之上，惟风药可到也”，故方选血中气药之川芎，辛温香窜，祛风止痛，尤善祛风活血而止头痛，寓“治风先治血，血行风自灭”之意。薄荷、荆芥辛散轻扬，可疏风止痛、清利头目，且薄荷用量独重，意以其辛凉之性，制诸风药之温燥。羌活、白芷、细辛、防风疏风散邪治头痛。其中羌活长于治太阳经头痛（后脑连项痛），白芷长于治阳明经头痛（前额及眉棱骨痛），即李东恒所谓“头痛须用川芎，如不愈，各加引经药，太阳羌活，阳明白芷”；细辛散寒止痛，善治少阴经头痛（脑痛连齿），并能宣通鼻窍；防风辛散上部风邪。甘草调和诸药，而服时用清茶调服，取其苦凉轻清，清上降下，既可清利头目，又能制诸风药之过于温燥与升散，使升中有降。综合全方，集众多辛散疏风药于一方，升散中寓有清降，疏风止痛而不燥，共奏疏风止痛之功。

郑颉云在临床上主要以该方加减化裁，治疗风邪侵犯头面的疾病，如鼻炎、泪囊炎等。他认为，若发为鼻炎，多外因风寒外袭，内或肺气久虚，阳气不振，摄纳无权；或寒湿客肺，肺阳不振，浊阴上犯。治宜温肺散寒，宣散透窍，再脉证合参，辨证论治，在原方基础上加减变化，鼻窍受邪流涕者加止涕药；肺经受邪、下传大肠而见大便溏泄者加止泻药；阳气不振、气血失于温煦而见面色㿠白者加温阳药等。临床若发为泪囊炎，多因肝血亏耗又加之风寒之气久袭目系。故选用该方散寒除风，并以此方加减，加入温经暖肝以及养血补气之药。临床加减灵活运用，诸症悉除而愈。

一、内科医案

案1. 鼻炎

患者刘某，女，18岁。

患者患慢性鼻炎8年，禀赋薄弱，素来怕冷，多年来头晕，头痛，鼻流浊涕，稍遇风冷或感冒，即流清涕不止，内出凉气，鼻塞长年不通，不嗅气味，每年入冬症情尤重，手脚不温，红肿疼痛，夜晚张口呼吸，白天上课亦流涕不止，几条手帕轮流擦涕，久治无效，缠绵不愈，前来求治。症见：面色白，头痛，鼻塞，身冷恶寒，口淡不渴。舌淡、苔薄白，脉沉细无力。

脉症合参，乃风寒外袭，肺气久虚，阳气不振，摄纳无权所致。治宜温肺散寒，辛香透窍为法。

处方：如下。

苍耳子25g	辛夷12g	川芎9g	白芷12g
蔓荆子9g	细辛5g	鹅不食草6g	防风9g

6剂，水煎服。

二诊：涕流减少，头痛减轻，上方加广藿香9g，薄荷6g，增其温散之力。6剂。

三诊：涕流又减，每日20余次，头晕、头痛亦觉减轻，二诊方苍耳子减为15g，去薄荷，加紫苏叶、桂枝各6g，6剂。

四诊：鼻塞稍通，头痛基本消失，涕流每日减为10余次，咳嗽。处方：三诊方加荆芥穗、杏仁各9g。6剂。

五诊：鼻窍通畅，已能闻到气味，日流涕五六次，诸症自减。处方：麻黄3g，杏仁6g，桂枝6g，荆芥穗9g，广藿香9g，苍耳子15g，辛夷15g，羌活3g，细辛5g，鹅不食草6g，白芍15g，川芎12g。6剂。

六诊：头痛、头晕均已消退，鼻窍通畅，呼吸自如，嗅见气味，涕流减为每日三四次，食欲顿开。

七诊：近日感冒，头痛、鼻塞复作。处方：藿香9g，桂枝9g，杏仁9g，紫苏叶9g，陈皮、半夏各9g，藁本9g，细辛5g，薄荷、荆芥穗各9g，苍耳子15g，辛夷12g。6剂。

八诊：咳止涕消，鼻通气畅，诸症悉愈，七诊方加黄芪15g，党参9g，余药减量，温补肺气，善后巩固，以本方加减，连服20余剂。

前后共治2个多月，服药70余剂，诸症告退而愈，观察2年，情况良好，效果巩固。

案2. 慢性泪囊炎

患者张某，女，16岁。

患者患慢性泪囊炎6年，视力减退，两目昏暗，不能视物过久，否则目痛、酸胀，头晕，恶心，见风流泪，恶寒喜暖，冬季则重，夏季较轻。虽多方治疗，缠绵不愈，前来求治。症见：面色萎黄，两目苍淡，形体消瘦，气短懒言，头晕，神疲，肢体倦怠，口淡不渴，小便清长，月经延后。舌淡、苔薄白，脉沉细无力，左关尤甚。

脉症合参，乃风寒袭络，寒滞肝脉，气血不足，肝肾两亏之证。肝开窍于目，其经脉连目系，肝主血液之储藏调节，目得其养而视明。今肝血亏耗，肝阳亦为不足，加之风寒之气久侵目系，阳气衰微，浊阴不散，无以蒸腾，结于两目，发为本症，故见风流泪，冬重夏轻，两目昏暗，视物不明。治宜散寒除风，暖肝暖经，佐以养血补气为法。

处方：如下。

细辛3.5g	川芎9g	白芍9g	羌活9g
桂枝6g	辛夷9g	荆芥6g	薄荷6g
防风9g	生姜9g	当归12g	熟地黄25g
党参9g			

3剂，水煎服。

二诊：头晕除，流泪减，精神、畏寒均有好转，上方加山茱萸 12g，生黄芪 25g，增其补气养肝之力，又 6 剂，精神振作，流泪全止，畏寒消失，脉象转为有力，面转红润，月经亦恢复正常，仅于风寒过久，偶见流泪。上方细辛加至 5g，连服 5 剂，诸症悉愈。上方随症加减 10 余剂，巩固善后而愈。

二、儿科医案

慢性鼻炎

李某，男，10 岁。

患儿罹病 4 年多，始则常流清涕，时而鼻塞不通，尚能闻到气味，故未引起注意，未予治疗，病情逐渐发展，头晕，头痛，涕流不止，鼻塞不通，不闻气味，清晨尤甚，午后较轻，身冷恶风，内出凉气，经某医院确诊为慢性鼻炎，久治无效，前来治疗。症见：面皖白，毫无血色，口唇清淡，大便溏泄，清涕不断，小便清长，终年不喜饮水。舌淡、苔薄白，脉沉弱。

脉症合参，乃寒湿客肺，肺阳不振，浊阴上犯之证。肺司呼吸，开窍于鼻，风寒袭肺，鼻窍受邪，故见鼻流涕；其经脉下络大肠，互为表里，肺经受邪，下传大肠，故见便下溏泄；阳气不振，气血失于温煦，故见面色皖白、口唇清淡，舌淡，脉沉弱，小便清长，均为阴盛阳衰之象。治宜温肺兴阳、宣散透窍为法。

处方：如下。

薄荷 3g	荆芥穗 3g	川芎 9g	白芷 9g
蔓荆子 9g	苍耳子 15g	细辛 5g	辛夷 12g
鹅不食草 6g			

6 剂，水煎服。

二诊：涕流大减，白天仅流数次，夜晚清晨尚多。处方：薄荷 5g，荆芥穗 5g，杏仁 9g，桂枝 5g，木通 3g，细辛 5g，川芎 9g，白芍 15g，蔓荆子 9g，鹅不食草 6g，苍耳子 18g。水煎服，6 剂。

三诊：清晨流涕亦减，头痛消退过半。处方：广藿香 9g，羌活、桂枝各 5g，杏仁 9g，荆芥穗 9g，白附子 9g，辛夷 12g，苍耳子 15g，细辛 5g，防风 9g，白芍 12g，川芎 9g。6 剂。

四诊：清晨流涕已甚少，白天全止。处方：广藿香 9g，防风 15g，羌活 9g，杏仁 9g，桂枝 9g，细辛 5g，麻黄 3.5g，白芍 15g，川芎 12g，辛夷 15g，鹅不食草 6g，焦三仙各 6g。6 剂。

五诊：鼻塞通畅，涕流消失，已能嗅到气味。处方：四诊方减麻黄、羌活，加苍耳子 15g，全蝎 3g。6 剂。

六诊：嗅觉恢复，面色、口唇均转红，各症消退，继仿上意随症加减数十剂，诸症悉退而愈。给予散剂一料，除根清底，善后巩固。处方：辛夷、细辛各 30g，全蝎 9g，麻黄 15g，冰片 5g，白芍 30g，苍耳子 30g。共研末，每服 6g，日 2 次，追访 2 年，效果巩固。

第十五节 犀角地黄汤

【出处】《小品方》，录自《外台秘要》。

【分类】清热剂—清营凉血。

【组成】犀角，生地黄，牡丹皮，芍药。

【功效】清热解毒，凉血散瘀。

【主治】热入血分证。

犀角地黄汤的原方主治见《外台秘要·卷二》录《小品方》：“伤寒及温病应发汗而不汗之，内蓄血者，及鼻衄，吐血不尽，内余瘀血，面黄，大便黑，消瘀血方。”由以上可知，该方的治证是由热毒炽盛于血分所致。

且该方选用苦、咸，性寒之犀角，凉血清心的同时亦可解热毒，使火平热降，毒解血宁；并用味甘、苦，性寒之生地，凉血同时亦滋阴生津，一可助犀角清热凉血，且可止血；二可复已失之阴血。赤芍味苦微寒，牡丹皮味辛、苦而微寒，二药合用，可清热凉血，活血散瘀，以收化斑之功。正如《医宗金鉴·删补名医方论·卷一》所言："此方虽曰清火，而实滋阴；虽曰止血，而实去瘀。瘀去新生，阴滋火熄，可为探本穷源之法也。"四药相配，共成清热解毒、凉血散瘀之剂。临床上常被用于各种失血、斑疹色紫黑、神昏谵语者。该方凉血与活血散瘀并用，可使热清血宁而无耗血动血之虑，凉血止血又无冰伏留瘀之弊。

郑颉云常以此方治疗热入血分证，不拘西医诊断之猩红热、惊风抑或脑炎，临床见热入血分的表现者，均可辨证治之。他认为心主血，又主神明，若热入血分，则会热扰心神，导致躁扰昏狂，出现神昏谵语的临床表现；亦可见高热、四肢抽搐；热邪迫血妄行，致使血不循经，离经之血留阻体内又可出现发斑、蓄血。若出现发斑，因血分热毒耗伤血中津液，血因津少而浓稠，运行涩滞，渐聚成瘀，则斑疹紫黑。郑老认为，若此时不清热则血依然不宁，不散血则瘀也同样不会去，不滋阴则火也不会熄，故他以叶天士"入血就恐耗血动血，直须凉血散血"的理论为指导，选用犀角地黄汤清热解毒、醒神开窍、凉血散瘀，以期直捣病巢，迫收眉睫之功。

一、内科医案

天花合并猩红热

沈某，男，成年，南阳人。

患者天花合并猩红热，高热，神志昏迷，疱疹成片，咽喉疼痛，予大剂犀角地黄汤，1剂而清醒，连服2剂，热退，隔1日高热出天花。

处方：如下。

连翘 9g	金银花 6g	僵蚕 6g	前胡 9g
柴胡 9g	鱼腥草 15g	葛根 6g	

水煎服。

服药 1 剂天花出齐。

按语：天花出齐后多虚，应予补剂，如黄芪、党参之类。临床经验认为头面、四肢、颈部、胸背出的疱疹稀疏为好，面颈部出的疱疹多或疱皮娇嫩，或诸疱成片者预后不良。其痘红活老胀（红不充血为好）为好。痘凹陷要补之，色深（充血）宜凉血解毒之剂。

二、儿科医案

案 1. 急惊风（冬温）

李某，男，1 岁。1963 年 12 月 5 日就诊。

患儿 3 日前突然高热 39℃，流鼻涕，微汗。昨日下午开始，四肢阵发性抽搐，目圆睁，口流白沫，体温 40℃，汗大出，鼻颤，曾用安乃近、奎宁、针刺治疗均无效。复又在某儿童医院用冬眠灵、青霉素等药，住院观察 2 日无效。血常规：白细胞计数为 22.5×10^9/L，中性粒细胞百分比为 87%，淋巴细胞百分比为 13%。今日症状依然高热，抽搐不止。体温 40.5℃，半昏迷，面色萎黄，舌尖红、苔白厚腻，指纹紫直达命关。

脉症合参，诊为急惊风（冬温）。治宜清涤阳明郁热，佐以清营开窍。以解血分疫毒，希冀万一。

处方：如下。

全瓜蒌 6g　郁金 5g　生大黄 6g　紫草 6g
紫花地丁 9g　犀角 6g　僵蚕 9g　牡丹皮 5g
蜈蚣 3 条
海蜇、荸荠子另煎，与上药同服。

服药 1 剂后，体温降至 38℃，神志较清，仅有发惊，未再抽搐。续服 2 日后，发惊消失，体温转正常，但皮肤出现小红色疹。

自用蝉蜕、芦根等药，3 日内疹消失，未脱屑。最后给予甘寒益胃之方调治，而告痊愈。

按： 患儿平素饮食不节，肠胃积食，阳明有热，复感冬令疫毒，失于及时清温解毒，使热毒入于营分，逆传心包，遂生惊厥、昏迷、高热不退之危候，故成该病。治宜清涤阳明郁热，佐以清营开窍，以解血分疫毒。方中清阳明郁热，用生大黄、全瓜蒌；清营透窍，用郁金、犀角；清解血分疫毒，用紫草、紫花地丁、牡丹皮、犀角、僵蚕；镇静息风，用僵蚕、蜈蚣；清热利湿疏利气机，用海蜇、荸荠、全瓜蒌。故经服 1 剂，热降、抽搐停止，诸症随即好转。3 日后，脉静身凉，基本痊愈，营热外透，发为温疹。最后，服甘寒益胃之剂而收全功。

案 2. 暑温（乙型脑炎）

刘某，女，2 岁。

1970 年 7 月间，患儿患暑温，经西医检查为乙型脑炎，注射青霉素，内服磺胺无效，高热已 3 日，持续不退，体温达 40.5℃，热极生风，抽搐阵颤，舌绛、光如镜面，口渴喜饮，烦躁不安，彻夜不眠，伴见神志昏迷，淋巴结增大，温热之毒已入血分，指纹紫，超命关，病情危急，当晚邀郑老出诊，诊脉浮洪有力。

脉症合参，暑温无疑，热毒遍布，气血两燔，当即处以大剂白虎合犀角地黄汤加减，用以平肝息风，镇逆清心，醒神开窍，凉血解毒，直捣病巢，以收眉睫之功。

处方：如下。

生石膏 60g	知母 12g	全瓜蒌 18g	石菖蒲 9g
郁金 9g	牡丹皮 9g	生地黄 9g	白芍 9g
犀角 1.5g（研末冲服）	黄芩 9g	玄参 25g	竹沥 15mL（冲服）

水煎服。

二诊：连服 3 剂，热势渐退，体温 38.5℃，神志清醒。烈火已衰，余焰未息，去犀角，石膏加量，以清气透热。处方：霜桑叶、菊花各 9g，连翘 9g，芦根、生石膏各 90g，石决明 9g，知母 9g，生地黄 12g，白芍、牡丹皮各 9g，石菖蒲、郁金各 9g。

三诊：连服 5 剂，诸症悉愈。数天后，热退，口舌糜烂，手足心热，脉沉细而数，左寸尤甚，舌红，大便干，乃心胃火盛所致，上炎则口舌糜烂，下达则大便干。泻心汤加减以清胃泻火，釜底抽薪。处方：生大黄 2.5g，黄芩 9g，川楝子 3g，五倍子 6g，玄参 15g。

四诊：服药 2 剂，热势退，口疮愈，下极臭大便 1 次，手足心热随之而退，继以小剂清热，养阴之品。处方：麦冬 12g，石斛 9g，玄参 15g，石菖蒲 9g，贝母 9g，沙参 9g，全瓜蒌 9g，生地黄 9g，龟甲 9g，阿胶 6g。服药 3 剂，诸症悉愈。

第十六节 失笑散

【出处】《太平惠民和剂局方》。

【分类】理血剂—活血祛瘀。

【组成】五灵脂、蒲黄。

【功效】活血祛瘀，散结止痛。

【主治】瘀血停滞证。

失笑散所治疗的诸症，大都由瘀血内停、脉道阻滞所导致。正如《太平惠民和剂局方》记载该方："治产后心腹痛欲死，百药不效，服此顿愈。"若瘀血内停，阻滞脉络，则致血行不畅，因不通则痛，故可见心腹或少腹刺痛与急痛；若瘀阻胞宫，则会出现月经不调，或产后恶露不行。故治疗时当选取活血、祛瘀、止痛之法。方中的五灵脂性味苦咸甘温，入肝经，亦入血分，功专通利血脉，亦可散瘀而止痛；蒲黄性味甘平，可行血而消瘀，炒用可止血，两药配伍使用，是化瘀、散结止痛的常用组合。使用时用米醋调和，或以黄酒冲服，取的是醋或黄酒的溶媒特性，二者都可活血脉、化瘀血、行药力，并能增强五灵脂和蒲黄的活血止痛之功，也可以制约五灵脂的腥臊气味。

郑颉云常以该方加味，治疗月经不调、痛经、崩漏等妇科疾病。他认为若发为疼痛的妇科病症，与肝关系密切，情志郁结，致肝疏泄失常，久则成瘀，瘀则不通，不通则痛，故选用治疗瘀血所致多种疼痛的基础方——失笑散。该方又善治肝经血瘀所致之疼痛，且该方药简力专，如《医宗金鉴·删补名医方论》所言："凡兹者，由寒凝不消散，气滞不流行，恶露停留，小腹结痛，迷闷欲绝，非纯用甘温破血行血之剂，不能攻逐荡平也。是方用灵脂之甘温走肝，生用则行血，蒲黄甘平入肝，生用则破血；佐酒煎以行其力，庶可直抉厥阴之滞，而有推陈致新之功。甘不伤脾，辛能散瘀，不觉诸症悉除，直可以一笑而置之矣。"该方亦可在辨证论治的基础上灵活加味，共奏其功，诸症自解而愈。

一、内科医案

慢性咽炎、月经不调、痛经合病（郁证）

海某，女，32岁。

患者患慢性咽炎数年，常觉喉间有一物，吞之不下，吐之不出，喉中胀满，呼吸困难，气逆不降。素来性情暴躁，气郁胸闷。月经提前数十日，色鲜红而稠，夹杂瘀血块甚多，白带淋漓不断，经前小腹剧痛难忍，持续2日。口渴喜饮，大便困难，数日一行，时常头晕、目黑，夜中失眠，口舌经常糜烂。舌红、苔白厚，脉弦数。

脉症合参，乃情志郁结，肝强犯胃，胃火夹痰，痰滞气阻喉间所致。治宜疏肝和胃、行气化痰，佐以泻火开郁。

处方：如下。

全瓜蒌 30g	石菖蒲 12g	郁金 12g	海浮石 12g
薤白 15g	海藻 15g	合欢皮 15g	夜交藤 15g
川厚朴 9g	黄芩 9g	芦荟 6g	川楝子 6g
水蛭 6g	醋大黄 3g		

3剂，水煎服。

二诊：吞咽爽利，咽炎已愈，气降痰平，胸怀豁达，夜眠良好，大便尚觉不利，月经提前，血块多，经前腹痛。继仿上意加通络化瘀，清热荡积之剂。处方：生蒲黄、五灵脂各12g，生甘草、生白芍各15g，川楝子12g，醋大黄6g，醋香附15g，牡丹皮15g，桃仁、红花各9g，延胡索9g，白豆蔻、砂仁各5g，瓜蒌30g，石菖蒲、郁金各9g，水蛭6g。3剂。

三诊：服后月经正常，瘀块消失，痛经告愈，白带已无，大便通畅，二诊方去大黄、瓜蒌、延胡索，数剂善后而愈。

二、妇科医案

案 1. 崩漏（子宫内膜炎）

郭某，女，成年。

患者体质素来不健，患妇科病数年。月经过多，经期提前，经色淡红，夹杂黑紫血块，月经来时周身不适，腹痛下坠，过后腰酸腿软，倦怠无力，经当地医院检查确诊为子宫内膜炎。治疗诸药无效，缠绵不愈达数年之久，渐至精神疲惫，面色晦黄，头晕沉重，四肢倦怠，食欲缺乏，心悸，气短，口苦不思饮。舌淡、苔薄黄，脉细数无力。

脉症合参，乃中气不足，脾失统摄，冲任不固，内夹瘀血之证。治宜扶脾固肾，补气养血。佐以通络化瘀之品。

处方：如下。

生黄芪 30g	熟地黄 25g	党参 12g	鹿角胶 12g
生地黄 12g	五灵脂 9g	生蒲黄 9g	炒白芍 25g
生甘草 25g	山茱萸 15g		

水煎服。

二诊：服药 5 剂，出血大减，饮食增加，精神转佳，腰痛、腹痛俱退，尚觉小腹有下坠之感，长期出血过多，浸蚀过甚，而见湿邪壅盛，外阴肿痒，上方去熟地黄加土茯苓 30g。另外，用蛇床子、黄柏各 30g，生大黄、苦参、番泻叶各 15g，大蒜 3 头，川椒 6g，水煎熏洗，增其消肿利湿之力，促收速效。内外兼攻，10 余剂，肿痒消，出血止，下坠除，心悸消，诸症告退而愈。追访而知，情况良好，效果巩固。

案 2. 闭经

王某，女，18 岁，学生。

患者自月经初潮即不调，月经素来拖后 3 ～ 10 日，半年前，正是月经来潮期间，突然淋雨受寒，事后又吃凉饭，致寒湿之邪乘虚客于冲任，滞于胞宫，血气凝于血海，加之患者素来阳虚，不能运化水湿，寒湿之邪流注下焦，滞于冲任，壅塞胞脉而不行，遂至闭经。症见：头晕，目眩，食欲缺乏，腰部酸痛，疲乏无力，小腹胀痛，经闭不行，伴见胸闷，恶心，两腿沉重，嗜睡无力，口干不渴，大便不利，面色青黄不鲜。舌淡、苔白腻，脉沉紧而涩。

寒湿之邪客于冲任，血为寒凝，滞于血海，故小腹胀而作痛，经闭不行；寒湿阻络，故腰酸疼痛，两腿沉重；阴盛于下，虚阳上浮，故口渴而不饮；大便不利，乃气机不畅，大肠传导受阻所致。嗜睡无力，脉沉紧不利，舌淡、苔白腻，均为气滞血瘀，寒湿停聚之象。治宜温经散寒，活血化瘀，佐以通络理气之剂。

处方：如下。

桃仁 9g	红花 9g	川芎 12g	半夏 9g
五灵脂 9g	生蒲黄 9g	小茴香 9g	青皮 9g
陈皮 9g	醋香附 25g	醋延胡索 9g	当归 15g
苏木 30g			

3 剂，水煎服。

二诊：大便已畅，腹痛加重，微觉有跳动感，嗜睡减轻。嘱其勿惧，乃寒凝消散，气机疏通之兆，脉象亦较前滑利，继以温化活瘀、通络理气之剂，促收速效。处方：红花 60g，醋香附 90g，当归 90g，生姜 120g，红糖 250g，丝瓜络 120g，枣树皮 120g 为引。水煎浓缩成膏，分 6 日服，每次 2 勺，日 2 次。

服药一料，月经来潮，血色暗淡，夹杂瘀块，3 日而尽，二诊方去红花，加肉桂 30g，以增其温肾暖血之功，继服一料，从此月经恢复正常。

第十七节 千金苇茎汤

【出处】《外台秘要》引《古今录验方》。

【分类】清热剂—清脏腑热。

【组成】苇茎，薏苡仁，瓜瓣，桃仁。

【功效】清肺化痰，逐瘀排脓。

【主治】肺痈。

千金苇茎汤又名苇茎汤，《外台秘要·卷十》记载该方的主治为“肺痈，吐如脓”。原方所治疗的肺痈是由热毒壅肺、痰瘀互结所致。方中的苇茎甘寒轻浮，善于清肺中之热，《本经逢原》记载苇茎“专于利窍，善治肺痈，吐脓血臭痰”，故为治疗肺痈的必用之品。瓜瓣可清热化痰，利湿排脓，既能清上，又可彻下，与苇茎配合可肃降肺气、清肺宣壅、涤痰排脓。薏苡仁性味甘淡微寒，上清肺热而排脓，下利肠胃而渗湿。桃仁功专活血逐瘀，亦可助消痈。原方虽仅四药，但结构严谨，且药性平和，共奏清热化痰、逐瘀排脓之效。本方为治疗肺痈的良方，正如徐彬在《金匮要略论注》中所论：“此治肺痈之阳剂也。盖咳而有微热，是邪在阳分也。烦满则夹湿也，至胸中甲错，是内之形体为病。故甲错独见于胸中，乃胸上之气血两病也。故以苇茎之轻浮而甘寒者，解阳分之气热，桃仁泻血分之结热，薏苡下肺中之湿，瓜瓣清结热而吐其败浊，所谓在上者越之耳。”历代医家皆颇为推崇。用于肺痈脓未成者，服之可消；脓已成者，可以使肺中热清，痰消瘀化，脓液外排，痈渐向愈。故不论肺痈将成或已成均可使用。

郑颉云常以该方治疗小儿肺痈，如《黄帝内经》所说“热盛则肉腐，肉腐则成脓”。若邪热犯肺，伤及血脉，致热壅血瘀，久不消散则血败肉腐，遂成肺痈，所以治疗时当清肺化痰，逐瘀排脓。关于原方中的瓜瓣一药，《张氏医通》说“瓜瓣即甜瓜子”，因瓜瓣与冬瓜仁功用近似，所以后世常以冬瓜仁代之，郑老也不例外。值得一提的是，关于原方中苇茎一药，现代临床上多用芦根，而很少有用茎的，但郑颉云依然尊重原方，选用苇茎，因其利窍之力较强，更有助于疾病向愈。我们也可从病案中看到，郑老运用该方时，去掉了桃仁，究其原因，应当是桃仁有小毒，且活血化瘀之力较强，又有润肠通便的功效，患者多为小儿，小儿脾胃本就娇弱，且机体承受力较成人弱，若再加桃仁，恐伤脾胃，故弃之不用，而酌加适证之品。

儿科医案

案1. 中毒性肺炎（肺痈）

宋某，男，2岁。

患儿形体消瘦，面色浊滞，病已数月，咳多浊痰，蒸蒸发热，指纹青达命关（西医确诊为中毒性肺炎已成脓胸）。

处方：如下。

冬瓜仁 15g	苇茎 15g	葶苈子 6g	白芥子 6g
薏苡仁 15g	海蛤粉 9g	蒲公英 9g	生大黄 5g

水煎服。

6剂而愈。

按：该病乃热毒炽盛，肺络伤损，气滞血瘀，凝败为痈，溃而成脓胸，病情甚为重笃。本方有泄热解毒、润肺祛痰之效，方证相合，6剂而痊愈（本方乃千金苇茎汤佐以泄热解毒之品）。

案 2. 肺痈

刘某，男，7 岁。1964 年 1 月 9 日住院。

患儿于 1 月 1 日开始右上腹部阵发性疼痛，每次持续 3 ～ 5 分钟，痛时双下肢抽搐。经服西药驱虫剂，大便未排虫。1 月 3 日伴有发热，干咳无痰、流鼻涕，又用金霉素、优奎宁、合霉素、土霉素，疼痛稍轻，体温下降为 38.5℃，其他症状无变化。后拍摄胸部 X 线片，右下肺有液面，诊断为右下肺脓疡，而入院治疗。

体格检查：发育中等，营养尚可，神志清晰，面色黄，精神欠佳，口唇干燥，咽红、扁桃体稍肿大，呼吸浅表。右肺呼吸音稍弱，右上腹及剑突下有压痛，肝可触及、表面光滑，脾（–），心率 120 次 / 分，舌红、苔黄腻，脉细弱。

化验结果：白细胞计数为 10×10^9/L，红细胞计数为 31×10^{12}/L，血红蛋白为 63g/L，中性粒细胞百分比为 69%，淋巴细胞百分比为 9%，重氮反应弱阳性，二便未见异常。

原小儿活泼好动，玩耍登高，突然跌倒，而脏腑稚嫩，气血未充则使瘀血内停，当时不即病。瘀久则阻塞气机故作痛，又复受外感之邪，卫阳被遏，热无从外解而积于肺。肺失清肃则咳，热盛则肉腐，肉腐则为脓。又因邪深伏，故未见吐脓血症，致使痰湿内盛。

诊断：肺痈（右下肺脓疡）。

治则：清热解毒，燥湿理气，继则佐以填精补肺之法。

处方：如下。

白芥子 9g	青皮 9g	广木香 5g	苍术 6g
黄柏 9g	紫草 9g	紫花地丁 9g	蒲公英 25g
炒槟榔 9g	瓜蒌仁 9g	冬瓜仁 15g	苇茎 15g

水煎服。

二诊：服上药后，症状减轻，继续用初诊方加葶苈子6g，生牡蛎15g，莪术5g，地骨皮9g。

三诊：服上药10剂后，又将二诊方去黄柏、槟榔、瓜蒌、苍术、紫草、苇茎，加冬虫夏草5g，紫河车粉6g。

前后共服用20剂，其症状全部消失。于1月30日又经X线检查，病灶已吸收。

按： 本案因未出现咳嗽、吐脓血，故最初西医医师未发现肺脓疡，即给驱虫剂与抗生素而未见明显效果。经X线检查，诊断为肺脓疡。中医得此确诊后，即按肺痈治疗。由于湿重，未见咳嗽脓血，右侧胸部痛甚，痛则不通。所以除用千金苇茎汤方义以外，又加活血理气品。经疏理之后，通则不痛，热已渐退，又服数剂后，诸症悉退。但仍体虚不能下床，面容萎黄，精神困倦，又佐以补肺填精，共服20余剂，现已康复。经X线检查，病灶已经吸收。

第十八节 阳和汤

【出处】《外科证治全生集》。

【分类】温里剂—温经散寒。

【组成】熟地黄，肉桂，白芥子，姜炭，生甘草，麻黄，鹿角胶。

【功效】温阳补血，散寒通滞。

【主治】阴疽。

《外科证治全生集》记载阳和汤可主治“鹤膝风、贴骨疽及一切阴疽”。阴疽多是由于素体阳虚，致营血不足，寒凝痰滞，痹阻于肌肉、筋骨、血脉而成。治疗时宜选用温阳补血、散寒通滞的方法。原方重用熟地黄滋补阴血，填精补髓；鹿角胶为血肉有情之品，可温肾助阳，益精养血，二药合用，温阳补血，以治其本；少佐麻黄，辛温达卫，宣通经络，开腠理，散寒凝，引阳气由里达表，通行周身；肉桂、姜炭药性辛热，均可入血分，温通散寒，温血脉。正如原书所载："夫色之不明而散漫者，乃气血两虚也；患之不痛而平塌者。毒痰凝结也。治之之法，非麻黄不能开其腠理，非肉桂、炮姜不能解其寒凝，此三味虽酷暑不可缺一也。腠理一开，寒凝一解，气血乃行，毒亦随之消矣。"白芥子可达皮里膜外，功专通络散结、温化寒痰；甘草生用为使，解毒而调和诸药。综观本方，温阳与补血并用，但补而不滞，祛痰与通络相伍，又温散而不伤正，可使阳虚得补，营血得充，寒凝痰滞得除。

虽然马培之在《重校外科证治全生集》曰："此方治阴证，无出其右，用之得当，应手而愈。乳岩万不可用，阴虚有热及破溃日久者，不可沾唇。"但郑颉云却有运用该方治疗乳岩的病案，且也以此方治疗阳虚寒凝之子宫癌。究其原因，主要是因为郑老以辨证论治为法，他认为只要是由素体阳虚、营血不足、寒凝湿滞所致的局部肿势弥漫、皮色不变、酸痛无热且伴有全身虚寒症状病症，均可辨证选用本方。正如《成方便读》所论："夫痈疽流注之属于阴寒者，人皆知用温散之法，然痰凝血滞之证，若正气充足者，自可运行无阻，所谓邪之所凑，其气必虚，故其所虚之处，即受邪之处。疡因于血分者，仍必从血而求之。故以熟地大补阴血之药为君；恐草木无情，力难充足，又以鹿角胶有形精血之属以赞助之；但既虚且寒，又非平补之性可收速效，再以炮姜之温中散寒，能入血分者，引领熟地、鹿角胶直入其地，以成其功；白芥子能祛皮里膜外之痰，桂枝入营，麻黄达卫，共成解散之勋，以宣熟地、鹿角胶之滞；甘草……协和诸药。"因此，郑老在运用该方时也会注重加减变化，并佐以解毒酸敛之品，温阳补血以治其本，解毒化痰通络以治其标。

妇科医案

案 1. 乳癌

刘某，女，54 岁。1960 年 7 月 27 日就诊。

1958 年，右乳房患癌全部切除，现伤口破溃成小管，流黄水，疼痛，经放射治疗 3 年未愈，咳嗽，便秘，脉细数无力。

处方：如下。

肉桂 9g	熟地黄 30g	麻黄 6g	鹿角霜 9g
炮姜 6g	紫苏子 9g	枸杞子 15g	青皮 9g
广木香 6g	乳香 9g	没药 9g	大贝母 9g（捣碎）

水煎服。

二诊（1960 年 7 月 29 日）：服 2 剂疼痛已止，溃水较少，诸症见轻，以后未继续治疗。

按：此乃阴疽（乳岩），七情郁结，湿痰凝络而成，以温和消散之法，予阳和汤加减甚效。

案 2. 子宫癌Ⅲ期

孔某，女，60 岁。

患者患子宫癌 1 年余，去年（1969 年 8 月）因吵架生气，阴道大量出血，昼夜不止，小便黄短艰涩，局部发热疼痛，开始下则纯红，继则红白夹杂，似脓血，经治 1 个月余，出血停止，白带仍多，色淡清稀，气腥秽，经某医院给予补中升提之剂，感头晕神疲，大便 4 日未下，小便不利，病情益甚，于某省人民医院检查确诊为子宫癌Ⅲ期。采取放射治疗，并给服抗癌丸。经治数日，白带秽物 7 日未流，但觉小腹胀满下坠，时欲大小便，而解之无物，7日后白色秽物复流，并夹杂少许血水，颜色粉红，但较前为少，仍觉腹痛下坠。于1970年6月4日前来治疗。症见：面色晦黄不华，精神萎靡不振，饮食甚少，神疲骨立，小腹胀痛，脊背弯曲，不能直立数月之久，大便不畅，小便黄短，最怕劳累生气，犯则病情迅速加重。脉沉紧而细，舌淡、苔白厚，不喜饮水。既往史：患者于40岁左右时曾闭经2年，经中医院予木香调经丸4个月，于46岁重来月经。服药后，下黑色瘀血块盈盆，此后体质日益健壮，14年来再未患过其他疾病。察其病史，综观诸证，乃阴寒积聚、气滞血瘀、脾肾双亏之证。至于大便干结，乃大肠无火，不能传导所致。正与冰封雪冻，河水不行，停而不行之意同。小便黄短发热，乃阴极似阳，阴盛逼阳外越之象。法当兴阳抑阴，培补脾肾治其本，截源止流治其标。方用外科阴疮治疗之主剂阳和汤之意，佐以解毒酸敛之品。方中麻黄温经散寒；通络发汗，使阴寒从表而解；附子、肉桂大补肾阳，而培元固本；炮姜炭、乌梅炭、鹿角胶补血止血而收敛；穿山甲为先锋，无处不窜，通行十二经；白芥子豁痰利气，而除筋膜湿寒；用薏苡仁、白术、土茯苓功在健脾利湿，以培后天之源；蜂房、蛇蜕功能化毒软坚兼能通络。诸药配伍，则培元固本，截源止流，兴阳抑阴，温经散寒，化毒软坚，主次分明，面面俱到，可谓善剂。

处方：如下。

炒薏苡仁 60g	土茯苓 30g	炮姜炭 25g	乌梅炭 15g
穿山甲 12g	鹿角胶 12g	蜂房 9g	蛇蜕 9g
白芥子 9g	附子 9g	肉桂 9g	白术 18g
麻黄 5g			

3剂，水煎服。

二诊：连服3剂，诸症回转，上次睡卧于车中来诊病，这次自己步行来诊。以往卧床不起，更不用说做家务，现在浑身轻松，精力倍增，照料家务，样样能干，下部红白秽物全然消失。亦觉腹痛显著减轻，过去小腹觉冰冷坚硬，现在柔软温暖。以往不能吃馍，吃则胀满不适，心口如塞石头一般，现在吃馍毫无不适之感，饮食增多，吃饭香甜。过去腰弯曲不起已经10个月，现在腰板挺起，胸部直起，与正常人无异。举家皆大欢喜，惊叹药效之神验若是，非臆所及。即获著效，加减继服3剂，加橘核、荔枝核。处方：橘核12g，荔枝核12g，白芥子12g，麻黄5g，鱼鳔胶15g，鹿角胶15g，乌药12g，穿山甲12g，炒薏苡仁60g，炮姜炭30g，乌梅30g，土茯苓30g，乌附子30g，土白术25g，小茴香9g，蜂房9g，蛇蜕9g，肉桂9g。5剂。

三诊：白带大减，小腹坠痛俱平，上方去橘核、乌药、小茴香、荔枝核，继服4剂。

四诊：食欲旺盛，日食斤余，每日饥饿，不到饭时就吃东西，伴见身出冷汗，小腹亦出凉汗，乃阳回阴退，寒湿外现之佳象，感到浑身有力，亦能从事重活（嘱其勿做），过去身上麻木不仁，现在已有痒的感觉，乃皮血活顺之象，但小便时觉痛，大便干，下部又流白稠秽物。继仿上意减附子、肉桂，加清利湿邪之品。处方：椿皮55g，墓头回30g，翻白草30g，川楝子15g，皂角刺15g，土茯苓40g，肉桂6g，附子15g，炒薏苡仁60g，白术15g，炮姜炭25g，蛇蜕6g，蜂房6g，穿山甲15g，白豆蔻6g，番泻叶5g。5剂。

五诊：大便通利，面色转淡，呈浅黄色，近日由于劳累，加之生气，又觉小腹胀痛下坠，红白又作，但较以前为少，宫颈头坚硬。处方：椿皮25g，墓头回30g，翻白草30g，桂枝15g，荔枝核15g，乌药15g，益智仁15g，川楝子15g，薏苡仁60g，土茯苓60g，乌附子30g，麻黄5g，乌梅30g，蛇蜕6g，炮姜炭15g，穿山甲15g，皂角刺15g。5剂。

六诊：小腹胀痛、下坠俱减，宫颈硬块变软，红白之物基本消失，小便频。处方：土茯苓45g，白芥子12g，生黄芪30g，柴胡6g，升麻6g，枳壳15g，木香9g，川厚朴9g，穿山甲15g，皂角刺15g，蛇蜕6g，肉苁蓉30g，乌梅30g，橘核15g，麻黄5g。5剂。

七诊：症状消失，自觉病愈，诊脉细弱。继仿上意加减5剂，善后巩固。处方：鹿角胶 15g，炮姜炭 15g，小茴香 9g，白芥子 9g，麻黄 5g，边桂 9g，薏苡仁 60g，全当归 30g，土茯苓 30g，番泻叶 3g，蛇蜕 6g，蜂房 6g，乌梅 25g。

前后治疗 4 个多月，症状消失，病灶转轻（变软），日趋健壮。1 个多月后，患者家中出事，遭到极大精神刺激，大哭一天，悲伤过甚。随即血下如崩，倾泄不止，其家人连夜将其送回老家，回去后，因出血过多而亡。未死于癌病，而殁于本症。

按：本病例虽未痊愈，实于临床有重要的参考价值，整个治疗过程，可谓势如破竹，长驱直进，病势迅速好转。曾再三吩嘱患者要心情愉快，防止劳累，犯之必然加重，病若复发即难以挽回，而后终于亡命于此，实为癌症患者提供了沉痛的教训。气为百病之源，特别为危重沉疴之疾更是如此，七情之伤不可不慎。

第十九节 吴茱萸汤

【出处】《伤寒论》。

【分类】温里剂—温中祛寒。

【组成】吴茱萸，生姜，人参，大枣。

【功效】温中补虚，降逆止呕。

【主治】肝胃虚寒，浊阴上逆证。

《伤寒论》中关于吴茱萸汤的主治，有两处记述，在《辨阳明病脉证并治》中为“食谷欲呕，属阳明也，吴茱萸汤主之”；《辨厥阴病脉证并治》中则为“干呕，吐涎沫，头痛者，吴茱萸汤主之”。由以上可知，吴茱萸汤的主治病症乃为呕吐。而所治之呕吐多由肝胃虚寒、浊阴上逆所致。治疗时应选用温中补虚、降逆止呕的方法。方中吴茱萸辛、苦而热，归肝、脾、肾、胃经，既可温胃、暖肝、祛寒，又善和胃、降逆止呕；重用生姜，温胃散寒，降逆止呕；吴茱萸和生姜相配，以增强温降之力；人参甘、温，可益气健脾；大枣甘、平，合人参可益脾气，合生姜亦可调脾胃，并能调和诸药。诸药配伍，温中与降逆并施，寓补益于温降之中，共奏温中补虚、降逆止呕之效。

郑颉云不仅以该方治疗呕吐，也用于治疗呃逆。他认为无论是呕吐或呃逆，若临床以食后欲吐，或巅顶头痛，干呕，吐涎沫，或畏寒肢凉，舌淡、苔白滑等为主要表现的都可辨证施之。病虽不同，但总的病机有异曲同工之处，都可概括为肝胃虚寒，浊阴上逆。若脾阳不振，肝胃虚寒，则易致胃失和降，浊阴上逆，故见食后泛泛欲吐，或呕吐酸水，或干呕。因厥阴之脉夹胃属肝，上行与督脉会于头顶，胃中的浊阴循肝经上扰于头，故可见吐后头痛；而浊阴阻滞气机不利，则可见呃逆；阳虚失温，致畏寒肢冷；舌淡、苔白滑，脉沉弦而迟，均为虚寒之象。当以温中补虚、降逆止呕，选用吴茱萸汤加减治之。正如许宏在《金镜内台方议》所论："干呕，吐涎沫，头痛，厥阴之寒气上攻也。吐利，手足逆冷者，寒气内甚也……食谷欲呕者，胃寒不受食也。以此三者之证，共用此方者，以吴茱萸能下三阴之逆气为君，生姜能散气为臣，人参、大枣之甘缓，能调和诸气者也，故用之为佐使，以安其中也。"值得一提的是，郑老在运用此方时，并未使用大枣，究其原因，可能是大枣易滋腻，而选用该方的病案中，患者本就脾虚，加大枣恐更伤脾，故弃之不用。

一、内科医案

顽固性呃逆（膈肌痉挛）

西野，女，48岁，日本人，护士。

患者于数日前罹患外感，周身疼痛，发热，无汗，自行注射安乃近，注进1/3，即面色苍白，口唇淡紫，继而昏迷不醒，近休克状态，立即停药，抢救治愈。愈后即感胸闷气逆，饮食不能入口，入口即吐，经某医院中西药并进，治疗1个月余，呕吐始愈，渐能稍进饮食。但呃逆复作，发作频繁，连绵不断，腹胀满，睡眠不安，又经多方治疗2个月，疗效不佳，病情依然，前来求治。症见：面色晦黄，腰膝无力，形体消瘦，手足不温，精神倦怠，两目无神，肌肤干燥不华，大便燥如羊屎，三五日一行，头晕，身冷，两腿沉重，伴见口淡不渴，小便黄。舌淡、苔白薄，脉细数无力。

脉症合参，乃脾阳虚损，健运失职，胃失和降，浊阴上泛之证。病由呕吐过甚，耗伤中气，致脾阳亏损。脾胃职司健运，功能升清降浊。如脾胃虚弱，则食少困倦，浊阴上泛，故呃逆时作；脾阳不振，化源不足，则面色晦黄不华；阳气不能布达，故身冷恶寒，手足不温；肾虚则膝无力。舌淡脉细数无力，均为阳气不振之象。治宜温中散寒，和胃降逆，佐以扶脾通导之剂。

处方：如下。

吴茱萸 6g	公丁香 5g	柿蒂 9g	党参 12g
郁金 9g	番泻叶 5g	枳壳 15g	生姜 9g
陈皮 9g	半夏 9g	生甘草 25g	炒白芍 25g
莱菔子 9g	补骨脂 9g		

2剂，水煎服。

二诊：服后大便通畅，腹胀消失，呃逆减大半，仅吞咽时微觉阻隔，继仿上意加减。处方：党参12g，丁香5g，吴茱萸6g，柿蒂6g，陈皮9g，枳壳15g，半夏9g，白芍、甘草各18g，乌梅9g，当归18g，威灵仙15g，川厚朴9g。服药3剂，呃止气平，饮食增加，诸症悉愈。

二、儿科医案

呕吐（胃神经症）

谢某，男，10岁。

患儿于数年前曾淋雨受寒，过后即头晕、头痛，呕吐数次，精神萎靡，倦怠无力，此后每过一段时间，约1个月即犯1次，阴冷天犯病则尤重。每次发作前，先有头晕、头痛，继则呕吐不止，直至吐出全部食物、黏涎方止。患儿吐后2日左右不能起床，家长深感忧虑，经多方治疗，缠绵不愈。如此反复发作数年，患儿渐至神疲肉脱，形体瘦弱，面色晦黄，两目无光，食欲缺乏。舌淡，口不渴，脉细弱。

脉症合参，乃寒湿蕴积，内侵脾胃，脾阳不振，运化失职，致清阳不升，浊阴上泛之证。实属阴寒呕吐无疑，治宜温中散寒，和胃降逆。

处方：如下。

吴茱萸5g　公丁香5g　白附子5g　细辛3g
生姜5片
水煎服。

服药3剂，呕吐止，各症减。又2剂诸症痊愈。嘱其避免寒凉，少食生冷油腻。每过半月，照方连服3剂，观察半年，效果巩固，情况良好。

第二十节 血府逐瘀汤

【出处】《医林改错》。

【分类】理血剂—活血祛瘀。

【组成】当归，生地黄，桃仁，红花，枳壳，甘草，赤芍，柴胡，川芎，桔梗，牛膝。

【功效】活血化瘀，行气止痛。

【主治】胸中血瘀证。

血府逐瘀汤为王清任所创的“三逐瘀汤方”之一，《医林改错》记载该方的主治为“头痛，胸痛，胸不任物，胸任重物，天亮出汗，食自胸右下，心里热（名曰灯笼病），瞀闷，急躁，夜睡梦多，呃逆，饮水即呛，不眠，小儿夜啼，心跳心忙，夜不安，俗言肝气病，干呕，晚发一阵热”。原方所治诸症大都为气机郁滞、瘀血内阻于胸部所致。即王清任所谓“胸中血府血瘀”之证，治疗当选用活血化瘀，兼以行气止痛之法。原方中的桃仁破血行滞，又可润燥，红花活血祛瘀，兼以止痛；赤芍和川芎可增强活血祛瘀之功；牛膝不仅能活血通经，祛瘀止痛，又可引血下行；生地黄与当归相配，既能养血益阴，又可清热活血；一升一降之桔梗与枳壳，宽胸行气，且桔梗能载药上行；柴胡功专疏肝解郁，升发清阳，与桔梗、枳壳相伍，又能理气行滞，使气行而血行；甘草调和诸药。诸药合而用之，使血活、瘀化、气行，为治疗胸中血瘀证的良方。

原方虽为治疗胸中血瘀之良方，但郑颉云常以此方治疗瘀滞胞宫的妇科疾病，如痛经、不孕症、闭经等。他认为，若冲任不固，则邪易聚于胞宫，导致经络不畅，气滞血瘀，从而极易蕴湿、聚痰、停血，总的来说瘀血为主要病机，正如唐宗海在《血证论》中所言：“王清任著《医林改错》，论多粗舛，惟治瘀血最长。所立三方，乃治瘀血活套方也。一书中惟此汤歌诀‘血化下行不作痨’句颇有见识。凡痨所由成，多是瘀血为害，吾于血症诸门，言之纂祥，并采此语为印证。”故郑老参以血府逐瘀汤之意，活血药与行气药相伍，既行血分瘀滞，又解气分郁结；同时，以祛瘀药与养血药同施，活血而无耗血之虑，行气又无伤阴之弊；又注重升降兼顾，既升发清阳，又降泄下行，使气血和调；并配伍适证之药，使气行滞消、血活瘀化，从而使药到病除，诸证悉平而愈。

妇科医案

案 1. 痛经、色素沉着

患者，女，24 岁，未婚，服务员。

患者素有月经不调、痛经之症。数年来，每至月经来潮，小腹剧痛（经前），难以忍受，时间 2 ～ 3 日，直到月经过后，疼痛方能全止，3 年来伴见面部黑斑，开始为数少，面积小，逐渐延及满面，经西医检查诊断，确定为色素沉着症，久治无效。1971 年 4 月前来治疗。症见：面色晦暗，布满淡黑色瘀斑，两颊尤甚，压之不退，胸闷气短，口渴，咽干，喜凉饮，大便不利，小便黄短，形体丰满，体质健壮。舌红、苔薄白，脉沉涩而数。

脉症合参，乃冲任不固，邪聚胞宫，经络不畅，气滞血瘀所致。治宜理气散结，活血化瘀，佐以通络之剂。

处方：如下。

三棱 9g	莪术 9g	青皮 6g	陈皮 6g
郁金 9g	桃仁 9g	红花 6g	白芥子 9g
木香 9g	醋大黄 5g	牡丹皮 9g	赤芍 9g

6 剂，水煎服。

二诊：胸闷大减，色素变浅，大便通畅，小便腹微痛，上方加延胡索、五灵脂，以化瘀止痛。乃气行血行，“通则不痛”之意。处方：川芎 9g，赤芍 9g，延胡索 9g，五灵脂、生蒲黄各 9g，桃仁、红花各 6g，三棱 9g，莪术 6g，白芥子 9g，青陈皮、木香各 6g。3 剂。

三诊：胸次豁然，腹痛消失，近日外感，咳嗽吐痰，痰色黄黏，伴见周身风疹块，灼热瘙痒，夜间难眠，脉浮数。乃外盛风寒，内蕴湿热，肺气不宣所致。治宜化痰宣肺、凉血祛风，佐以淡渗之剂。处方：海浮石 9g，全瓜蒌 25g，石菖蒲 9g，马齿苋 25g，白鲜皮 9g，地肤子 9g，威灵仙 9g，防风9g，葶苈子9g，大枣5枚。3剂。

四诊：咳止痰消，疹块消退，外感已愈，但觉口渴喜饮，诊脉滑数，右部尤甚，乃余热未尽之象。处以养阴清热，通络活血之剂。处方：天花粉30g，知母、黄柏各9g，当归9g，川芎、赤芍各9g，桃仁、红花各6g，当归尾9g，泽兰9g。6剂。

五诊：口渴已止，色素大减，瘀斑面积缩小，口干，尚觉有痰。处方：全瓜蒌25g，石菖蒲9g，川芎9g，桃仁、红花各9g，赤芍9g，当归、泽兰各12g，生地黄、枳壳各9g。6剂。

六诊：色素又减，痰亦消失，继服五诊方6剂。

七诊：瘀斑色素显著消减，仅余两颊尚有蚕豆大两块，色亦变浅，月经来潮时痛经大减。处方：生白芍25g，冬瓜皮25g，白附子9g，冬瓜子15g，川芎、红花、桃仁各9g，五灵脂9g，生蒲黄9g，赤芍9g，路路通9g，穿山甲9g。水煎服，6剂。另处以鹿角胶、密陀僧各9g，硼砂、铅粉各6g，白附子5g，共研极细末，入面脂内，早晚搽面。尽剂而愈，色素全部消退，面色转红黄。继以上方加减10余剂，外搽月余，善后处理，观察1年，情况良好，疗效巩固。

案2. 不孕症合并闭经、白带过多症

朱某，女，35岁，工人。

8年前，患者于生育后，曾连续出血2个多月，此后即月经不调，时常延后，有时40多日来潮1次，有时50多日来潮1次，经色晦暗，夹杂紫黑血块，量少，经期2日。5年前妊娠1次，自行流产，因出血过多，怀疑胎盘滞留，行刮宫手术，从此即患闭经之症。经某医院检查为慢性输卵管炎，中西药并进，治疗数年不愈，每月都注射黄体酮，月经才来，来月经前周身困倦，乳房胀痛，停药后即闭经。5年未再妊娠，多方治疗，症情依然。1971年6月3日前来治疗。症见：周身倦怠，头晕无神，体胖自汗，夜眠不安，口渴喜凉饮，白带白而质稠，两腿青筋满布，站久益甚。诊脉左部沉涩无力，右部细数而濡，舌淡、苔厚腻。

脉症合参，乃气滞血瘀、痰湿内蕴之证。痰湿壅滞气机，躯脂阻塞胞宫，加之瘀血不行，新血不生，胞宫失养，影响受精，故不孕。痰湿内阻，升降失宜，清阳不升，浊阴上泛，则面色白而头晕；脾不运化，带脉不束，湿浊下注，故白带黏稠而多；郁久夹热，故渴喜凉饮；两腿现青筋，脉涩，苔厚腻，均为气滞血瘀，痰湿内蕴。治宜通络化瘀、清热利湿，佐以扶肾之剂。

处方：如下。

川芎 12g	桃仁 9g	红花 9g	赤芍 9g
丹参 25g	生地黄 15g	当归 9g	醋香附 15g
白茅根 30g	姜竹茹 9g	葫芦巴 12g	小茴香 6g
五灵脂 9g			

3 剂，外以醋熏洗。

二诊：饮食增多，头晕好转，白带大减，微感胸闷，乃气机不畅所致，上方加枳壳、白芥子、青皮增其豁痰利气、通络化瘀之力。处方：川芎 12g，赤芍 9g，桃仁 9g，红花 6g，丹参 25g，生地黄 15g，葫芦巴 9g，枳壳 9g，小茴香 6g，乌药 9g，五灵脂 9g，枣树皮 60g。6 剂。

三诊：胸豁然，白带消失，小腹隐痛，脉象亦觉滑利，乃气机开动，瘀血欲行之兆，继以大剂温通破瘀，佐以行气化痰之剂，促收速效。处方：丝瓜络 120g，生姜 120g，当归 60g，红花 30g，醋香附 60g，枣树皮 120g，葫芦巴 30g，黄酒 250g。水煎浓缩成膏，7 日分服。

尚未尽剂，仅服 5 日，月经即如期来潮，两乳房亦未作胀，腹痛随之消失，举家欢喜。即收著效，续服一料，清除余邪，善后巩固，第 2 个月，月经如期来潮，乳房不胀，腹亦未痛，颜色鲜红，4 日而净，月经完全正常。2 个月后如期妊娠，诸症消失，痼疾从此告愈。

第四章 验方验案

验方即郑颉云在临证诊疗中的经验方，他在继承先贤经验的基础上，不断充实提高自己的临床水平，积极创制新方。因郑颉云所创散剂药味少而药效佳，且散剂可缓图其功，故其临床常用散剂。河南中医药大学一附院儿科现如今仍沿用其创制的“达原散”“健脾止泻散”“清导散”“定风散”“加味三甲散”等20余种散剂。本章主要分为两部分，第一部分介绍郑老临床常用验方，并以方为主，进行验方验案的整理；第二部分则以黄甡、马丙祥主编的《郑颉云临证经验辑要》为参考底本，参以《河南省名老中医经验集锦》，选择书中所载郑老诊疗儿科病的医案进行统计数据分析，探寻郑老诊治儿科病的用药规律。

本章所选方剂为郑颉云独创的验方，并在临证上加减运用，主要用于内科、妇科及儿科疾病的治疗，内科、妇科常用合剂煎汤，而儿科常处以散剂。常用验方有清温合剂、健胃合剂、温通合剂、宣消固肠合剂、宣消合剂等。对于由温热之邪侵袭所引起的水痘、肺炎、外感痰喘、温病、疟疾等疾病，郑颉云常用宣肺清热、化湿除积之清温合剂；对于脾虚兼积的儿科癫痫、胃呆、痢疾、疳积及内科呃逆、呕吐、慢性胃炎等病症，则用健脾护中、消积导滞之健脾消食饮；因肝郁气滞、瘀血阻络所导致的疾病，诸如胸肋痛、产后腹痛、不孕症、闭经、子宫内膜炎、气臌、癥瘕、积聚等，则选用疏理活化方以疏肝理气，活血化瘀；对于腹痛、口疮、疳积、肝炎等兼有脾胃不健、饮食内停者，则选用理脾健胃，消积导滞之健胃合剂；因寒邪侵袭导致胃痛、腹痛以及妇女的阴寒腹痛等，则选用温通气机、活血止痛的温通合剂；对于小儿泄泻，则多选取宣消固肠合剂以健脾止泻；对于外感风寒表证所引起的鼻炎、麻疹、肺炎或腹泻，用宣消合剂辛温解表、宣肺消导；自拟血痹汤可化瘀除痹、活血通络，用来治疗躯体肢节不仁之血痹；清热解毒合剂，可用于热毒壅滞之丹毒、喉痹等。以上即为郑老临床常用验方，且治疗效果多佳。

通过关联分析与聚类分析的统计学分析方法，获得了郑老诊治儿科病的常见药对与药团，并在统计结果的基础上对这些药对与药团进行更深入的探讨，以总结其儿科病临证的用药规律。

第一节 清温合剂

【组成】桑叶，连翘，菊花，全瓜蒌，石菖蒲，酒大黄。

【功效】宣肺清热，化湿除积。

【主治】温热之邪侵袭所引起的水痘、肺炎、外感痰喘、温病、疟疾等疾病。

【方义】观郑颉云所用清温合剂的临床病案，有以“清温合剂”命名，亦有以“清瘟合剂”命之，但总的药物组成相同，故同属一方。方中桑叶味甘、苦性寒，归肺经，可疏散风热、清肺润燥；菊花有疏散风热之功，又能清热解毒，和桑叶相须为用；因连翘味苦性微寒，不仅能疏散风热，更长于清热解毒；三药合用，宣上焦肺热，适用于温病初起，温邪犯肺之证。全瓜蒌不仅能清热化痰、宽胸理气，又可润燥化痰，正如《本草纲目》所言该药“润肺燥，降火，治咳嗽，涤痰结，利咽喉……”。石菖蒲善化湿浊、醒脾胃、行气滞，可用于湿温阻于中焦，脘闷疼痛；与全瓜蒌相配，善清中焦之脾胃湿热。大黄长于泻下攻积、通脏腑、降湿浊，用于本方，使邪有出路，可使湿热从大便而去。诸药合用，上、中、下三焦同调，在治疗的同时又使得邪有出路。

【应用心得】郑颉云常将此方用于由温热之邪侵袭所引起的水痘、肺炎、外感痰喘、温病、疟疾等疾病。他认为，风温上受，则首先犯肺，肺热熏蒸，势必外散，肺合皮毛，则易出现水痘以及疱疹；若外感风邪，而内夹郁热，风火炽盛，痰热蕴肺可致气机阻滞、肺窍郁闭，故胸闷不畅，咳嗽吐痰；血热妄行，肺络破损，故观痰中夹血，此即肺炎之征；风热外袭，痰热蕴肺，内伏之痰，遇外来风热诱感致痰随气升，痰热相搏，气因痰阻，肺窍因而狭窄，肺气升降不利，致呼吸困难，气息喘促。总的来说，皆因外感风热，或内有郁热，或痰湿阻络，或湿热阻于中焦，内外合邪，发为以上疾病。因此，治疗时首当辛凉解肌，并根据具体病症，或清肺泻火，或涤痰降逆，或清热利湿，或荡积截疟，方选上、中、下三焦同调的清温合剂，宣肺热、化湿浊、除积热，再根据病症特点加减，使诸症悉除而愈。

案 1. 水痘

苏某，男，4 岁，1960 年 7 月 22 日初诊。

患者出水样豆大之疱疹，体温时高时低已 4 日，出汗，目赤，睡眠不安静，饮食尚好，二便正常，舌润无苔，脉数。

处方：清温合剂。

霜桑叶 3g	连翘 4.5g	菊花 3g	全瓜蒌 12g
石菖蒲 4.5g	酒大黄 3g		

3 剂，水煎服。

二诊（1960 年 7 月 25 日）：服药后热已退，精神尚好，目赤，饮食不思而量减，部分痘已结痂。处方：照上方加白豆蔻 3g，石菖蒲加至 9g，水煎服。治愈。

案 2. 水痘

曾某，男，1 岁 2 个月。6 月 2 日初诊。

患者高热四五日，全身出水痘，呼吸短促，扁桃体肿大，继而弛张发热，自汗，饮食不多，3 日未大便，小便黄，睡眠时而发惊，但不咳嗽，舌绛、苔黄腻，指纹紫达命关，势颇严重。

处方：清温合剂加减。

天竺黄 6g	连翘 6g	石菖蒲 6g	白茅根 9g
芦根 9g	酒大黄 2.5g		

1 剂，水煎服。

另加紫雪丹 0.5g，先用开水送下。

二诊（6 月 3 日）：热已显著减退，精神及乳食均已较好，但大小便很少，有时还发惊，指纹紫有好转，又照首诊方续服 1 剂而愈。

案 3. 肺炎

患者张某，女，60 岁。

患者患肺炎 2 周余，始为感冒发热恶寒，体温 38.5℃，咳嗽吐痰，色黄质稠，经西药治疗，热势退，体温 37.5℃。咳嗽吐痰、胸闷依然，并感气短，胸腔刺痛，渐至咳痰带血，神疲倦怠，头晕、头痛，自汗、盗汗，经某门诊注射青霉素，并内服四环素等药 7 日，症状不减，乃邀郑老出诊治疗。症见：面色通红，发热，自汗，精神烦躁，夜眠不安，大便不利，小便黄短，饮食少进，口苦，咽干，吐痰夹血，咳嗽频繁，胸部疼痛，呼吸困难。舌红、苔黄腻，脉浮数。

脉症合参，乃风火炽盛、痰热蕴肺之证。痰热阻滞，肺气不宣故胸闷不畅，咳嗽吐痰；血热妄行，肺络破损，故观痰中夹血；发热日久，耗伤正气，故神疲怠倦；虚阳外越，故头晕、头痛，自汗、盗汗。肺热炽盛，上扰心君，神志不守，心火上炎，故精神烦躁，夜眠不安。治宜清热降逆、调肺化痰，佐以养阴。

处方：清温合剂加减。

全瓜蒌 25g	石菖蒲 9g	知母 15g	炙枇杷叶 9g
紫石英 9g	贝母 9g	生牡蛎 25g	酒大黄 4.5g
芦根 25g	桑叶 9g	菊花 9g	南沙参 15g
鲜石斛 30g			

3 剂。

二诊：服后咳嗽大减，热退痰消，头痛已愈。上方去桑叶、菊花，加蛤粉、郁金、枳壳，以行气止痛。处方：紫石英9g，海蛤粉25g，生牡蛎25g，酒大黄3g，芦根15g，南沙参15g，鲜石斛15g，知母、贝母、炙枇杷叶各9g，瓜蒌25g，石菖蒲9g，枳壳、郁金各9g。3剂。

三诊：胸痛消失，咯血全止，咳嗽亦愈，继仿上意，二诊方加白及12g，去酒大黄、芦根，3剂以善后，诸症悉愈。身体恢复正常。

案4. 外感痰喘

李某，男，56岁。

患者素来体弱多病，并有动脉硬化性心脏病、肺气肿。半月前又罹患外感，发热，自汗，咳嗽甚剧，胸闷喘气，夜间痰鸣，状如拉锯，多方治疗，缠绵不愈，邀郑老前往诊治。症见：咳吐黄痰，出气困难，口渴喜饮，大便微干，发热，自汗，彻夜难眠。胸闷不舒，痰鸣气喘。舌红、苔黄腻，脉滑数有力。

脉症合参，乃外感风邪，内夹郁热，痰湿阻络，肺窍郁闭所致。咳吐黄痰，咳而不畅，为风热犯肺，热熬津液为痰，为肺失清肃，口渴喜饮，为肺热耗津，邪克皮毛，故见发热、头痛之表证。又风热主疏泄，故头身自汗。舌苔黄腻、舌红，脉象浮数有力，均为风热外袭，痰热蕴肺之象。痰鸣气喘者，乃由于内伏之痰，遇外来风热诱感所致，发作之时，痰随气升，痰热相搏，气因痰阻，肺窍因而狭窄，肺气升降不利，致呼吸困难，气息喘促。正如《证治汇补》所说："哮为痰喘之久，而常发者，因而内有壅塞之气，外为非时之感，膈有胶固之痰，三者相合，闭拒气道，搏击有声，发为哮病。"《诸病源候论》记载："肺主于气，邪乘于肺，则肺胀，胀则肺管不利，不利则气道涩，故气上喘逆，鸣息不通。""其胸膈痰饮多者，嗽则气动于痰，上搏咽喉之间，痰气相击，随嗽动息，呼呷有声。"以上所述均扼要指出本病主要因为痰阻气道所致，大法总宜祛痰理气。治则辛凉解肌、清肺泻火，佐以涤痰降逆。

处方：清温合剂加减。

霜桑叶 9g	菊花 9g	连翘 9g	黄柏 9g
芦根 25g	全瓜蒌 25g	石菖蒲 9g	酒大黄 4.5g
板蓝根 18g	生牡蛎 25g		

2 剂，水煎服。

二诊：咳喘俱减，痰鸣渐退，身热自汗均告平息。尚觉口渴，上方加炙枇杷叶 9g，鲜石斛 15g，葶苈子 15g；加服二母丸，每次 1 丸，日 2 次。随汤剂送服。2 剂。

三诊：胸次豁然，咳止痰消，舌苔消退，二便通利，诸症基本告愈，仅于夜间偶有轻微咳嗽痰鸣，上方去桑叶、菊花、连翘、酒大黄，加知母、贝母、款冬花各 9g，南沙参 15g；配服二母丸，养阴清肺，善后巩固。2 剂，诸症悉退而愈。目前，患者已恢复正常工作，嘱其旬余内少食油腻煎焞之品，以防死灰复燃，痰热重生。

案 5. 温病（感冒）

患者，女，成年。

患者素来性情暴躁，肝火旺盛，复感夏季暑热之气，两火交并，内外相煽，温病骤起。症见：头痛，晕眩，发热，自汗，胸闷燥热，夜眠不安，咳吐黄痰，身冷恶寒，伴见周身酸痛，四肢沉重，口渴喜饮，食欲缺乏，大便数日未行。舌红、苔白厚，脉浮洪而数。

脉症合参，乃风温犯肺，内传阳明之证。肺家蕴热，势必外散，肺合皮毛，故见烦热自汗；脾主四肢，兼主肌肉，故脾为湿热所侵，势必外现肌肉四肢，而见四肢沉重之症；复为风邪所袭，营卫不调，经络不畅，故见周身酸痛，胸闷，恶寒发热，头痛之表证；太阳不解，内传阳明，故口渴喜饮，烦躁不安；肺与大肠相表里，肺热下移，结于大肠，故便秘不通。治宜辛凉解肌、荡积清里两解之法，佐以宽胸理气、化痰散结之剂。

处方：清温合剂加减。

霜桑叶 9g	菊花 9g	连翘 9g	石菖蒲 9g
全瓜蒌 25g	酒大黄 6g	芦根 25g	黄柏 9g

2 剂，水煎服。

1 剂，热势退，头痛止，大便通利，胸闷消失，各症悉退。继服 1 剂，清除余热，善后而愈。

案 6. 温病

钱某，女，成年人，话务员。

昨晚感冒，夜半高热顿起，头晕，头痛，身冷恶寒，自汗殊甚，周身肋骨酸痛，两腿沉困无力，卧床不起，咳嗽，流清涕，咽喉疼痛，精神烦躁，口渴喜饮，胸腹胀满，肠鸣溏泄，气逆呕吐，食欲缺乏，伴见口苦酸黏，心悸不安，脉搏 140 次 / 分。舌红、苔薄白，脉浮数，状如雀啄。

脉症合参，乃外感风邪，内夹湿热之证。风温上受，首先犯肺，肺热熏蒸，故口渴喜饮，咽喉肿痛。肺合皮毛，内热炽盛，则自汗殊甚。风邪外袭，经络郁闭，则头痛恶风，发热不适。风热侵袭，营卫不调，则周身酸痛，夹湿故两腿沉重，肺与大肠相表里，肺热夹湿下移，湿热郁结大肠，故大便溏泄。食欲缺乏，胸腹胀满，乃湿邪困脾，健运失职，气机不畅所致。脉浮数，舌红、口苦，咽干，均为湿热蕴积，风热外袭之象。治宜辛凉解肌、化痰理肺为法。

处方：清温合剂加减。

霜桑叶 9g	菊花 9g	连翘 9g	牛蒡子 9g
石菖蒲 9g	全瓜蒌 25g	芦根 25g	酒大黄 3g
生石膏 30g			

1 剂，水煎服。

1剂，热退头痛止，饮食增加，周身松快，惊悸大减，脉搏降至每分钟95次，口渴、腹泻尚在，上方去大黄、牛蒡子，加竹叶9g，川厚朴9g，1剂，喉痛失，腹泻止，各症俱退而愈。

案7. 温疟合病

王某，女，8岁。

患儿于数日前罹患外感，高热寒战，咳吐黄痰，头痛，身痛，自汗、盗汗，大便不畅，小便黄短，口渴喜饮，口舌糜烂，伴见颈部淋巴结肿大，饮食不进，神志怠倦，体温38～39℃，午后14：00热渐增，下午15：00后渐减，夜中高热再现。经某医院治疗按一般外感处理，给服安乃近、四环素，并注射链霉素均无效，连续规律性发作6天。前来治疗。症见：面色通红，腹胀满，口渴喜饮，大便干，颈部有增大的淋巴结数枚，大如核桃、小如蚕豆，颈项强痛。舌红、苔薄黄，脉浮数而洪。

脉症合参，乃风温犯肺夹疟内侵、温疟合病之证。胃腑炽热，热势外散，故腹胀满；阳明热势上冲，故口渴喜饮，汗出不断；风温上犯，肺热煎津成痰，故见头痛、发热、咳吐黄痰；肺与大肠相表里，积热不传，故大便干；热结膀胱，故小便黄短；发热日久，耗气伤阳，故神志倦怠；热毒不散窜入颈项，故见淋巴结肿大，坚硬不散而疼痛；夹疟发作，故发热有时，时热时寒。法当杀疟解毒，清肺化痰，辛凉透解，通络软坚。

处方：清温合剂加减。

霜桑叶9g	菊花9g	连翘9g	芦根25g
板蓝根25g	酒大黄4.5g	蝉蜕4.5g	瓜蒌25g
石菖蒲9g	天葵子9g	重楼9g	黄柏9g
鹤虱9g			

2剂，水煎服。

二诊：1 剂当晚热退，次日亦未再起，淋巴结肿大依然，食欲欠佳，给以通络散结、化痰软坚。处方：瓜蒌 15g，石菖蒲 9g，蛇蜕 4.5g，黄药子、土贝母各 12g，铁篱寨 30g，土茯苓 30g，板蓝根 15g，广地龙 9g，天葵子、重楼各 9g，酒大黄 3g。2 剂。

三诊：饮食倍增，每天饥饿不止，项颈结肿已软，尚未全消，化验大便发现蛔虫卵，处以软坚化瘀、杀虫解毒之剂。处方：蛇蜕 12g，黄药子、土贝母、皂角子、芦荟各 15g，海藻、板蓝根、土茯苓、铁篱寨、雷丸各 25g。研细末，每次 6g，日 2 次，尽剂而愈。淋巴结核无芥蒂，观察半年，正常无恙。目前患儿体格强壮，抵抗力增强，很少感冒。

案 8. 温病夹食并发胃痛

郑某，女，26 岁。

患者胃痛数日，复感风温，随致胃痛加剧。症见：头痛，恶风，口渴，自汗，骨节酸痛，肢体疲倦，食欲缺乏，胸腹胀满，大便干燥，咳吐黄痰，嗳气连连，伴见小便黄短，口苦咽干。舌红、苔黄厚，脉浮数。

患者素来性情急躁，情志不畅，肝气郁结，不得疏泄，郁而化热，横逆犯胃，加之饮食内伤，复受风湿之邪，郁热不散，气机阻滞，而致胃痛。脉症合参，乃外感夹食，火郁胃痛之证。治宜辛凉透表、平肝降逆，佐以荡积开郁为法。

处方：清温合剂加减。

霜桑叶 9g	连翘 9g	菊花 9g	石菖蒲 9g
全瓜蒌 25g	芦根 25g	生大黄 6g	生石膏 30g
生甘草 15g	生白芍 15g		

2 剂，水煎服。

1剂热退，咳痰俱减，胃痛若失，大便通畅，气逆已平。2剂，饮食倍增，胸腹胀满俱退，诸症悉平而愈。继以清宁丸30g，日2次，每次1丸，善后巩固，至今1年之久，再未发生胃痛。

案9. 温病（病毒性脑膜炎）

张某，女，8岁。

患儿于7日前突然发热恶寒，头痛项强，不能自主，继则周身不适，嗜睡无力，经某省人民医院化验检查，确诊为“病毒性脑膜炎”，经多种抗生素治疗无效，又用磺胺类药亦无转机，继服中药，清热解毒剂数剂，依然无效。1973年6月13日前来治疗。症见：患儿面色萎黄，精神困倦，发热无汗，抽搐阵颤、入夜尤甚，大便秘结，小便短黄，口渴喜饮，食欲缺乏。舌红、苔黄腻，脉浮数有力。

脉症合参，乃外感天行疫疠之气，内为脏腑污秽蕴毒所结而致。急宜辛凉透解、去菀陈莝，佐以平肝息风之法。

处方：清温合剂加减。

僵蚕 9g	前胡 9g	连翘 9g	石菖蒲 9g
瓜蒌 15g	钩藤 15g	葛根 12g	芦根 25g
黄柏 6g	酒大黄 3g		

2剂，水煎服。

服1剂，当晚热退头痛止，惊风项强俱平，服2剂，下极臭大便1次、量多，精神恢复，食欲振作，诸症悉退而愈。

第二节 健脾消食饮

【组成】广木香，川黄连，槟榔，乌梅，川厚朴，焦三仙，番泻叶。

【功效】健脾护中，消积导滞。

【主治】用于儿科及内科疾病，所用此方的病症，病机都有脾虚兼积，如儿科的癫痫、胃呆、痢疾、疳积，内科的呃逆、呕吐、慢性胃炎等。

【方义】在已整理的关于郑颉云的资料中，并无健脾消食饮之名，此方的命名，乃是根据病案所记录的疾病的治法及消食饮化裁而来。消食饮也为郑颉云所创，可理脾助消化。观郑颉云采用消积健脾治法的病案，在选择药物时均有槟榔、焦三仙、厚朴，以及番泻叶，且消食饮中也有这几味药，故取消食饮之“消食”二字，再加上具有健脾作用的党参、熟地黄，共同组成健脾消食饮。健脾消食饮方选党参补脾养胃，健运中气；以熟地黄补血养阴，填精益髓；合党参以补脾胃气血，促中焦之健运；厚朴燥湿消痰，下气除满，既可消无形之湿满，又可除有形之实满；番泻叶泻下通便，与厚朴配伍，以增强泻下导滞之功；槟榔善行胃肠之气，消积导滞，兼能缓泻通便；焦三仙即焦山楂、焦神曲、焦麦芽，三药合用，既可消积化滞，又能健脾胃、固护中焦。健脾消食饮中诸药合用，共奏健脾护中、消积导滞之功。

【应用心得】郑颉云在儿科应用此方，多由于患儿自幼不健或恣食生冷，使寒湿内蕴，脾胃受伐，从而导致脾虚不运；脾虚不运，中阳不振，或饮食停积，或水谷之湿聚而为痰，或有虫聚，发为“积”。治疗时首先应当健脾消积。同时，若阴证癫痫兼有痰者，则兴阳除湿，调气镇惊；若胃纳减退者，当攻补兼施；若痢疾见寒湿内蕴者，则燥湿理气；若疳积见气血不足者，则补气养血；若疳积兼有虫者，则杀虫消积。内科应用此方，多由脾胃虚寒，致阳气不振、浊阴上泛，或中阳不振、寒湿蕴积。若发为呕吐、呃逆，则当和胃降逆；若发为慢性胃炎，则温运脾阳、和中健胃。方选健脾消食饮，再随症加减，诸症悉平。

案 1. 癫痫（阴痫）

石某，女，6 岁半。

患儿患阴痫数年，初则数月犯，渐发频繁。近半年来，竟至 2 ～ 3 日发作 1 次，每次发作均在清晨 5 ：00 左右。犯则两目直视，面色青白，痰涎壅盛，咬牙震颤，数分钟即过，犯后一日精神不振，头痛，头晕，困睡，纳少，过后即恢复常态，渐至面色萎黄，神疲骨立。症见：自汗、盗汗，食欲缺乏，胃痛，腹满，大便频繁，夜眠不安，咬牙伏睡，口角流涎。舌淡、苔薄白，脉沉细而紧。

脉症合参，乃寒湿阴痫无疑。患儿自幼不健，好食肥甘油腻之品，且素来饮食不节，恣食生冷，致脾胃受伐，中阳不振，水谷之湿聚而为痰，一旦风寒侵袭，触及停痰伏饮，则乘势上逆，壅闭经络，阻塞清窍，遂突然发作，正如《临症指南医案》所说：“病或由惊恐，或由饮食不节，或由母腹中受惊，以致脏气不平，经久失调，一触积痰，厥气内风，猝焉暴逆，莫能禁止，待其气返然后已。”可见本病之发作，饮食不节，痰气上犯，乃重要原因之一。治宜消积健脾、兴阳除湿，佐以调气镇惊之剂。

处方：健脾消食饮加减。

炒槟榔 9g	焦三仙各 6g	熟地黄 15g	党参 9g
川厚朴 9g	木香 6g	番泻叶 1g	

3 剂，每次送服四生丸（生南星、生川乌、生草乌、木香各等份，生姜汁为丸，梧桐子大）5 粒，日 2 次。

二诊：服后发作骤减，食欲顿开，继服数十剂，饮食正常，发作停止，面色渐转红润，精神恢复，诸症悉平。连续百余日未发，近日因过节，吃鸡肉过多，饮食不节，伤及脾胃，遂致食欲缺乏，症复发。处方：化橘红、陈皮、茯苓各 15g，胆南星 4.5g，干姜 9g，白附子 9g，白芥子 9g，全蝎 3g。3 剂。

三诊：服后饮食增进，精神好转，至今又 7 日未犯，二诊方去茯苓、干姜，加黑胡椒 3g，吴茱萸 6g，6 剂而愈，继以四生丸连服数月，善后巩固。

案 2. 食管癌后遗症（呃逆、呕吐）

患者李某，男，58 岁。

患者 1966 年曾患食管癌，经某医院手术治疗，愈后遗留呃逆、呕吐之症。几年来，饮食不多，经常腹胀，呃逆，嗝气，特别是饮食生冷或油腻不易消化之物，发作尤剧，口吐黏涎，连绵不断，胃气上冲，清晨加剧，尤以冬季更是难过，久治无效，缠绵不愈，求治于余。1970 年 9 月 21 日初诊。症见：胸胁苦满，呕吐白色黏涎，食欲缺乏，嗳气连连，食后心悸。舌红、苔白腻，脉沉紧而细。

脉症合参，乃脾胃虚寒、阳气不振、浊阴上泛之证。病由脾虚不运，痰湿内停，胃气不降则脘闷，食不得下；夹浊湿上泛则呕吐清水痰涎；痰饮凌心，胸中阳气不展，故心悸、晕眩，苔白腻，脉沉紧，均为寒痰内蕴之症。治宜健脾温中，和胃降逆。

处方：健脾消食饮加减。

白胡椒 3g	炒槟榔 9g	川厚朴 9g	焦三仙各 6g
番泻叶 1.5g	龙胆 3g	柴胡 9g	干姜 6g
白附子 9g	吴茱萸 6g		

3 剂，水煎服。

二诊：服后效果极佳，进药 20 分钟，腑中作响，腑气下行，顿感胸廓舒然，胀气全消，呕吐、嗳气随之而降，睡眠欠佳。上方加酸枣仁 15g，以增养心安神之力。处方：白胡椒 3g，焦三仙各 6g，吴茱萸 6g，川厚朴 9g，番泻叶 1.5g，干姜 6g，白附子 9g，丁香 3g，陈皮 9g，半夏 9g，炒酸枣仁 15g。3 剂。

三诊：饮食恢复，睡眠良好，唯于食猪肉后尚感腹胀。方用肉桂、附子温补肾阳，令釜底有薪，以蒸化寒水，自无湿痰结聚之虞。处方：白胡椒 3g，川佛手 9g，炒槟榔 9g，焦三仙各 6g，番泻叶 1g，木香 9g，川厚朴 9g，生姜 12g，白附子 9g，吴茱萸 4.5g，乌药 9g，小茴香 6g，肉桂、附子各 4.5g。3 剂，呕吐止，腹胀消失，诸症悉愈，嘱其常食糖姜片，炒菜多放生姜、胡椒面，勿食生冷、坚硬之物，以为善后。观察 2 年，情况良好，效果巩固，饮食亦较前增多。

案 3. 胃呆症

张某，女，6 岁。

数月来，患儿食欲缺乏，纳食甚少，日食量仅 100 ～ 150g，尚须父母催促，勉强吃下，否则一日不食，亦不觉饥饿，细问患者素喜零食，饮食不节，并于数月前吃肉卤面伤食，从此饮食日渐减少，胃纳呆滞。症见：面色萎黄，神志倦怠，体格消瘦，头晕无力。舌淡、苔薄白，脉细弱无力，按腹柔软。

脉症合参，乃脾虚不食、胃纳减退之证。本病始由饮食不节，过食生冷瓜果，又为暴食肥腻所伤，致脾阳不振，健运失职，积滞内停。“胃虚不纳，脾虚不运”故见食欲缺乏。胃者，六腑之海，化气生血之源泉，脾胃虚衰，饮食不进，则气血不足，而见头晕无力，面色萎黄；谷气不能濡养四肢，故现肢体倦怠之症。治宜健脾消积，攻补兼施为法，待中土兴旺，健运正常，自能气充血盈，脏腑壮旺。

处方：健脾消食饮加减。

熟地黄 15g　党参 9g　焦三仙各 6g　炒槟榔 9g
番泻叶 2.5g
3 剂，水煎服。

服后饮食倍增，日食量增至350～400g，未到饭点，即感到饥饿。照方继服3剂，精神振作，头晕消失，诸症告愈。嘱其少吃油腻，多吃豆腐，以为善后。

案4. 慢性胃炎

丁某，女，30岁。

患者患慢性胃炎10余年，胃脘胀满，嗳腐吞酸，嘈杂疼痛，呃逆频作，遍服消食健胃之品及镇痛制酸药，诸药无效，缠绵不愈，于1970年5月21日初诊。症见：面色晦黄，神疲乏力，泛吐清水，胃痛甚剧，喜暖恶寒，伴见食欲缺乏，日食量200g左右，喜燥恶湿。若吃面条及流质食物，则感胃中难受不适，疼痛加剧，吃焦馍之类则感舒适。舌淡、苔白腻，脉虚濡。

脉症合参，乃脾虚不运、中阳不振、寒湿蕴积之证。脾胃虚寒，纳食不多，寒湿停积，阻塞气机，故胃痛；阴盛阳衰，运化迟缓，浊阴上泛，故嘈杂胀，嗳腐吞酸；得暖得按则寒气稍散，故痛亦见减。脾主四肢，气血之源，故脾虚则见面色萎黄，四肢无力；脾阳不振，则舌淡，脉虚濡。总由脾胃不足、运化无权所致，故饮食稍多或偶受寒邪，或劳累过度，均可加重病情。治宜温运脾阳、和中健胃以治其本。

处方：健脾消食饮加减。

熟地黄 25g	党参 12g	炒槟榔 9g	焦三仙各 9g
番泻叶 2.5g	白术 18g	草果仁 9g	制马钱子 2g

3剂，水煎服。

二诊：服药2剂，上下通利，大量嗝气，大下一次污秽陈积，顿觉周身轻松，如释重负，胃中舒服，已不疼痛，有豁然疾去之感，自觉病愈。服完第3剂饮食大增，嘈杂吐酸全止，胀气亦平。上方加黄柏6g，海螵蛸9g。处方：熟地黄25g，党参12g，炒槟榔9g，草果仁6g，延胡索9g，炒白芍9g，海螵蛸9g，黄柏6g，白术15g，制马钱子1.5g。3剂。

三诊：诸症悉愈，多年之膀胱炎亦随之而愈。4 日前忽然感寒发热头痛，鼻塞流涕，浑身骨节疼痛，皮肤亦疼痛不可触碰，以后每至上午 11：00，先冷后热，至午后四五点始退，自汗，盗汗，腹胀满，恶心，呕吐，饮食不进，大便 4 日未行。舌苔黄而不燥，脉浮紧。此乃风疟合病。处以温脾散寒，通络截疟之剂。处方：干姜、常山各 6g，焦三仙各 6g，川乌、草乌、麻黄各 3g，炒槟榔、乌梅、鹤虱各 12g，羌活、威灵仙各 9g，番泻叶 1g。

四诊：服药 2 剂，寒热俱退，痛止神清，风疟告愈。吃面条后，又感胃中难受，胀气、吐酸、疼痛不适。给予健胃燥湿、行气化滞，佐以暖胃之剂。处方：熟地黄 18g，党参 9g，枳壳、川厚朴各 9g，三棱 4.5g，高良姜 6g，没药 9g，海螵蛸 12g，炒槟榔 9g，焦三仙各 6g，番泻叶 1g，草果仁 9g。水煎服，5 剂，诸症悉退而愈。追访半年，效果巩固，精神体力较前益健。

案 5. 白痢

陈某，男，5 岁。

患者患白痢 10 余日，并发扁桃体炎，数治不愈。症见：下痢浊白，状如浊涕，日下十数次，呕吐，气逆，纳少，神疲，不欲饮水，胸腹胀满，肠鸣，里急后重，喉头红肿，咽物疼痛，但痛势不剧。舌淡、苔白腻，脉滑紧。

脉症合参，乃脾阳不振、失其健运之职、寒湿停积之证。病由饮食不节，过食生冷，寒湿内蕴，伤及肠胃所致；至于咽喉肿痛，乃风寒外袭，郁之化热，结聚不散，上冲咽喉所致。总之上盛下虚，上热下寒而起。当为阴阳明辨，分别处理。治宜清肺利咽、温中消积，后者为主，前者为辅。

处方：健脾消食饮加减。

大蒜 2 头	川椒 4.5g	番泻叶 9g	木香 9g
川厚朴 9g	炒槟榔 9g	焦三仙各 6g	大黄炭 1.5g
黄芩 6g	山豆根 12g	炮姜炭 9g	

3 剂，水煎服。

二诊：服后脓液消失，泻痢大减，饮食增加，精神好转，腹胀亦退大半，喉痛亦然。上方去大黄炭、山豆根、黄芩，加乌梅、薄荷、荆芥穗辛平透散，热退喉痛自去。处方：大蒜1头，川椒2.5g，乌梅9g，木香、川厚朴各9g，炒槟榔6g，焦三仙各6g，炮姜炭6g，薄荷、荆芥穗各4.5g。2剂。

三诊：咽喉肿痛皆平，大便正常，诸症悉愈。

案6. 痢疾

王某，女，7岁。

患儿患痢疾数日，白多红少，腹痛胀满，里急后重，食欲缺乏，经服合霉素、干酵母等药无效，遂来我处治疗。症见：患儿面色萎黄，神情怠倦，饮食甚少，腹痛下坠，日下七八次。舌淡、苔白腻，脉沉紧。

脉症合参，乃寒湿积蕴中州、脾阳不振，失其健运所致。治宜温中消积，燥湿理气。

处方：健脾消食饮加减。

川椒 4.5g　大蒜 2 头　陈番泻叶 9g　败酱草 9g
炒槟榔 6g　焦三仙各 6g　川厚朴 6g　木香 6g
苦参 6g
2剂，水煎服。

二诊：服后脓液基本消失，下利每日2次，腹胀亦随之而愈，于昨晚重感受凉，今见咳嗽发热，口不渴，脉浮紧。处以祛风散寒、止咳理气，佐消积除湿之剂。处方：薄荷4.5g，荆芥穗3g，青蒿3g，杏仁6g，细辛2.5g，陈皮6g，败酱草12g，马齿苋9g，焦三仙各6g，木香6g，川厚朴6g，川椒3.5g。

服药2剂，诸症悉愈。

案 7. 疳积（中毒性消化不良）

高某，女，8 岁。

患儿自幼体弱，加之先天不足，母亲奶少，乳食不足，即以蛋黄喂养，由于小儿发育未全，脾胃不健，难以承受，造成积停内伤。此后饮食大减，数年不能回转，虽服山楂、麦芽、酵母片、胰酶片等消食化滞之品，多方治疗不愈。更于数日前，又食煮蛋黄，旧疾未愈，新病又伤，几日来，神疲纳呆，整日无饥饿感，每日仅食用米汤数碗。前来治疗。症见：患儿面色萎黄，神疲骨立，肌肤干燥不华，头晕，困倦无力，头发焦黄成束，腹胀满不适，伴见气冲呃逆，不思饮食。舌淡、苔白腻，脉沉细无力。

脉症合参，乃内伤食积、脾胃虚弱之证。脾胃虚寒，中气不运，不能化生精微以奉养五脏六腑、四肢百骸，故见面黄肌瘦，神疲骨立，周身倦怠。脾阳不振，浊阴上泛，则呕吐厌食。发乃血余，气血不足，不能润养毛发肌肤，故见头发焦黄成束，肌肤干燥不华。脾主肌肉，脾虚不能充养肌肉，故全身消瘦，舌淡、苔白腻，脉象沉细无力，均为脾虚不运、气血两亏之象。治宜健脾益气，佐以消导之剂。

处方：健脾消食饮加减。

炒槟榔 9g　焦三仙各 6g　番泻叶 1g　熟地黄 25g
党参 12g
6 剂，水煎服。

二诊：饮食大增，日进 300g 之多，精神转佳，已和其他孩子一起玩耍，继服 10 余剂，善后巩固而愈，数年之疾，顿觉豁然，嘱其 2 个月内勿食蛋黄，少吃油腻。观察数月，面色红润，头发变黑，形体日渐丰满而愈。

案 8. 疳积（中毒性消化不良）

周某，女，9 岁。

数月来，患儿食欲缺乏，经常头晕，饮食甚少，每日食量 100 ～ 150g，渐至面黄肌瘦，神疲骨立，两腿沉重，迈步无力，头发焦枯成束，常常小腹疼痛。脉左部沉弱无力，右部濡而滑细，舌苔白厚。西医检查（大便镜检）发现有钩虫卵。

综观诸症，乃脾胃虚寒、健运失职、气血两亏之证。《黄帝内经》云“胃虚不纳，脾虚不运”，胃虚不纳，则见食欲缺乏，谷气不能布达四肢，故觉周身困倦，四肢无力。脾为后天之本，化气生血之源泉，饮食不进，则气血枯竭，源泉不固，周身皆失灌溉，加之虫耗气血，排出毒质，气血更加亏耗。发乃血之余，血不养发，故头发焦枯成束。脾主肌肉，脾虚则现神疲骨立之象。治宜健脾消积、补血杀虫，待中土壮旺，自有万物资生之机，百废俱兴之妙。

处方：健脾消食饮加减。

炒槟榔 9g	番泻叶 1g	焦三仙各 6g	党参 9g
熟地黄 15g	榧子 12g	贯众 12g	

3 剂，水煎服。

二诊：饮食显著增加，每日由 100g 增至 250g，数月来第 1 次感到饿，上方加龙眼肉 9g，以增其补血益脾之力，6 剂。食欲完全恢复，每日 400g。面色渐转红润，上方随症加减，连服 20 剂，形体日渐丰满，精神振作，头发黑润，大便化验呈阴性，追防 3 个月，一切正常。

案 9. 疳积（钩虫贫血）

赵某，男，6 岁。

患儿 1 年多来，常感头晕，头痛，倦怠无力，精神缺乏，睡觉时咬牙翻滚，渐至面色萎黄，结膜、口唇均现苍白，食欲缺乏，性情变得孤僻，小便清长，大便尚好，时常小腹作痛。舌淡、苔腻，脉沉细无力。经某医院化验大便确诊为钩虫中毒而引起贫血。

脉症合参，乃脾虚不运、湿寒生虫、耗气伤血，疳积之症已成。治宜健脾杀虫，温通下元。

处方：健脾消食饮加减。

炒槟榔 9g	榧子 15g	贯众 15g	番泻叶 1g
熟地黄 15g	党参 9g	延胡索 9g	乌药 9g
川椒 4.5g	苦楝根皮 15g		

6 剂，水煎服。

二诊：饮食倍增，日进 400 ～ 450g，腹痛已止。处方：炒槟榔 9g，焦三仙各 6g，番泻叶 1g，熟地黄 15g，党参 9g，榧子、贯众各 9g，川椒 3g，延胡索 9g，白术 9g，川厚朴 9g。

三诊：服药 6 剂，精神好转，下污秽溏便数次，夹杂脓样黏物，头晕消失，夜眠安宁，打滚、咬牙之象俱退。二诊方加乌梅 9g。继服 6 剂。

四诊：面色转红，饮食倍增（400 ～ 450g），未再腹痛，上方加减，前后治疗月余，服药 30 多剂。渐至形体胖壮，面色红润，头痛、头晕均告消失，食欲振作，睡眠良好，性情也已活泼，经大便镜检结果呈阴性，诸症悉平而愈。

第三节 疏理活化方

【组成】醋大黄，香附，桃仁，红花，丹参。

【功效】疏肝理气，活血化瘀。

【主治】因肝郁气滞、瘀血阻络所导致的疾病，诸如胸胁痛、产后腹痛、不孕症、闭经、子宫内膜炎、气臌、癥瘕、积聚等。

【方义】方中香附"乃气病之总司，女科之主帅也"，可疏肝解郁，调经止痛，理气调中；桃仁、红花常相须为用，为活血、祛瘀、止痛的常用组合；丹参善于祛瘀止痛，且有补血调血之功，故有"一味丹参散，功同四物汤"之说；大黄可逐瘀通经，醋制以增强消积化瘀之力，同时又可使瘀从大便而去。诸药合用，共奏疏肝理气、活血化瘀之功，使肝气调达，肝郁得疏，瘀去络通而血自行。脉证合参，辨证论治，加入适证之品，使诸证悉平。

【应用心得】郑颉云所运用的方剂中并未有该方，笔者在其病案中发现他常采用疏肝理气、活血化瘀的方法治疗因肝郁气滞、瘀血阻络所导致的疾病，诸如胸肋痛、产后腹痛、不孕症、闭经、子宫内膜炎、气臌、癥瘕、积聚等，故以疏理活化方命名。总的来说，该方广泛应用于妇科疾病的治疗，同时也被用于内科疾病。他认为，肝性刚直，性喜条达，若久病入络，气滞血瘀，滞于肋下，或阻于胸中，则胸肋疼痛；若忧思伤脾，情志郁结，气机不利，横逆犯脾，使脾虚受克，健运失常，则致气臌夹食；若肝郁气滞，瘀血内停，兼见肝胃不和，则胃气不畅发为臌胀，气滞血瘀癥瘕乃成。同时，他认为妇人更易出现肝郁气滞，若妇人产后恶露不尽，且气滞不畅，则瘀血不化，滞于胞宫，阻塞气机，滞而为痛；若气郁伤肝，情志不舒，则肝失条达，郁久化热，而湿热之邪结聚胞宫，故多年不孕；若情志不舒，冲任不能相资，气滞则血凝，血热痹阻，则发为血热闭经，血寒痹阻，则发为寒凝闭经；气为血帅，气郁则瘀血停滞于血海，故成子宫内膜炎。对于以上疾病，郑颉云常施以疏理活化方。

案 1. 胸肋痛

帖某，女，14 岁。

患者罹病 1 个月余，于打球等剧烈活动之后，致胸肋疼痛。初则胸肋胀满，微觉疼痛，后因家事不和，情志不畅，逐渐疼痛加剧。症见：胸肋刺痛，用力咳嗽时尤甚，胸闷不舒，肚腹胀满，食欲缺乏，口唇紫暗，大便燥结，腰痛腿酸，口苦，喜饮。月经不调、量少提前。脉细数而涩。

脉症合参，乃肝郁气滞血瘀之证。肝性刚直，性喜条达，气滞血瘀，脉络被阻，滞于肋下，故肋下胀痛；气滞不畅，故胸闷不舒；肝气郁结，横逆犯脾，健运失职，故食欲缺乏。治宜疏肝理气，通络化瘀。

处方：疏理活化方加减。

川厚朴 9g	枳壳 9g	木香 6g	香附 15g
小茴香 9g	莪术 9g	木瓜 15g	土鳖虫 9g
青皮 9g	陈皮 9g	郁金 9g	三棱 9g
醋大黄 6g			

2 剂，水煎服。

二诊：服药 2 剂而愈，后因生气复发，但较前轻，仅觉胸闷，微痛，处方 2 剂。处方：青皮、陈皮各 9g，薤白 15g，醋香附 25g，川厚朴 9g，枳壳 12g，三棱、莪术各 6g，木香 9g，醋大黄 6g，樟木 25g，佛手花 6g。

三诊：口唇发绀转淡，疼痛消失，胸次豁然，诸症悉退而愈，后追访数日，疗效巩固，再未复发。

案 2. 产后腹痛

郑某，女，成年。

患者患产后腹痛，大便干结，4 日未行。素有便秘之症，患者时常易患喉、口、舌糜烂之症。症见：面色淡黄，口渴喜饮，头痛腿沉，肢体困倦，性情烦躁，腹胀满，恶露不尽，腹痛呈阵发性。舌红、苔黄厚，脉细数。

脉症合参，乃邪热内盛，阴津亏耗，加之产后新血复伤，不能滋润大肠而致燥涩，运化不利，如河水行舟，无水舟焉能行。况产后恶露不尽，瘀血不化，滞于胞宫，阻塞气机，滞而为痛。“痛则不通，通则不痛”，法当活血通络、行气导滞，佐以利血润燥之剂。乃导滞以去实，补血以扶正，待火去津足，瘀开气行，痛则自愈矣。

处方：疏理活化方加减。

醋大黄 6g	丹参 15g	延胡索 9g	桃仁 9g
红花 6g	醋香附 15g	乌药 9g	小茴香 6g
荜茇 9g	当归 25g		

2 剂，水煎服。

二诊：大便通畅，恶露已尽，腹痛顿止。上方去醋大黄，加当归，继服 2 剂，诸症悉愈，观察 1 个月，未再发作。

案 3. 不孕症

熊某，女，30 岁。

患者患不孕症数年，结婚数年从未生子，双方到医院检查，均无器质性病变及生理缺陷，为此夫妻关系不和，经常闹气，1968 年初前来治疗。症见大便闭结，月经不调、颜色发黑、来量甚少、赶前错后，小腹胀痛，白带素多，头晕面红，常感周身酸困，四肢疲乏，口干，心情烦躁。舌红，脉沉数而涩。

脉症合参，属肝气郁结，五志化火，久病入络，气血闭结之证。治宜疏肝理气、通络化瘀，佐以荡积凉血之剂。

处方：疏理活化方加减。

醋大黄 4.5g	醋香附 18g	丹参 12g	桃仁 9g
红花 9g	葫芦巴 12g		

3 剂，水煎服。

二诊：服后食欲不佳，上方加入全瓜蒌，石菖蒲，以宽胸理气，消食开胃。

三诊：食欲转佳，白带尚多，小腹隐痛，二诊方加鸡冠花 30g，延胡索、小茴香、乌药各 6g，墓头回 15g，以清热利湿，行气止痛。

四诊：白带、腹痛已愈，便秘好转，继续增强活血破瘀之力，促收速效，三诊方加牡丹皮、凌霄花各 9g。

五诊：诸症好转，仅偶感胸满心悸，脉已平缓，小佐镇静安神，强心利气之剂。处方：桃仁 9g，红花 6g，醋香附 25g，小茴香 9g，台乌药 9g，丹参 15g，醋大黄 3g，葫芦巴 9g，牡丹皮 9g，凌霄花 9g，麦冬 25g，全瓜蒌 15g，枳壳 12g。3 剂，痊愈，不久即怀孕生子。

案 4. 不孕症

王某，女，30 岁，会计。

患者结婚 10 年未生育，素来月经不调，或超前或错后，白带甚多，经期腹痛，月经色暗质稀、夹杂紫黑血块、量少、期短、2 日即净。经中西药多方治疗不愈，前来求治。症见：面色嫩红，腰酸腿重，周身倦怠，夜眠欠佳，口苦，咽干，渴喜凉饮，大便不利，小便黄短，白带稠而量多。脉细数而滑，左尺尤甚。

脉症合参，乃肾虚不固、湿热下注、气滞血瘀之证。该病起于气郁伤肝、情志不畅，肝失条达，气血失调，冲任不能相资。久病入络，郁久化热，湿热之邪结聚胞宫，故多年不育。治宜疏肝理气、活血化瘀，佐以清热除湿之剂。

处方：疏理活化方加减。

醋香附 25g	丹参 12g	桃仁 9g	红花 6g
鸡冠花 30g	墓头回 15g	醋大黄 3g	花蕊石 9g

3 剂，水煎服。

二诊：服后小腹微痛，大便通畅，乳房觉胀，上方加土贝母 12g，防其郁热过胜，发为乳痈，用以清热软坚，通络散结。“上工不治已病治未病”，当以预防为主。处方：醋香附25g，丹参15g，延胡索9g，葫芦巴15g，桃仁9g，红花6g，鸡冠花30g，墓头回15g，翻白草25g，醋大黄1.5g，赤芍9g，五灵脂9g，花蕊石4.5g，土贝母12g。3剂。

三诊：月经已过，白带大减，血块仍多，舌转淡，口亦不渴，脉细数无力，小腹作凉，隐隐作痛。湿热已去，肾虚本象暴露，给予行气化瘀、温补肾阳之剂。处方：醋香附30g，丹参12g，延胡索9g，葫芦巴15g，巴戟天9g，海南沉香4.5g，干姜4.5g，红糖30g。6剂。

四诊：小腹凉感已减，隐痛尚存，继仿上意，加重药力。处方：鸡血藤25g，红糖250g，延胡索25g，干姜60g，葫芦巴30g，醋香附30g。水煎，浓缩成膏，每日2次，每次一饭勺，共分5日服完。

五诊：腹痛消失，冷感已除，阳气渐兴，肾中寒气已散，瘀血尚存，继予活血散瘀之剂，促收速效。处方：醋香附25g，醋延胡索9g，丹参15g，土鳖虫6g，桃仁、红花各9g，醋大黄3g，斑蝥1只。6剂。

六诊：月经如期来临，经色鲜红，血块消失，4日而净，继以活血化瘀、温暖肾气之剂，善后处理。处方：醋香附25g，丹参12g，桃仁、延胡索、川芎、赤芍、红花各9g，葫芦巴15g，熟地黄25g，巴戟天9g，红糖30g为引。6剂，服后腰痛全失，月经如常，诸症悉退而愈，月事从此恢复正常，10年顽疾，从此痊愈，周身轻松，如释重负。追访半年，已怀孕，如期生育。

案5. 血热闭经

张某，女，17岁，学生。

患者于去年11月至今，闭经半年余，1973年6月初前来治疗。症见：面色晦黄不华，周身困乏无力，大便干燥，口渴喜饮，形体消瘦，食欲缺乏，伴见白带多、质黏稠。舌红、苔薄黄而腻，脉沉细而数，带有涩象。

脉症合参，乃血热瘀阻，冲任不通，邪克胞宫，湿热下注之证。治宜凉血破瘀，通络除湿之法。若不速治为务，任邪热横虐，耗伤阴血，必有来日阴血干涸之虞。急以大剂冲决开破之剂，斩将夺关，冀收速效。

处方：疏理活化方加减。

牡丹皮 15g　醋大黄 15g　桃仁 25g　桃奴 18g
红娘 4 个　苏木 60g　枣树皮 60g
2 剂，水煎，4 次分服，日 2 次。

二诊：服 1 剂后，小腹作痛，腹胀肠鸣（乃气血开通之象），服 2 剂，气开血行，月经来潮，5 日而净，食欲欠佳。给予补气养血健脾之剂，善后为意。处方：炒槟榔 9g，焦三仙各 6g，熟地黄 25g，党参 12g，番泻叶 1g，石菖蒲 9g。3 剂，食欲振作，诸症悉愈。

案 6. 寒凝闭经

秦某，女，18 岁。

患者患闭经症，8 个月来未见月经。症见：面色泛红，烦躁易怒，两胁胀满，精神郁闷不乐，小腹作痛，伴见口苦，咽干，大便不利。舌淡紫、苔白厚，脉沉涩而弦。

气以宣达为顺，气滞不畅则精神郁闷，烦躁易怒，胸脘胀满，或两胁胀痛。气为血之帅，气行则血行，气滞则血凝，今瘀血停滞，积于血海，致冲任不通，阻碍经血下行，故成闭经之症，治宜疏肝理气、活血化瘀。

处方：疏理活化方加减。

醋大黄 4.5g　醋香附 25g　桃仁 9g　红花 6g
丹参 15g
2 剂，水煎服。

二诊：大便已畅，烦满俱减，脉象亦见缓和，仍滞涩象，小腹作痛，乃瘀血开动之象，上方去大黄、丹参，加红糖、黄酒各 30g，当归 15g，以增其温经通络之力，促收速效。

三诊：服药 2 剂，腹痛益甚，小腹有下坠之感，乃告之勿惧，此瘀血开化，月经将至之兆。继以温通经络、活血化瘀方 1 剂。处方：红糖 120g，黄酒 120g，丝瓜络 120g，当归 30g，红花 30g，枣树皮 60g 为引。浓缩成膏，1 日 2 次，每次一汤勺，5 日服完。

四诊：一料未服完，月经于第 4 日正常到来，腹痛顿止，下坠之感亦随之而愈，三诊方去红糖、枣树皮，继服一料巩固疗效，以防复发。观察 3 年，情况良好，月经一直正常。

案 7. 虚损子宫内膜炎

周某，女，33 岁，卫生所医生。

患者于 8 年前生孩子后，尚未满月，就用凉水洗脚、洗尿布，而后即感腰痛腿痛，手足麻木，月经不调，经期来前，小腹胀痛，量大、质稠、色黑、瘀块甚多，6 日始净，来前乳房胀满，周身困倦，头晕，神衰，嗜睡无力，两腿瘀肿而无迈步之力，经去即感轻松舒适，腰腿疼痛同时减轻。近 3 年来病情加重，两腿膝下发热疼痛，麻木沉重，阴雨刮风之日尤甚，小腹长年疼痛，时轻时重，月经或超前或错后、来期不定、经色紫黑甚多，目前感到肢体疲乏无力，精神萎靡，食欲缺乏，夜眠不安。经某医院检查诊断，确诊为子宫内膜炎，慢性输卵管炎合并关节炎，抗生素、放射治疗及内服四环素、睾酮等诸药无效，又服中药治疗数月，依然无明显变化。1970 年 7 月 23 日前来治疗。症见：腰腿疼痛，麻木沉重，膝盖以下尤甚，大便干燥，3 日一行，白带甚多，小腹胀痛，口苦不渴。舌红、苔薄黄，脉滑数无力，两尺尤甚。

脉症合参，乃中气不足，湿热下注，冲任不固，气滞血瘀之证，法当补中益气、活血开瘀，佐以清热利湿之剂。

处方：疏理活化方加减。

生黄芪 25g	醋香附 25g	椿皮 25g	丹参 15g
葫芦巴 15g	牡丹皮 12g	桃仁 12g	茜草 12g
海螵蛸 12g	红花 6g	小茴香 6g	醋大黄 6g

3 剂，水煎服。

二诊：服药后麻木、沉重消失，腰腿痛俱减，腹痛胀满悉退，大便通利，小便黄短，尿道疼痛，继以通络除痹、凉血解毒之剂。处方：络石藤、忍冬藤各 30g，板蓝根 25g，紫草、紫花地丁各 15g，桃仁、红花各 9g，生地黄 30g，川乌、草乌各 4.5g，全蝎 6g，铁篱寨 25g，白茅根 60g，海浮石 9g，海金沙 25g，刘寄奴 12g，广地龙 12g。5 剂。

三诊：饮食大增，腰腿疼痛基本消失，月经来潮，量大，行经 8 日，色黑夹杂瘀血块，胸闷气短，脉滑数。处方：全瓜蒌 25g，石菖蒲 9g，薤白 15g，紫草、紫花地丁各 15g，忍冬藤、络石藤各 25g，广地龙 9g，桃仁、红花各 9g，川乌、草乌各 4.5g，白茅根 60g，制马钱子 2g，生地黄 15g，全蝎 6g。5 剂。

四诊：两腿热感显著减轻，原来经前头晕不能起床，手足瘀肿，这次经前反应完全消失，小便发热，足跟肿痛而热，乃湿热下出之象。继仿上意加减 10 剂。处方：络石藤、忍冬藤各 30g，板蓝根 25g，紫草、紫花地丁各 15g，白茅根 60g，生地黄 25g，桃仁、红花各 9g，刘寄奴 12g，全蝎 6g，川乌、草乌各 4.5g，广地龙 12g。

五诊：两足红肿疼痛俱减，小便亦无热感。近日感冒，发热困倦，关节酸痛，头痛恶寒，白带仍多。处方：薄荷、荆芥穗、羌活、杏仁各 9g，连翘 9g，瓜蒌 25g，石菖蒲 9g，芦根 25g，酒大黄 4.5g，椿皮 25g，翻白草 30g，墓头回 15g。5 剂。

六诊：感冒已愈，月经来潮，量减 1/3，5 日而尽，色转鲜红。多年膀胱炎亦随之而愈，两腿肿痛俱消，原脚面及小腿部许多黑斑亦同时消失，乃湿热退，瘀血开化之象。处方：翻白草、椿皮、瓜蒌、墓头回各25g，酒大黄3g，桃仁、红花各9g，忍冬藤、络石藤各15g，白茅根45g，鸡血藤25g。3剂。

七诊：白带消失，月经已尽，瘀血块亦较前为少，脉沉数无力，舌红，两腿怕风，风吹受寒，仍感疼痛，此乃郁热内蕴，夺路外散，遇风寒外袭，则肌腠关闭，致经络闭塞，郁热不散，故疼痛。治宜外散风寒、内除痹热，其病自除。处方：羌活、独活各15g，威灵仙9g，木防己15g，黄柏9g，络石藤、忍冬藤各25g，白茅根45g，葛根15g，生白芍12g，乌梢蛇12g，川乌、草乌各6g，生地黄30g，桃仁、红花各9g，全蝎6g。服药5剂，周身轻松，诸症悉愈。

案8. 气鼓夹食

唐某，女，20岁。

患者起病忧思。3年前其母患臌症、高血压，腹胀如鼓，久治不愈，日渐加重，为此患者伤心之重，经常哭啼，忧思伤脾，渐至头晕神疲，腹胀满，大便燥结、4日一行，周身倦怠，两腿沉重无力，右侧废萎不用。曾在北京治疗年余，及他地中西医治疗2年，效果不佳，缠绵不愈，西医检查化验亦未发现任何器质性病变。嘱其少生气，多运动，别无良法。患者忧心忡忡，思想包袱很沉重，后听别人言及郑老能治疗本病，曾治愈多例，即前来治疗。症见：面色暗红，形体丰满，消谷善饥，口苦，咽干，大便燥结、3日一行，腹胀如鼓、腹皮臌急、按之不硬、食后午后尤甚、每遇情志不悦亦可迅速加重。舌红、苔薄白，脉沉弦而细。

脉症合参，乃肝郁气滞血瘀，脾虚胃实，湿热蕴结之证。显而易见，病由忧思伤脾，情志郁结，气失调畅所致。肝为生血之脏，性喜疏畅，如肝木失其条达，气机不利，则血液流行不畅，致肝之脉络为瘀血所积；而肝气郁结不疏，则横逆犯脾，脾虚受克，健运失常，湿热蕴积，大便传导亦为不利；日久不化，内伤肝脾，中焦阻塞，升降失常，鼓胀遂起。治宜疏肝理气、通络化瘀，佐以荡积之剂。

处方：疏理活化方加减。

大黄 9g	枳实 9g	枳壳 9g	川佛手 9g
莱菔子 25g	醋香附 15g	川厚朴 9g	姜黄 9g
青皮 9g	陈皮 9g	郁金 12g	桃仁 12g
红花 12g	海藻 15g	三棱 12g	

6 剂，水煎服。

二诊：腹胀大减，大便通畅，消谷善饥。月经来临，白带多，面色仍红。处方：醋香附 25g，郁金、姜黄、大黄、枳实、桃仁各 9g，枳壳 12g，苍术、川佛手各 9g，决明子 25g，墓头回 30g。6 剂。

三诊：白带减少，面红减轻，体觉松快。二诊方加石菖蒲 9g，椿皮 30g，增其开瘀燥湿清热之力。6 剂。

四诊：白带消失，腹胀已除，尚觉胸闷不舒，大便不利，痰涎较多。处方：芦荟 6g，郁金、姜黄、川佛手、青皮、陈皮、石菖蒲、生大黄各 9g，番泻叶 6g，枳壳 25g，川厚朴 12g，瓜蒌 15g，莱菔子 30g，斑蝥 1 只，煨甘遂 4.5g（分 2 次冲服）。

五诊：服后大下秽物陈积 2 次，状如腐肉，顿觉胸次豁然，消谷症亦大减，午后亦不作胀，两腿有力，周身松快，如释重负，继以小剂荡积郁热。处方：生大黄 9g，番泻叶 9g，枳实 12g，莱菔子 30g，郁金 15g，姜黄 15g，槟榔 15g，全瓜蒌 30g，枳壳 15g，柴胡 3g。6 剂。

六诊：尽剂诸症悉退而愈。两胁消瘦，体重减轻。继以消积化瘀，疏肝理气，缓剂数十剂，善后处理。观察年余，疗效巩固，前后治疗 3 个月之久，共服大黄 1.5kg，番泻叶 500g，甘遂 60g，斑蝥数十只，如此峻烈之剂，长驱直入，直捣病巢，方能除此顽疾，若畏而不用，犹豫不决，何时方愈。所用之法，乃张子和攻破之法。张氏谓“陈莝去而肠胃洁，癥瘕尽而营卫昌”，取其寓补于攻之意。

案 9. 癥瘕积聚（痞块）

牛某，女，56 岁。

患者素来性情暴躁，因生气而患胃痛，久经治疗，缠绵不愈。服开郁顺气之剂，如木香顺气丸、四消丸，均能暂收眼前之效。药力过后疼痛依然。如此达数年之久，渐至胃脘鼓胀，嘈杂吞酸，气逆不降，嗝气不断，呃逆连绵。左下腹有一长形硬块，状如穿梭，跳动有力，推之不移，乃癥瘕无疑。患者面色紫暗，咽干，口苦，大便燥结、3 日一行。舌红、苔白厚，脉沉伏。

综观诸症，病属肝郁气滞，瘀血内停，气郁结聚，冲脉上逆之证。暴怒伤肝，肝强犯胃，肝胃不和，故见胃痛；胃气不畅，则鼓胀；冲脉上逆，故呃逆、嗝气，气逆不降，气滞血瘀，癥瘕乃成。治宜疏肝理气，消积破瘀。

处方：疏理活化方加减。

苏木 30g　醋大黄 15g　桃仁 18g　丹参 30g
醋香附 30g
3 剂，水煎服。

二诊：下黏条秽物甚多，顿觉腹胀消，胃痛失。气降逆平，立觉全身轻松，如释重负，继获捷效，继仿上意，减醋大黄为 12g，加延胡索 9g，青皮 9g，枳壳 9g，莪术 9g，6 剂。服药后，腹中之块消退过半，饮食大增。余症悉退，遵经旨所谓“大积大聚，其可犯也，衰其大半而止”之意，给以疏肝丸 5 盒，日 2 次，每次 1 丸，配合膳食调理月余而愈，至今良好。

第四节 健胃合剂

【组成】白豆蔻，石菖蒲，全瓜蒌，川厚朴，鸡内金。

【功效】理脾健胃，消积导滞。

【主治】腹痛、口疮、疳积、肝炎等兼有脾胃不健、饮食内停者，还将此方用于肺结核疾病的善后。

【方义】健胃合剂方中的白豆蔻即豆蔻，该药味辛性温，归肺、脾经，具有化湿行气、温中止呕之功；厚朴归脾、胃经，可燥湿消痰、下气除满，既可除无形之湿满，又可消有形之实满。二药合用，常用于湿阻中焦及脾胃气滞证。石菖蒲辛温芳香，可化湿和胃，善醒脾胃、行气滞，可用于湿温阻于中焦，脘闷疼痛，与全瓜蒌相配，善清脾胃湿热；鸡内金消食化积作用较强，并可健运脾胃，正如《滇南本草》言本品："宽中健脾，消食磨胃。治小儿乳食结滞，肚大筋青，痞积疳积。"以上诸药合用，健运脾胃的同时，又有消导之效。

【应用心得】健胃合剂由郑颉云所创，首见于他的肺结核治疗验案中。纵观郑颉云的医案，发现他常将此方用于疾病的善后，以调理、巩固脾胃。他认为，无论是久病还是饮食不节，日久都会损伤脾胃，而脾胃乃后天之本，气血生化之源，主受纳运化，使水谷所化生的气血精微得以濡养五脏。若饮食不节，偏食偏好，且素喜膏粱厚味，则会致胃中饮食停积不化，结于肠胃，不通而致腹痛，即《素问·痹论篇》所言"饮食自倍，肠胃乃伤"。《景岳全书·饮食门》载："再若五脏之邪皆通脾胃，如肝邪之犯脾者，肝脾皆实，单平肝气可也；肝强脾弱，舍肝而救脾可也。心邪之犯脾者，必火炽盛，清火可也；心火不足，补火以生脾可也。肺邪之犯脾者，肺气壅塞，当泄肺以苏脾之滞；肺气不足，当补肺以防脾之虚。肾邪之犯脾者，脾虚则水能反克，救脾为主；肾虚则启闭无权，壮肾为先。"故无论是哪一脏腑病久，都会损伤脾胃，使脾胃运化功能失常，而脾胃不健，反过来又影响脏腑。因此，在治疗时应当理脾健胃、消积导滞，同时根据症状适当加减药物。

案 1. 痉挛性腹痛

曾某，女，13 岁。

患者患痉挛性腹痛数月，绕脐疼痛，痛则拒按，口渴喜饮，大便 3 日一行、燥如羊屎，腹胀满、痛处不移，素有鼻衄史及蛔虫病，视其面色萎黄，饮食不减，神疲体困，两腿无力。舌红、苔黄厚，脉弦数。

脉症合参，乃湿热生虫，气机不通，食积腹痛无疑。始由饮食不节，偏食偏好，好则暴食，差则不食，素喜膏粱厚味，遂致食物停积不化，郁久化热，热结肠胃，腑气不通而致腹痛。此即所谓“饮食自倍，肠胃乃伤”之意。治宜清热荡积，杀虫导滞，佐以平肝镇痛之剂。

处方：如下。

生甘草 15g	生白芍 15g	生大黄 6g	黄芩 9g
芦荟 6g	苦楝根皮 15g	枳实 9g	芒硝 6g
番泻叶 3g	槟榔 9g		

3 剂，水煎服。

二诊：服药后，下坚硬黑色粪团数次，复下极臭之脓样秽便数次，最后下虫 10 余条，腹痛顿止而愈，饮食大增，继以消食健脾、生津养胃之剂，善后处理。处方：健胃合剂。全瓜蒌 15g，石菖蒲 9g，槟榔 9g，白豆蔻 4.5g，川厚朴、乌梅各 9g，酒大黄 3.5g，生白芍 15g，生甘草 15g。连服 3 剂，自此再未腹痛。观察半年，疗效巩固，面色红润，形体健壮。

案 2. 疳积，百日咳合病

李某，男，4 个月。

患儿出生 1 个月，即患乳食不振，日复一日，渐至神疲纳呆，面色萎黄，头发焦束。其母亲心急如火，千方百计多喂奶乳，心想以此转变目前恶劣状况，使婴儿强壮。结果适得其反，孩子越来越瘦，厌食如仇，每日喂 1 次奶也不哭，再喂索性闭口不食。到儿童医院治疗数次，诊为消化不良，给予酵母片、维生素之类，服药数日，而无寸效，遂来郑老处治疗。症见：神疲骨立，两目无光，精神萎靡，声微息低，头发焦黄成束，面色晦黄不华，腹胀满，大便稍干，伴见困倦嗜睡。舌淡、苔黄腻，指纹萎黄。

脉症合参，乃乳积伤脾，运化失职所致。脾胃为仓廪之官，主受纳运化，使水谷精微濡五脏，化生气血而华于面。若乳食不节，食之过多，必然造成乳食内停，积停日久则脾胃暗伤，水谷精微不化，脏腑气血不足，肌肤毛发均失濡养，故面色晦黄不华、肌肤羸瘦、毛发枯槁、困倦嗜卧、精神不振、目无光彩等一系列不足之症随之出现，脾虚不运，故乳食懒进，食积不化，则腹胀拒按。治宜消积理脾，养血补气。

处方：如下。

熟地黄 9g　党参 5g　炒槟榔 3g　焦三仙各 3g
番泻叶 0.5g
2 剂，水煎服。

二诊：下乳积秽便 4 次，腹胀减，乳食增，舌苔尚厚。拟健胃合剂。处方：全瓜蒌 6g，酒大黄 0.5g，槟榔、鸡内金、川厚朴、石菖蒲各 3g，白豆蔻 1.5g。2 剂。

三诊：乳食又增，眼屎减少，舌苔转薄。处方：川厚朴 2.5g，附子、干姜各 1.5g，白豆蔻 1.5g，山楂 6g，乌梅 3g，槟榔 3g。2 剂。

四诊：腹胀消退，乳食恢复，继予婴儿素善后巩固而愈。时过月余，又患外感发热咳嗽，面红耳赤。经治热退，外感愈。但咳嗽亦然。症见：面色淡红，口渴喜饮，白天咳甚、夜睡稍安、呈阵咳状，发则痰声漉漉、喉间作响，面红耳赤，口唇发紫，连续 10 余日。大便不利，小便黄，伴见精神烦躁，夜眠不安。舌红、苔薄腻。

综观诸症，乃风热犯肺，清肃失司，热痰阻络之证，处以清肺化痰，降逆镇咳之品。处方：百部 6g，白前 6g，贝母 6g，白及 3g，葶苈子 3g，沙参 3g。3 剂而愈。

案 3. 口疮停食合病

高某，男，3 岁。

患儿起病因饮食不节，喜吃零食，加之父母过于溺爱，常给予肥甘油腻之品，尤其是蛋黄，乃以为常。小儿发育未全，脾胃薄弱，只宜软食淡饭，易消化之品，并宜节制，俗谓“要得小儿安，须带三分饥与寒”就是这个道理。若饮食无节，恣食肥甘油腻，必致伤脾败胃，引致停积之患，此患儿即属本病典型之例。症见：面色萎黄、形体消瘦，腹胀满，倦怠无力，夜眠伏睡，口水淋漓，口舌糜烂，睡时咬牙，五心烦热，口渴喜饮，大便不利，伴见食欲缺乏。舌红、苔黄腻，脉细数有力。

脉症合参，乃食积伤脾、耗气伤血之证。饮食积停，郁结肠胃，气机不畅致胃气上逆、呕吐、嗳气。蓄积中焦则腹胀满，壅滞中州，伤及脾运，故食欲缺乏；肠胃热结，气机不畅，则大便燥结；饮食不进，化源不足，水谷精微不能濡养脏腑四肢，故形体消瘦，倦怠无力。治宜消积理脾，清热荡积。

处方：健胃合剂加减。

炒槟榔 9g	焦三仙各 6g	酒大黄 4.5g	瓜蒌 15g
石菖蒲 9g	川厚朴 6g	鸡内金 4.5g	砂仁 3g

3 剂，水煎服。

二诊：服后下极臭秽便数次，立觉饮食香甜，精神转佳，腹胀尽退，睡中伏卧咬牙之象，均减轻，口舌糜烂消失过半。继以加味三甲散 90g（白豆蔻、鸡内金、穿山甲、鳖甲、榧子、槟榔、砂仁、焦三仙）每服 4.5g，日 2

次，服后食欲恢复，诸症豁然。

按：《素问·痹论篇》曰“饮食自倍，肠胃乃伤”。故饮食不节，乃本病之主要因素，积滞不除，每易化热，上熏肺胃，灼伤津液，下结大肠而致便秘不畅，蕴毒不解，耗气伤血，进而发展为疳积。本病久延最易成疳，故小儿之病十有九积，乃经验之谈，为人父母，不可不知。

案4. 肺结核

刘某，女，学生，16岁。

患者1951年患严重肺结核。身体消瘦，大肉陷下，咳吐痰血，饮食不下，坐卧不安，脉细数无力（间有促脉）。

此乃气血双虚、肺络伤损，法宜止血止咳，调理脾胃，补血调经，分四个步骤治疗。

（1）止咯血。

处方：如下。

生牡蛎15g，海蛤粉9g，田三七6g，墨旱莲15g。水煎服。

（2）止咳

处方：如下。

紫菀9g，白薇9g，杏仁9g，炙罂粟壳9g。水煎服。

（3）调理脾胃，增进饮食。

处方：如下。

健胃合剂（白豆蔻、石菖蒲、全瓜蒌、川厚朴、鸡内金）。

（4）补血调经。

处方：如下。

以四物汤合逍遥散并用，加用紫河车粉。

按：本证为重证痨瘵，咯血、羸瘦，营养缺乏性贫血的患者精神非常苦闷和悲观，经第一步骤治疗，咯血已止，增加了患者治疗的信心，精神振作起来；继之第二步治疗，咳止而患者精神转佳，已能进食；再继之第三步调理脾胃，饮食大增，营养恢复很快；最后，给予补益调经之药，3个月治愈，半年后恢复学习。结核病虽为顽固难治之病，但治疗有法，辨证恰当，疗效颇佳，本例足可说明。

案5. 气管炎

冯李氏，女，69岁。

患气管炎旬余，数日来咳嗽吐痰，痰稠而黏，出之不易，口苦，咽干，胸闷不畅，食欲缺乏，脊背发冷，烦躁，自汗、盗汗，大便燥结、数日一行。经外院治疗，给予喷托维林、甘草片等，疗效不佳，症情依然，乃邀郑老出诊。症见：胸闷气喘，张口抬肩，咳嗽不止，时吐黄痰，饮食少进，身冷恶寒，自汗、盗汗，口苦、咽干，口渴喜饮，小便黄短、大便干，夜眠不安。舌紫、苔黄腻，脉浮滑而数。

脉症合参，乃外感风寒，内郁湿痰，郁久化热，肺气失宣所致。治则宣通理肺，清热化痰，解肌透表，降逆平喘。

处方：如下。

全瓜蒌 25g	石菖蒲 9g	炙桑白皮 9g	炙枇杷叶 9g
炙杏仁 9g	贝母 12g	广地龙 9g	酒大黄 4.5g
柴胡 4.5g	葛根 4.5g	龙胆 4.5g	

2剂，水煎服。

二诊：咳嗽停止，痰亦大减（去之十分之八），胸闷消失，心已不烦，仅饮食未复，脊背尚有冷感，大便稍干。处方：薄荷、荆芥穗各6g，杏仁9g，瓜蒌25g，石菖蒲9g，酒大黄4.5g，芦荟3g，炒槟榔9g，白豆蔻6g，川厚朴9g。2剂。

三诊：身冷消失，恶心已除，饮食增加，微感胸闷，给予宽胸理气、通阳散结之剂，佐以消食开胃。处方：健胃合剂加减。瓜蒌 18g，石菖蒲 9g，酒大黄 4.5g，炒槟榔 6g，川厚朴 9g，薤白 12g，鸡内金、白豆蔻各 6g，麦冬 15g。2 剂，服后咳止痰消，食欲恢复，大便通畅。舌转淡，自汗、盗汗俱退，旬余之痰，顿觉豁然，诸症悉退而愈。嘱其多食白梨，调养善后。

案 6. 慢性肝炎

刘某，女，28 岁，已婚，工人。

患者患慢性肝炎数年，面色萎黄，肝区疼痛，时常腹胀满，口苦，咽干，气逆，呃逆，胃心疼痛，经前腹痛甚剧，食欲缺乏，夜眠不安，大便燥结，小便黄短、有热感。舌红、苔黄腻，脉细数有力。

脉症合参，乃肝郁气滞，横逆犯胃之证。病由饮食不节，情志不舒所致。情志不舒，则肝气郁结，不得疏解，横逆犯胃则导致胃脘疼痛；气病多游走，胁为肝之分野，故胁下胀痛；大肠不通，胃火上冲，气机阻滞，伤及脾运，故腹胀满，食欲缺乏，嗳气频繁，气逆不降。睡眠不安者，乃由胃气上逆引起，正如《素问·逆调论篇》所说："不得卧而息有音者，是阳明之逆也……阳明者，胃脉也，胃者六腑之海，其气亦下行，阳明逆不得从其道，故不得卧也。"治宜疏肝理气，和胃降逆，佐以荡积消导之品。

处方：健胃合剂加减。

全瓜蒌 25g	石菖蒲 9g	酒大黄 4.5g	鸡内金 6g
白豆蔻 6g	川厚朴 9g	炒槟榔 9g	五灵脂 9g
生蒲黄 9g	生甘草 25g	生白芍 25g	川楝子 9g
枳壳 9g			

3 剂，水煎服。

二诊：服后饮食增加，痛胀俱减，大便通畅，嗳气已降，月经来潮，少腹痛。继以上方加干漆 6g，乌药 9g，增其化瘀行气之力。处方：全瓜蒌

25g，石菖蒲 9g，酒大黄 4.5g，鸡内金 6g，炒槟榔 9g，白豆蔻 6g，川厚朴 9g，枳壳 15g，五灵脂、生蒲黄各 9g，乌药 12g，川楝子 9g，干漆 6g。6 剂。

三诊：腹痛消失，食欲振作，肝胃胀痛俱退。二诊方去五灵脂、蒲黄、酒大黄，加郁金、姜黄、炒白芍、当归、软柴胡，10 余剂。处方：全瓜蒌 25g，石菖蒲 9g，乌药、川楝子各 9g，炒槟榔 9g，白豆蔻 6g，鸡内金 6g，川厚朴 9g，郁金 12g，姜黄 9g，炒白芍 15g，当归 12g，软柴胡 9g。善后而愈。

按：本证总由肝气犯胃，致胃气不和，治疗即采用疏肝理气、和胃解郁之著名代表方剂四逆散加减治之，并根据病机变化而灵活变通。如月经至而痛经则加失笑散，以活血化瘀，疏理气机，使气行血活，通则不痛。消化不良，食积不化，则加白豆蔻、鸡内金以消食化滞，故获全功。

案 7. 慢性肝炎

马某，男，44 岁。

患者患慢性肝炎 4 年，肝大于右锁骨中线肋缘下触及肝下缘，深吸气时下移约 4cm，肝区时常疼痛，大便干燥、小便黄短，胸腹胀满，午后尤甚，肝功能减退，转氨酶增高。曾于黄河医院住院 2 个月，诊断为早期肝硬化，注射肝宁注射液，维生素 B_{12} 及清肝利胆注射液，内服酵母片等药，疼痛减轻，他症依然，特别是转氨酶一直不降。经介绍来郑老处治疗。症见：面色鲜黄，精神怠倦，食欲缺乏，腹胀满，口渴喜饮，大便干燥，小便黄短，肝区隐痛，夜眠不安。舌红、苔黄腻，脉数有力。

脉症合参，乃肝郁气滞，湿热郁结之证。湿热熏蒸，胆汁外溢，循行皮肤，故面色鲜黄，口渴喜饮，小便黄短，是湿热之邪方胜，津液耗伤，膀胱为邪热所扰，气化不利所致；阳明热盛甚，则大便秘结；肝郁气滞，腑气不通，故胀满；湿热蕴结，胃气不行，故舌苔黄腻；脉弦数为肝胆热盛所致。湿热内蕴，肝强犯胃，伤及脾运，故食欲缺乏；化源不足则体倦神困。治宜疏肝解郁，清热利湿，佐以理气镇痛之剂。

处方：健胃合剂加减。

败酱草 45g	板蓝根 30g	木贼草 25g	郁金 15g
姜黄 12g	生白芍 30g	川楝子 6g	枳壳 12g
茵陈 30g	瓜蒌 25g	石菖蒲 9g	酒大黄 4.5g
川厚朴 15g	甘草 9g		

6 剂，水煎服。

二诊：头晕消失，精力好转，腹胀消退，饮食增加，感觉香甜。脉数已缓，上方加刘寄奴 15g，马鞭草 30g，继服 6 剂。

三诊：肝痛消失，深吸气时，肝下界位于右锁骨中线肋缘下约 2cm，转氨酶亦从 560U/L 降为 360U/L。睡眠良好，腹胀全消，大便通利，小便尚黄，肝区偶觉隐痛。处方：败酱草 60g，茵陈 30g，生白芍 60g，生甘草 30g，郁金、姜黄各 12g，大黄 3g，木香 6g，延胡索 12g，黄芩 9g，川楝子 4.5g，蒲公英 30g，木贼 30g。连服 20 余剂，肝功能恢复正常，转氨酶 200U/L，病告痊愈。

第五节 温通合剂

【组成】艾叶，肉桂，荜茇，延胡索，乌药，番泻叶，小茴香。

【功效】温通气机，活血止痛。

【主治】因寒邪侵袭而导致胃痛、腹痛以及妇女的阴寒腹痛等。

【方义】温通合剂为郑颉云治疗腹痛的常用自拟方。方中艾叶气味香辛，温可散寒，又可暖气血而温经脉，《本草纲目》记载该药“服之则走三阴而逐一切寒湿，转肃杀之气为融合”；肉桂味辛性大热，可温经通脉，散寒止痛，为治疗寒疝、腹痛的常用药；小茴香不仅能散寒止痛，同时因其长于理气，故又可调理脾胃之气而和胃；荜茇辛热，可温中散寒、下气止痛，常用于寒邪所致的腹痛、呕吐、呃逆、泄泻等；延胡索辛散温通，为活血行气止痛之良药，古人言其能“行血中之气滞，气中血滞，故能专治一身上下诸痛”；乌药虽属理气药，但其味辛行散，性温祛寒，入肺而宣通，入脾而宽中。上六味均温而散寒止痛，应方名中“温通”二字。番泻叶苦寒降泄，可清导实热，避免因温药过多而致燥热伤津。诸药合用，温通为主，止痛为辅，可温通气机，活血止痛。

【应用心得】郑颉云常以此方治疗因寒邪侵袭而导致胃痛、腹痛及妇女的阴寒腹痛等。他认为，若脾肾阳虚，脾阳不振，健运失职，则致气机不畅，胃腹胀满；肾阳不足则釜底无薪，阳气不振，浊阴上泛，故呃逆，胃痛；若妇人阳虚阴盛，则会使寒凝，凝则气滞，不通则痛，证属阴寒腹痛；若因嗜食生冷，则寒食积聚，阻滞运化，发为腹痛绵绵，喜温喜按，便后痛减；若外伤暑热，内停寒食，则易致机体阴阳失和，脾亦失其健运，发为腹痛之症。无论因寒所致的胃痛，还是因寒食积聚所致的腹痛，亦或是妇人寒凝腹痛，其总的治法当以“温”为先，稍加“通”品，温通合用，使寒邪得有路可散，诸证悉平而痛自止。

案 1. 胃痛

崔某，男，40 岁，

患者患病 14 年。自 1958 年以来，胃痛不断，夏季较轻，冬季加重，胃腹饱满，嗳腐吞酸，嗝气连连，气逆不降，不能饱食，食则胀满益甚，彻夜难眠。诸药治疗，或取暂效，或则无效，时轻时重，缠绵不愈，受凉气郁，或饮食不节，均宜加重，近日天气渐冷，诸症加重，呃逆不止，胃脘阵阵作痛，出气较舒，食欲缺乏，面色萎黄，头晕无力，口淡不渴，大便溏，日下 2 ～ 3 次。舌淡、苔白腻，脉沉细无力。

脉症合参，乃脾肾阳虚，寒凝气滞无疑。脾阳不振，失其健运之职，则气机不畅，食欲缺乏，胃腹胀满，食则尤甚；肾阳不足，命门火衰，釜底无薪，不能腐熟水谷，故大便溏薄；阳气不振，浊阴上泛，故呃逆不断；

肾气不固则见小便频数。治当温补脾肾，兴阳抑阴，佐以和胃降逆，开郁理气之剂。

处方：温通合剂加减。

炒槟榔 9g	吴茱萸 9g	公丁香 6g	荜茇 6g
熟地黄 18g	党参 12g	白附子 12g	干姜 9g
高良姜 9g	香附 9g	小茴香 9g	砂仁 6g

3 剂，水煎服。

二诊：饮食倍增，胃痛大减，腹胀、呃逆悉平，继仿上意加炒白芍 25g，甘草 15g，以平肝和胃，防其横逆犯脾。处方：炒槟榔 9g，吴茱萸 6g，公丁香 4.5g，荜茇 6g，熟地黄 18g，党参 12g，白附子 9g，干姜、高良姜各 9g，香附 9g，小茴香 9g，砂仁 6g，焦三仙各 9g，炒白芍 25g，生甘草 15g。3 剂。

三诊：食欲振作，气降呃平，嗳腐吞酸，脉已有力，胃痛俱平，继服二诊方 3 剂，善后而愈。

案 2. 腹痛

马某，女，20 岁。

患者患腹痛年余，经检查未发现任何病因，多方治疗，诸药无效。症见：小腹、肚脐痛，每至清晨起来则重，下床活动后，即逐渐减轻，有时甚至不痛，饮食尚好。伴见月经不调，经常延后，量少质淡。舌淡紫、苔薄白，脉沉细而紧。

患者腹痛之特征为活动则轻，静止则重，而动属阳，静属阴。脉症合参，乃阳虚阴盛、寒凝气滞之证。月经错后，舌淡紫，脉沉紧，症属阴寒腹痛已明。治宜温通下元，行气化瘀，佐以通络镇痛之剂。

处方：温通合剂加减。

延胡索 9g	乌药 9g	小茴香 6g	荜茇 6g
白胡椒 3g			

2 剂，水煎服。

二诊：疼痛顿止。虑其病久根深，久病入络，继仿上意，减白胡椒，加生姜 5 片，连服 6 剂，诸症悉愈。观察数月，情况良好，效果巩固。

案 3. 腹痛

马某，男，64 岁。

患者患腹痛周余，绵绵不断，腹胀满，得暖则舒，遇冷则甚，痛时喜按，气出则减。症见：面色青白，口唇发淡，手足作冷，嗳气连连，食欲缺乏，口苦，咽干，无思饮感。心下痞满，小腹冷痛，伏腰屈蜷，每日便后疼痛亦减。舌淡、苔白厚，脉沉紧。

脉症合参，乃寒食积聚，气滞血瘀之证。寒凝食积，阻滞运化，故腹痛绵绵，痛则喜按，便后则减；热则气行，故见暖亦缓；阳气不振，无以温煦，故现面色青白，手足作冷，口唇发淡；脾虚不运，则食欲缺乏，浊阴上犯，故嗳气。脉沉紧，舌淡、苔白厚，均为寒湿蕴积之象。治宜温通化瘀，健脾消积，佐以疏肝镇痛之剂。

处方：温通合剂加减。

香附 12g	五灵脂 9g	生蒲黄 9g	小茴香 9g
延胡索 9g	荜茇 6g	乌药 9g	炒槟榔 9g
木香 6g	炒白芍 15g	甘草 15g	

2 剂，水煎服。

服 1 剂后，气降痛减，胀消食进；服 2 剂后，疼痛全止，诸症悉愈。

按：方用香附疏肝理气，五灵脂、生蒲黄活血化瘀；用木香、槟榔消积开胃，小茴香、乌药温化行气；取延胡索、荜茇通络镇痛，佐甘草缓肝之急。诸药配伍，效果益彰，实为本症之良剂。

案 4. 腹痛

贾某，男，42 岁。

患者患腹痛症 2 年，始则隐隐疼痛，数日一发，不以为意，渐渐发展严重，每日发作几次，尤以食后或感寒受凉，均可加重。劳累亦可导致腹痛频繁发作，作则按腹下蹲，不能干活，饮姜糖水痛可暂止，如此时轻时重，缠绵不愈。经服阿托品、驱蛔灵，均无效，遂来郑老处治疗。症见：面色晦黄，头晕困倦，腹痛拒按，夜中尤甚，口不渴。舌淡、苔白薄，脉沉紧不利。

脉症合参，乃沉寒痼冷结聚腹中，久病入络，气滞血瘀之证。治宜温通下元，理气开瘀。

处方：温通合剂加减。

生甘草 25g	生白芍 25g	延胡索 9g	荜茇 6g
小茴香 9g	乌药 9g	松香 3g	

3 剂，水煎服。

二诊：疼痛稍减，发作亦缓，仍觉气胀，上方加枳壳、生蒲黄、五灵脂、番泻叶、肉桂、附子，去松香，以增其温通化瘀之力。处方：炒白芍 25g，台乌药 9g，小茴香、延胡索各 9g，荜茇 6g，枳壳 9g，附子、肉桂各 6g，番泻叶 3g，生蒲黄、五灵脂各 9g。3 剂。

三诊：胀满消失，痛冷俱退。二诊方去番泻叶继服 3 剂，诸症悉退而愈。继以桂附理中丸 40 丸，每日 2 次，每次 1 粒，善后巩固，观察数日，疗效巩固，从未复发。

案 5. 胆道蛔虫、暑泄合病

范某，女，57 岁。

数天前，患者因食凉饺子，而致腹痛、泄泻，日下十数次，头晕脑涨，恶心不食，胸胁胀满欲绝，经某医诊为伤暑受湿，内停食积，给以保和丸 6 丸，服后胀觉减轻，泄下亦少，日 4 次，疼痛亦然，乃求治于郑老。症见：腹胀疼痛，食欲缺乏，面色苍黄，困倦无力，口不渴，身冷恶寒。舌淡、苔白厚，脉细数。

脉症合参，乃暑外袭，寒食内停，阴阳不和，脾失健运之证。治宜消食健脾，芳香化浊，佐以理气之剂。

处方：温通合剂加减。

延胡索 9g	乌药 9g	小茴香 9g	醋香附 15g
木香 9g	焦三仙各 6g	黄芩 9g	广藿香 9g
青皮 6g	陈皮 6g		

水煎服。

二诊：服药 1 剂，诸症告愈，次日即上班。于今天早晨吃糖包 1 个，并喝白糖鸡蛋水 1 碗，少顷即感右胁下方肝区部位阵阵疼痛，越来越重，并向背后肩部放射性疼痛，顿时面色苍白，冷汗不止，剧烈疼痛，按腹翻滚，四肢厥逆，嚎哭不已，脉沉细无力。脉症合参，乃寒热交阻，虫窜入胆之证，治宜回阳救逆，理气杀虫，佐以疏肝镇痛之剂。急拟下方：荜茇 6g，乌药 6g，川楝子 9g，川椒 6g，附子 9g，芦荟 4.5g，乌梅、苦楝根皮各 25g，槟榔 12g，番泻叶 6g。2 剂。

服 1 剂后，痛止厥回，四肢转温，下虫 5 条；服 2 剂后，又下虫 10 条，饮食增多，精神恢复。继以二诊方减川楝子、苦楝根皮继服 3 剂，诸症悉退而愈。

第六节 宣消固肠合剂

【组成】木香，羌活，乌梅，紫苏叶，荆芥穗，焦三仙，煨肉豆蔻，党参，白术。

【功效】宣消固肠，健脾止泻。

【主治】小儿泄泻。

【方义】该方中紫苏叶味辛能行，善行中焦气机之郁滞，可行气宽中，和胃止呕；荆芥穗长于祛风，可透散邪气，宣通壅结；羌活辛散而祛风，味苦而燥湿，性温而散寒，现代研究亦表明该药具有很好的抗炎作用。三药合用，以“宣”为主，宣散寒邪与气滞。木香辛行苦泄温通，善通行脾胃与大肠之滞气，既为行气止痛、治泻痢之要药，又为健脾消食之佳品；焦山楂、焦神曲、焦麦芽，三药合用，既可消食，又能健运脾胃；焦三仙与木香合用，以“消”为主，消肠胃之气滞与食积。乌梅酸涩，入大肠经，有良好的涩肠止泻痢作用，是治疗久泻、久痢的常用药；肉豆蔻辛温而涩，入中焦，能暖脾胃、固大肠而止泻痢。两药合用，以“固肠”为主，是涩肠止泻的常用药。党参性味甘平，主归脾、肺二经，可助中焦之健运；白术乃“脾脏补气健脾第一要药”，与党参合用，可固护中焦，补气以复脾运，又能化湿止泻。上诸药合用，“宣”“消”之功兼而有之，既能固肠又能止泻，同时也可固护中焦，故无论小儿之暴泻久泻，都可辨证加减运用，使泻止而疾愈。

【应用心得】宣消固肠合剂是郑颉云治疗小儿泄泻的常用方剂。他认为泄泻是儿科临床上常见的疾病，其原因颇多，但都与脾胃失调有关。张景岳曰：“泄泻之本，无不由于脾胃，盖胃为水谷之海，而脾主运化，使脾健胃和，则水谷腐熟，而化气化血以行营卫，若饮食失节，起居不时，以致脾胃受伤，则水反为湿，谷反为滞，精华之气不能输化，乃至合污下降，而泻痢作矣。”由此可知，泄泻之成因多由脾胃不健，或脾被湿困，土不胜水，即脾虚湿盛，脾虚是本，湿盛是标。泄泻的治疗总则，多为健脾去湿，实际上健脾即有去湿的作用。但是，若因虚寒而起者，当健脾温中；因暑热而起者，当健脾清热；因伤食所致者，当健脾兼助消化；有外感者，兼解表。小儿泄泻一病，愈后饮食调养甚为重要，当为提及。

案 1. 久泻

患儿，男，3 岁。

患儿腹泻半年，时稀时稠，日下 5 ～ 7 次。症见：大便溏泄，乳积不化，面色萎黄，神疲倦怠，胸闷不舒，便色淡白，夹杂风沫，食欲缺乏。舌淡苔白，指纹淡红。

脾胃虚寒，清阳下陷，故大便溏稀；水谷不化，脾胃纳运无权，故不思饮食，食则胸闷不舒；源泉不固，天干枯竭，故见面色萎黄，神疲倦怠，舌淡苔薄等气血虚弱之症；内虚邪凑，风寒相干，故见便带风沫。脉症合参，乃久病伤脾，风寒外袭，脾虚不固，内夹陈积之证。法当健脾止泻，消积厚肠，佐以温散之剂。

处方：宣消固肠合剂加减。

党参 4.5g	黄芩 6g	木香 6g	焦三仙各 3g
炒槟榔 4.5g	煨肉豆蔻 6g	乌梅 6g	荆芥穗 3g
紫苏叶 3g	番泻叶 0.5g		

1 剂，水煎服。

二诊：服药 1 剂后，大便转稠，减为 2 次，已无奶瓣。继仿上意加减 2 剂。处方：麻黄 2.5g，紫苏叶 4.5g，薄荷 3g，荆芥穗 3g，焦三仙各 3g，槟榔 6g，番泻叶 0.5g，乌梅 9g，枳壳 6g，肉豆蔻 6g。2 剂。尽剂，大便恢复正常，食欲振作，诸症悉退而愈。周余内嘱其勿食荤腥。

案 2. 腹泻

姚某，女，8 个月。

患儿已腹泻 2 个多月，多种消炎药用之无效，渐至面黄肌瘦，精神萎靡，视其口唇苍淡，口不渴，日下 3 ～ 5 次。时而稀水奶瓣夹杂，时而下利稀糊便，伴见风沫黏胶之物。

脉症合参，乃陈积内蕴，脾虚不运，清浊不分，阴阳紊乱之证。处以消积化滞、健脾理气之剂。

处方：宣消固肠合剂加减。

炒槟榔 6g	焦三仙各 4.5g	番泻叶 0.5g	广木香 6g
乌梅 12g	煨肉豆蔻 3g		

2 剂，水煎服。

二诊：风沫黏胶之物消失，腹泻减为每日 2 次。上方加葛根、补骨脂。处方：炒槟榔 6g，焦三仙各 6g，番泻叶 0.5g，广木香 6g，乌梅 12g，煨肉豆蔻 3g，葛根 6g，补骨脂 6g，升麻 6g。2 剂。饮食增加，精神转佳，腹泻止，每日 1 次而愈。

案 3. 腹泻（慢性肠炎）

李某，男，4 个月。

患儿腹泻月余，经服婴儿素、次碳酸铋、樟脑酊及合霉素等药无效，前来求治。症见：面色萎黄，形体消瘦，两目无神，精神萎靡，肌肤干燥，大便溏泄，夹杂奶瓣，日下 5 ～ 6 次，腹胀满，乳食甚少，体温 37.5℃，口不渴。舌淡，苔薄腻。

综上所述，寒湿内蕴，乳积不化，久之脾胃皆损，健运失职，寒湿之邪并走大肠之间，随之泄泻乃成。加风邪外袭，肺经受邪，肺与大肠相表里，风、湿、寒迫击大肠，故腹泻。正如《难经》所谓“湿多成五泄”，或沈氏

《杂病源流犀烛》所说“湿胜则飧泻，乃独由于湿尔，不知风寒热虚，虽皆能为病，苟脾强无湿，四者均不得而干之，何自成泄？是泄虽有风寒热虚之不同，要未有不源于湿者也”，故治当除湿之根，断流之源。处以消积理脾，散风除湿之剂。

处方：宣消固肠合剂加减。

炒槟榔 2.5g	木香 3g	川厚朴 3g	焦三仙各 2.5g
羌活 2.5g	荆芥穗 1.5g	紫苏子 1.5g	紫苏叶 1.5g
薄荷 2.5g	肉豆蔻 2.5g	乌梅 6g	

2 剂，水煎服。

二诊：服后乳食倍增。腹胀消失，体温复常，继以上方，去辛散之品加白术、茯苓各 4.5g，2 剂，泄泻顿止而愈。

案 4. 腹泻

赵某，男，1 岁。

患儿患腹泻 2 个月余，多方治疗，缠绵不愈，时轻时重。渐至形体消瘦，两目无光，肌肤干燥，头发焦黄，将成疳症矣。视其指纹淡，苔薄白，大便溏稀腥秽，日下四五次，伴见腹胀满。

综观诸症，乃乳食不节，伤及脾运，寒湿蕴积，脾阳困顿之证。治宜消食健脾，收涩止泻，佐以散风除湿为法。遵“虚则补之，滑则涩之，风胜湿之”之意，待寒湿除，脾阳振，中焦健运，腹泻自止。

处方：宣消固肠合剂加减。

焦三仙各 6g	广木香 4.5g	乌梅 9g	羌活 3g
荆芥穗 3g	薄荷 2.5g	大黄炭 1g	煨肉豆蔻 4.5g
茯苓 4.5g			

2 剂，水煎服。

二诊：腹泻大减，日下 2 次，便已成形，腹胀尚存，乃浊阴充盛，气化不利所致。处方：乌梅 9g，槟榔 4.5g，番泻叶 0.5g，羌活 3g，紫苏叶 3g，薄荷 2.5g，荆芥穗 3g，焦三仙各 3g，煨肉豆蔻 6g，广木香 3g。2 剂，腹泻止，食欲增，饮食调摄数日，诸症悉愈。

第七节 宣消合剂

【组成】麻黄，荆芥穗，紫苏叶，薄荷叶，焦三仙，杏仁，番泻叶。

【功效】辛温解表，宣肺消导。

【主治】外感表证，风寒所引之鼻炎、麻疹、肺炎以及腹泻。

【方义】宣消合剂本为郑颉云治疗寒性外感风寒表实的方剂。方中麻黄味辛发散，性温散寒，善于宣肺气、开腠理、透毛窍而发汗解表，发汗力强，为发汗解表之要药；紫苏叶辛散性温，既能解表散寒，又可行气宽中，但其发汗解表散寒之力较缓；荆芥穗辛散气香，质轻透散，既能祛风解表，又可透疹消疮，且药性和缓，微温不烈；薄荷叶质轻宣散，有疏散风热，宣通透疹之功，《新修本草》言其“主贼风伤寒，发汗”；焦山楂、焦神曲与焦麦芽合用，既可消积化滞，又能固护中焦，健运脾胃；杏仁主入肺经，味苦降泄，肃降兼宣发肺气而能止咳平喘，又可润肠通便；番泻叶苦寒降泄，可泻下导滞，使邪有去路。该方辛温解表，宣肺消导。

【应用心得】郑颉云常以此方为基础方，除治疗外感表证外，还用此方治疗风寒所引之鼻炎、麻疹、肺炎以及腹泻。他认为，若风寒外感，则肺气不宣，咳嗽、鼻塞、发热恶寒，总为外感而引起鼻炎；“没有内伤，不得外感”“邪之所凑，其气必虚”。若再内合乳食所伤，积热不化，则风火相煽，肝风内动，发为惊风；脾运不健，积食不化，则发为腹泻。治疗时宜选表里双解之法，解表兼清里，脏腑洁而诸症自去。若外感天行时气，内蕴热毒，则极易发为麻疹，麻疹之毒多蕴于肺脾，肺合皮毛，脾主肌肉，内蕴之毒外出，故发疹。疹性喜凉，但在临证中若多用辛凉微寒之药，则易致疹毒内陷不出，故选辛平宣透之宣消合剂。该方既解表，又清里，有宣肺消导之功，临证应用，则灵活变通，诸症可平。

案1. 鼻炎，惊风

魏某，女，2个月。

患儿出生1个月余，即患惊风之症，夜眠不安，烦躁啼哭，感应过敏，抽搐惊痉，乳食不佳，肚腹胀满，颜面潮红，小便黄短，咳嗽、鼻塞，发热恶寒，口渴喜饮，夜中盗汗，大便溏糊、臭气熏天。舌红、指纹紫，苔黄腻。

脉症合参，乃外感夹食症。病由外为风寒所感，内为乳食所伤，积热不化，风火相煽，肝风内动，故抽搐痉挛；上扰心阳则夜啼不安；宿积充塞肠间，故腹胀满，乳食不振；郁热外透，则颜面潮红，夜中盗汗；外感风寒，肺气不宣，则咳嗽、鼻塞、发热恶寒；积热不化则热结旁流，故大便溏糊、臭气熏天。正所谓“没有内伤，不得外感”“邪之所凑，其气必虚”，治宜辛温解表，荡积清里，表里双解之法。俟秽垢清，脏腑洁，诸症自去。

处方：宣消合剂加减。

杏仁 6g	紫苏叶 3g	薄荷 3g	荆芥穗 3g
蝉蜕 3g	炒槟榔 3g	钩藤 6g	莲子心 3g
生大黄 1.5g			

1剂，共煎40mL，4次分服，睡前服2次。

服后通宵安眠，惊风大减，直到第 2 日早上，仍于沉睡之中，醒后又服 2 次，为时不久，排出软硬夹杂之极臭粪便，热退神安，惊风、腹胀俱平，鼻塞尚存，继以宣肺开窍、消食健脾之剂，善后处理。处方：炒槟榔 3g，焦三仙各 3g，辛夷 3g，麻黄 1.5g，薄荷 3g，荆芥穗 3g，杏仁 6g，紫苏叶 3g，苍耳子 9g，广藿香 4.5g。2 剂。鼻窍通畅，乳食增加，诸症悉愈。

案 2. 麻疹合并肺炎

杨某，男，4 岁，河北安平人，1960 年 7 月 15 日就诊。

患者于 11 日发热，16 日麻疹已露苗，颜面及阴囊水肿而发痒，咳嗽声嘶，咽喉痛，大便不畅，高热，自汗，脉数。

此为内热已盛，麻疹尚未出齐，以清透为治。诊为咳嗽，法以清解。

处方：如下。

全瓜蒌 12g	连翘 6g	金银花 9g	酒大黄 3g
大贝母 9g	紫草 9g	天竺黄 6g	鱼腥草 9g

2 剂，水煎服。

二诊（1960 年 7 月 17 日）：麻疹已透，大便溏，微发热，脉数，舌苔黄腻。期间在西医院治疗疗效不佳，麻疹未退而融成紫瘢片，眼闭合，精神不振，萎困，饮食不思，口不渴，头部自汗，便秘，微发热，呈未透未退之阳虚现象。初拟服桂枝汤加鹿茸 0.5g，服药曾一度高热，苔厚腻。

三诊（1960 年 7 月 19 日）：昨经西医注射青霉素及盐水灌肠，一夜四肢及胸部出现较密的水疱疹，颜面潮红，麻疹见片状红晕，部分脱屑，干咳，喉痛声嘶，有时心窝部痛，眼屎较多，口干饮水，小便色黄，大便 2 日未解，舌苔黄厚而腻，脉数。法以清热解毒。处方：照上方加紫花地丁 12g，大黄 6g。水煎服，1 剂而愈。

按： 麻疹发病过程是正常的，治疗中出现水疱疹可能与注射青霉素过敏有关，因水疱较密而内热不得外散，故高热。继服清热解毒之品而热退身安。

麻疹的早期诊断：咳嗽有痰水梗喉样水鸡声（本声音多发生于初期发热时，比柯氏斑出现还早），麻疹病从内生，发于募原，脏腑先病，故咳嗽、呕吐、腹泻之症出现较早，继而发热。呼吸道黏膜因炎症充血，管腔狭小故有气急不畅，痰水鸣，嘶哑音。

初期治疗宜辛凉表散，宣消合剂主之，有汗用柴胡、葛根、升麻、蝉蜕、金银花；无汗用薄荷、杏仁、紫苏叶、荆芥穗。出疹（内热已盛）则用僵蚕、前胡、连翘、金银花、紫草、苇茎，甚至紫雪丹。出疹四五日热不退（有并发症），预后不良（一般3日体温下降）。热退太快易生肺炎（感冒受凉，食服生冷或用寒药）。热退太快而出疹不齐，则用辛温散表药加黄芪，热退病愈；疹出5日热不退（内热盛）用金银花、连翘、芦根、紫草、胖大海、酒大黄，必要时服紫雪丹。合并肺炎，而肺炎病急宜急治。夜间一般出疹较多，小儿常烦躁不安，易感受风寒，应予注意。

案3. 腹泻

李某，女，8个月。

患儿患腹泻1个月余，下利无度，便色清稀，近4日来，下利更甚，精神萎靡不振，面部消瘦萎黄，伴有咳嗽，发热，体温38℃，腹胀不食。舌微红，苔薄白腻。

此乃外感风寒之气，内为乳积所伤，脾失健运，发为本症。法当消积理脾，散寒止泻。

先予宣消散0.5g，4次分服，2小时1次。次日清晨患儿父亲来告，腹泻大减，昨晚一夜仅泻3次，今晨1次，性状已变稠，而发热腹胀不减。在上方基础上加重宣散消导之力。

处方：宣消合剂加减。

薄荷 3g	荆芥穗 3g	紫苏叶 2.5g	炒槟榔 3g
焦三仙各 3g	木香 3g	川厚朴 3g	苦参 3g
番泻叶 0.5g			

2 剂，水煎服。

服后即热退，泻止，精神好转，饮食增加，诸症悉愈。继以上方辛散药加肉豆蔻、乌梅各 3g，善后而愈。

第八节 自拟血痹汤

【组成】生地黄，桃仁，红花，川乌，草乌，威灵仙，土鳖虫，全蝎。

【功效】化瘀除痹，活血通络。

【主治】躯体肢节不仁之血痹。

【方义】方中红花可活血通经，祛瘀止痛；桃仁亦有活血祛瘀之功，常和红花相须为用，为活血祛瘀、止痛的常用组合；生地苦寒，入营血分，为清热凉血之要药；川乌与草乌都可“疏利迅速，开通关腠，驱逐寒湿”，善于祛风除湿，又有明显的止痛作用，为治疗痹症之佳品；威灵仙性猛善走，通行十二经既能祛风湿，又可通经络而止痛；土鳖虫咸寒入血，性善走窜，能活血消肿止痛，可用于骨折筋伤，瘀血肿痛；全蝎善于通络止痛，对于筋脉拘挛，甚则关节变形之顽痹作用颇佳。上诸药合用，再配合病症，辨证加减运用，使血痹除，诸症悉平而愈。

【应用心得】郑颉云自拟血痹汤主要用于躯体肢节不仁之血痹。古代医家认为，血痹是邪入血分而成的痹症。《金匮要略·血痹虚劳病脉证并治》言：“问曰：血痹病从何得之？师曰：夫尊荣人，骨弱肌肤盛，重因疲劳汗出，卧不时动摇，加被微风，遂得之。”即该病由气血虚弱，当风睡卧，或因劳汗出，风邪乘虚侵入，使血气闭阻不通所致。《诸病源候论》记载：“血痹者，由体虚邪入于阴经故也。血为阴，邪入于血而痹，故为血痹也。”而郑颉云所言之血痹，其首要的原因乃为血液痹阻，即无论是风湿夹热侵袭机体致使躯体肢节血液运行不畅；或血热与湿热互结，同时又兼气滞，致脉络阻塞，湿热流注；或先病余热未尽，毒气内入血分，流注经络，使气机不畅。以上都可导致瘀血阻塞，血脉痹阻，发为血痹。治疗当化瘀除痹，活血通络，方选自拟血痹汤。

案 1. 肥大性增生性脊椎炎

李某，男，42 岁，会计。

患者患本病数年，腰部曾有陈旧性扭伤史。症见：腰椎及腿部沉困剧痛，软弱无力，不能弯腰，局部肿胀发热，遇风雨天，疼痛沉困尤甚。口渴喜饮，大便秘结。舌红、苔薄白，脉细数而滑。

脉症合参，乃风湿夹热之血痹无疑。治宜祛风除湿，活血通络，佐以凉血开瘀之剂。

处方：血痹汤加减。

生地黄 30g	桃仁 9g	红花 6g	川乌 4.5g
草乌 4.5g	威灵仙 15g	土鳖虫 9g	全蝎 6g
蜈蚣 3 条	煅自然铜 9g		

3 剂，水煎服。

二诊：腰腿剧痛显著减轻，并感两腿走路有力，弯腰自如，口渴减轻，食欲缺乏。上方酌加消导之品。处方：生地黄 45g，川乌、草乌各 6g，桃仁、红花各 9g，全蝎 6g，蜈蚣 4 条，土鳖虫 9g，煅自然铜 12g，威灵仙 12g，焦三仙各 6g，炒槟榔 9g，乌梢蛇 9g，枳壳 9g。10 剂。

三诊：局部红肿消退，大便通畅，日 1 次，各症俱减，上方去槟榔加丝瓜络 9g，继服 5 剂。病去十之七八，过去走路如跛子一般，目前行走自如，即如风雨阴天，亦无麻木疼痛及沉重之感，腰腿轻松有力，继予下药一料善后巩固。处方：乌梢蛇 60g，威灵仙 90g，煅自然铜 90g，土鳖虫 60g，全蝎 60g，僵蚕 60g，制乳香、没药、半夏、苍术各 60g，麻黄 90g，制马钱子 60g。共研极细末，炼蜜为丸，每丸 6g，日服 2 次，每次 1 丸。未尽剂病即痊愈，现已恢复工作。不论刮风下雨、生产劳动、远途行走，均无不适，观察 2 年，情况良好，疗效巩固。

案 2. 坐骨神经痛（湿热流注）

侯某，男，40 岁，干部。

患者罹病半年余，始于盛夏暑天在院内乘凉，身穿汗衫、短裤，睡卧湿地，为湿邪所凑，次日即感两腿沉重疼痛，酸困无力，行走不便，渐至疼痛剧烈，上下流窜，局部肿胀发热，两脚尤甚，睾丸、大腿后部至脚跟麻木、抽痛。阴囊于夜间发热，出汗黏而甚多，经他医给服药酒及辛温散寒之剂，非但无效，反致鼻衄数次，复用针灸、按摩及西药封闭治疗数月亦无寸效，发作日益增剧，求治于郑老。症见：面色通红，形体肥胖，两腿后部大筋抽痛，不能行动，并感酸麻沉重，局部红肿拒按，白天较轻，入夜尤重，风雨湿天尚无异常感觉，素喜饮酒，口渴喜饮。舌红、苔白腻，脉滑数。

脉症合参，乃血热夹湿，气滞血凝，脉络阻塞，湿热流注之证。治宜通络化瘀，凉血除痹，佐以祛风燥湿之剂。

处方：血痹汤加减。

板蓝根 25g	忍冬藤 15g	络石藤 15g	生地黄 30g
川乌 6g	草乌 6g	广地龙 15g	全蝎 6g
桃仁 9g	红花 9g		

3 剂，水煎服。

二诊：服药后两腿稍松，麻木减轻，痛亦觉缓，下泄 2 次黑粪，脉滑数。处方：黄药子、鱼鳔、海藻、广地龙各 12g，生地黄 15g，络石藤、忍冬藤各 15g，板蓝根 30g，僵蚕、全蝎各 6g，铁篱寨、土茯苓各 25g，川乌、草乌各 6g，桃仁、红花各 9g。6 剂。

三诊：腿痛又减，睾丸麻木、抽痛基本消失，服药后，足跟及臀部出汗甚多，大如黄豆，红肿退，顿觉轻松。汗出乃经络开通，湿热外越之象。

四诊：脉象较前缓和，仿上意加蜈蚣、蒲公英，以增其通络解热镇痛之力。处方：鱼鳔 12g，刘寄奴 12g，紫花地丁、络石藤、忍冬藤各 15g，广地龙、生地黄、紫荆皮各 12g，板蓝根、土茯苓、蒲公英各 25g，蜈蚣 4 条，全蝎、僵蚕各 9g，川乌、草乌各 4.5g，制乳香 9g。6 剂。

五诊：睾丸抽痛、麻木全退，已能自行蹲下大便，并可缓慢行走，腿痛明显减轻。处方：刘寄奴 15g，桃仁、红花、广地龙各 12g，木鳖子、紫荆皮、全蝎、生地黄各 9g，板蓝根、忍冬藤、络石藤、土茯苓各 25g，僵蚕、川乌、草乌各 6g，制马钱子 1g。

六诊：诸症消退过半，近日下雨，局部感觉酸困沉重并有凉感，小腿及足底发热，睡时喜露外边，脉细数而滑。处方：土茯苓、铁篱寨、板蓝根、忍冬藤、络石藤、紫花地丁各 25g，海藻 15g，重楼 9g，薏苡仁 30g，白茅根 60g，木瓜 15g，刘寄奴、广地龙、黄柏、紫草各 12g，蛇蜕 9g，全蝎 6g。3 剂。

七诊：尽剂病愈 80% 以上，仅于走路过多尚感小腿酸软疼痛，口渴，饮食尚好。处方：土茯苓 25g，广地龙 12g，忍冬藤 12g，络石藤、板蓝根各 25g，海藻、川楝子各 15g，紫草、紫花地丁各 15g，全蝎 6g，白茅根 60g，刘寄奴 12g。3 剂。

八诊：足心尚热，余症悉除。处方：川萆薢、鱼鳔、木通、广地龙各 15g，盐黄柏、乌梢蛇、紫荆皮各 12g，土茯苓、金银花各 30g，生地黄 25g，蛇蜕、全蝎各 6g，土鳖虫 9g，蜈蚣 4 条，制马钱子 1.5g，络石藤 25g。3 剂。行走自如，诸症悉愈，继以上方数剂善后，观察年余，情况良好，效果巩固。

案 3. 温热流注

患儿，1 岁半，男。

患儿数日前患暑温，发热战栗，神志不清，昼夜烦躁啼哭，经多方治疗，病始获愈，随即发现，手足红肿，灼热疼痛，指 / 趾不能弯曲，给服磺胺类药，肌内注射青霉素 3 日不愈，求治于郑老。症见：患儿面红息粗，啼哭不安，口渴喜饮，大便干燥，手足红肿，摸之灼热，痛处拒按，小便发热，乳食不振。舌红、苔薄黄，指纹紫达气关。

综观诸症，乃火郁、血痹温热流注之证。本病始由暑温热，治疗失宜，余热未尽，毒气走散，内入血分，流注经络，气机不畅，瘀血阻塞所致。治则：清热解毒、凉血通络，佐以除湿镇痛之剂。

处方：血痹汤加减。

全蝎 4.5g	僵蚕 6g	红花 6g	桃仁 6g
川乌 4.5g	草乌 4.5g	生地黄 25g	板蓝根 25g

3 剂，浓煎少许多次分服。

二诊：手足肿痛大消，灼热亦减，已能穿衣、玩耍，行步走路。继以上方加络石藤 9g，紫花地丁 9g，增其凉血通络之力。3 剂。

三诊：肿痛全消，功能完全恢复，乳食增加，睡眠良好，诸症悉愈。观察 1 个月余，效果巩固。

按：方用桃仁、红花活血除痹，板蓝根、生地黄、紫花地丁凉血解毒，用络石藤、僵蚕，疏通经络，取川乌、草乌以除湿镇痛，配全蝎通络镇痛除湿之力更胜。诸药配伍，效果益彰，故能仅用数剂迅速获愈，实为湿热流注血痹之良方也。

第九节 清热解毒合剂

【组成】板蓝根，胖大海，马勃，马兜铃，紫草，紫花地丁，牛蒡子。

【功效】清热解毒。

【主治】热毒壅滞之丹毒、喉痹等。

【方义】板蓝根苦寒，入心、胃经，善于清解实热火毒，更以解毒利咽散结见长，亦可凉血消肿。牛蒡子辛苦性寒，于升浮之中又有清降之性，能外散风热，内解热毒，有清热解毒、消肿利咽之效。紫草甘寒可清热解毒，咸寒能清热凉血，并能活血消肿；紫花地丁苦泄辛散，寒能清热，入心肝血分，亦能清热解毒，凉血消肿。此二药合用，为治血热壅滞，痈肿疮毒，红肿热痛的常用组合。马勃味辛质轻，入肺经，既能宣散肺经风热，又能清肺经实火，长于解毒利咽。马兜铃辛苦泄降，善清肺热，降肺气；胖大海可清泄火热，利咽开音。

【应用心得】郑颉云在运用该方时，并未全部照方应用，而是根据病情，辨证用之。观郑颉云选用该方之病案，以治法为先，运用清热解毒法治疗时，必不可少的药物有板蓝根与牛蒡子。而在治疗热毒猖獗，风火炽盛之丹毒时，必不可少的药物有紫草和紫花地丁。马勃、马兜铃、胖大海三味药常在治疗急性喉痹时辨证用之，可清热解毒，利咽开音。

案 1. 外感合并丹毒（温病并发湿热流注）

患者刘某，于 8 月 24 日在办公室内工作期间，由于天气热，电扇敞开，而致外感。当天下午即感体困不舒，微微发热，头晕无力，知为感冒，即连服复方阿司匹林（APC）4 片，服后不久，大汗淋漓，恶寒战栗，内衣全湿。症状未消，更感周身困乏无力。8 月 25 日患者午睡后体温突然升高，达 39.5℃，汗出仍然很多，经会诊确诊为外感合并丹毒症，即入河南医学院治疗。化验检查：淋巴细胞和中性粒细胞均高，白细胞计数高达 25.4×10^9/L，左小腿内侧有一块 20cm×10cm 大小的圆形红斑，红肿热痛，扪之烫手。经了解此处曾于数日前被蚊子叮咬，局部搔抓破皮，口服氯霉素、四环素，小腿红肿处局部外敷硫酸镁，经1日多的治疗，病无减，热势不退，持续高热39.5℃，汗出不断，日换两件内衣，血压降低至120/70mmHg。患者出现两手抽搐痉挛之象，白细胞计数仍高达25.4×10^9/L左右，中性粒细胞、淋巴细胞不降，精神尚好，神志清晰，于8月27日晚邀郑老前往诊治。症见：发热，头晕，咳嗽频繁，食欲缺乏，胸闷气短，自汗甚，口不渴（湿盛毒入血分），小便黄短，夜眠烦躁不安，小腿红肿处，扪之烫手，赤红成片，向周围有继续蔓延之势。体温39.5℃。舌红，脉浮数而滑。

综观诸症，乃风寒外袭，暑热内蕴，郁结不散，内燔营血之证，患者素有心脏供血不足之症。治宜扶正祛邪，标本兼顾，方为万全。根据急则治其标，缓则固其本的原则，以凉血解毒为主，佐以强心通络，以防热毒流散，上扰心包，而成神昏惊厥之败症。采取集中优势兵力打歼灭战的方案，应用五虎群羊之法，彻底迅速歼灭之，以达扶正祛邪之目的。8月27日晚，治则以凉血解毒，辛凉透散，佐以强心通络之剂。

处方：清热解毒合剂加减。

板蓝根30g	忍冬藤30g	紫花地丁30g	紫草25g
瓜蒌25g	菊花15g	连翘15g	黄柏15g
牡丹皮12g	广地龙9g	天葵子9g	重楼9g
赤芍9g	牛蒡子9g		

加服六神丸，每次4.5g，并红霉素继续服。

1剂，水煎服。

当晚22：00左右急取药1剂，煎服，次日清晨，体温降至37.9℃，午后38℃，16：00以后复降至37.8℃，体温稳定下降，咳嗽减轻，白细胞计数降至19.6×10^9/L，中性粒细胞、淋巴细胞均下降（配六神丸1瓶，每次15粒，日 2 次）。继仿上意，加滋阴壮水之剂以制阳光（出汗过多，阴津亏耗），促收速效。

处方：清热解毒合剂加减。

紫花地丁 15g	紫草 15g	忍冬藤 30g	板蓝根 30g
菊花 12g	连翘 12g	黄柏 12g	银柴胡 12g
马兜铃 12g	芦根 25g	鲜石斛 25g	生牡蛎 15g
桑叶 9g	青蒿 9g		

水煎服，六神丸 2 盒，服法同上。

二诊（8 月 29 日）：1 剂体温降至 36.7℃，恢复正常，白细胞计数降至 15.4×10^9/L，淋巴细胞、中性粒细胞恢复正常值，饮食增多，红肿丹毒部分消退，站立时疼痛亦减，局部表皮褶皱，血压恢复为 135/90 mmHg。

三诊（8 月 30 日）：2 剂，白细胞计数降至 10×10^9/L，小腿红肿完全消退，症状消失，痊愈出院，带药 2 剂，滋阴补水，善后巩固。

按： 患者于 10 年前曾罹患本病，丹毒发病的部位就是这次发病的部位，即小腿足趾上部内廉处。与这次发病是否有关有待探讨。但有一点，我认为可以确定为这次丹毒发病的重要原因之一，即蚊子叮咬局部搔抓破皮，这为丹毒的发病埋下了祸根，增加了感染的可能性。加之外感侵袭，上呼吸道感染，体温升高，致机体抵抗力减弱，在破皮处给病毒的侵染准备了充足的条件，丹毒也就随之而起了。治疗原则当以扶正祛邪，双管齐下，又要轻重缓急，主次分明。由于患者素有心脏供血不足之症，体质较弱，治疗中当为慎重顾及。另外，病邪猖獗，高热不退，势必进一步侵害心脏。实践证明，热毒不解，尚有发展为败血症的危险。显而易见，当前疾病的主要矛盾为热毒猖獗，风火炽盛。因此，治疗就要以清热解毒，辛凉透表为主，抓住了这个主要矛盾，问题就会迎刃而解，再佐以强心通络之品，就能加速疾病痊愈的进程，迅速康复。方中汤剂即为清热解毒、辛凉透表所设，六神丸功能强心解毒，为热性病心力衰弱之要药，配合汤剂扶正祛邪，助之以速建奇功，故能迅速获愈。

案 2. 急性咽喉炎（喉痹）

花某，女，30 岁。

患者患咽喉肿痛数日。患者素来性情急躁，高声斗喊，习以为常，加之常食辛辣刺激、煎煿厚味之品，以成本病之源。症见：口渴喜饮，头痛目眩，咽喉红肿疼痛，吞咽困难，纳食减少，伴见发热恶寒，肢体倦怠，喉间痰涎增多，视其两目红赤，视物昏暗。声音嘶哑，小便黄短。脉浮数有力，舌红、苔黄腻。

脉症合参，乃外感风热、肺胃蕴热、风火相煽、冲决上犯所致。邪从口鼻而入，直犯肺胃，咽喉乃肺胃之门户，病邪入侵，首当其冲，故见咽喉肿痛，火郁之症。治宜清热解毒、辛凉透解，佐以利咽之品。

处方：清热解毒合剂加减。

山豆根 25g	板蓝根 25g	牛蒡子 9g	菊花 9g
青葙子 9g	玄参 15g	重楼 9g	生甘草 6g

3 剂，水煎服。

服药 1 剂，诸症好转，热退痛减，肿消过半，头痛、眩晕俱平。服药 2 剂，诸症悉愈，嘱其多食青菜，脏腑清利，自无火毒上火之虞。

附 儿科临床常用药物分析

中医对儿科疾病认识颇久，春秋战国时期的扁鹊为最早的儿科医师，

“……来入咸阳，闻秦人爱小儿，即为小儿医”；宋代钱乙被誉为“幼科鼻祖”，他在《小儿药证直诀》中全面系统地总结了小儿生理与病理特点，提出“五脏六腑，成而未全，全而未壮”的理论；明代万全详细论述了幼科的诸多疾病，从小儿初生到小儿调护，乃至五脏主病，推动了中医儿科学的发展，他总结并发展了钱乙的五脏虚实理论，并作进一步发挥，提出“五脏之中，肝常有余，心常有余，脾常不足，肺常不足，肾常虚”，以及继承朱丹溪“阳常有余，阴常不足”之论，提出“三有余，四不足”之说。在治疗上，多数医家大都注重固护小儿脾胃，郑颉云也不例外，但在固护脾胃的同时，又根据患者的个体差异，临床辨证论治，遣方用药上也有自己的特色之处，故选取郑老治疗儿科疾病的医案，基于数据挖掘的层面，探索其选方用药的规律及特点，以供临床参考。

一、研究对象

1. 医案来源

以黄甡、马丙祥主编的《郑颉云临证经验辑要》（北京：人民军医出版社，2012 年 6 月第 1 版）为主要参考底本，参以《河南省名老中医经验集锦》（郑州：河南科学技术出版社，1983 年 9 月第 1 版），选择书中所载儿科病的医案进行数据录入。

2. 医案录入与分析

将收集到的儿科病医案，按照新生儿病、肺系病症、脾胃系病症、心肝系病症、肾系病症、其他病症 6 个部分进行分类，应用 WPS Office 将符合条件的医案病名和方药进行数据库录入，建立郑颉云诊治儿科病方药数据库，将数据导入 IBM SPSS Statistics 21，对数据进行描述性统计。运用中国中医科学院中医药信息研究所开发的中医药数据挖掘系统（TCM Miner）

进行关联关系分析。

结合医案及数据挖掘结果，对郑颉云诊治儿科病的组方和用药规律进行分析与总结。

二、研究方法

1. 数据纳入与排除标准

（1）医案纳入标准：

①明确记载为儿科病并开有处方。

②处方中有明确的药物组成。

（2）其他原则：

①首选有具体病名和辨证的医案作为优先数据来源，保证医案录入的客观性。

②对于多次就诊的病例，选择首次就诊的医案记录。

（3）排除标准：

①医案中无具体药物。

②处方是具体方名，而同名方剂较多，无具体药物组成者。

2. 资料整理与规范化

（1）本研究的医案中药物名称一律按照高学敏主编的《中药学》教材进行规范，涉及教材未收入的中药，则以《中药大辞典》进行规范。

（2）同一种药物的不同药用部位均以其全称为准。如荆芥穗、荆芥花均记为荆芥，当归、当归尾均记为当归。

（3）一般不考虑炮制方法对药物的影响。如在治疗一些出血症时，会对药物进行炭炒、炒焦等处理，以增强止血功效，如若将“熟地”“熟地炭”当作两种药物处理，则会造成药味增多，割裂其在治疗中的出现频数，造成分析结果失真。但对于郑颉云常用的炮制药物，如制马钱子，则都记为制马钱子，而不记为马钱子；焦三仙作为三味炮制药物的合药，规定为一味药，记为“焦三仙”。

3. 疾病名称的规范

参考马融主编的《中医儿科学》对儿科病的定义和分类进行规范，根据医案记载的病名和主要病症进行疾病名称的规范，如下：

按照肺系病证，脾胃系病证，心肝系病证，肾系病证，传染病，其他病证 6 个部分进行分类。

4. 数据库的建立

根据上述筛选要求，将符合条件的方药，编码录入 WPS Office，建立郑颉云诊治儿科病医案和方药数据库。

一共建立两个数据库，一个是儿科病数据总库，主要包含编号和儿科疾病归属；另一个数据库则由病证和中药名称构成，并进行编号。两个数据库的录入依据均为儿科医案的首次诊断病证和用方。两个数据库可分别进行描述性统计和关联规则分析。

5. 统计软件以及数据分析方法

用 IBM SPSS Statistics 21 软件对药物进行描述性分析，在本研究中，描述性分析主要是指对药物频次和频率的分析。采用 TCM Miner 对药物与药物之间的关联关系进行挖掘与分析，设置最小支持度 15%，最小置信度 60%。关联关系的挖掘与分析就是利用关联规则任务对数据进行分析，以发现医案数据中隐藏的关系。在本研究课题中，关联关系主要用于发掘药物与药物以及药物与病名之间关系的研究。运用 IBM SPSS Statistics 21 对中药进行 R 型聚类分析，在进行聚类分析之前，将已规范好的高频中药数据运用中医药数据挖掘系统（TCM Miner）转化为“0”“1”形式的数据矩阵。通过对高频药物进行聚类分析，可以归纳总结出相应的用药规律。

三、研究结果

1. 郑颉云诊治儿科病医案用药频数统计

频数又被称为“频次”，是指对总体数据进行相应的分组，统计各组数据出现次数。频率则是频数与总数据的比值。不同变量的频数或频率，表明该变量对所在组的作用程度。频数或频率数值越大，表明该变量对总体数据所起的作用越大；频数或频率数值越小，则作用越小。

（1）频数统计结果

1）医案整体情况：根据纳入标准和排除标准，共整理出郑颉云诊治儿科病医案 94 例，包含肺系病证 16 例，脾胃系病证 26 例，心肝系病证 8 例，肾系病证 13 例，传染病 14 例，其他病证 17 例。结果见表 1。

表 1　儿科病医案分类表

儿科病	频次 / 次	频率 / %
心肝系病证	8	8.5
肾系病证	13	13.8
其他病证	17	18.1
脾胃系病证	26	27.7
肺系病证	16	17.0
传染病	14	14.9
合计	94	100.0

2）儿科病整体用药频数统计结果：在筛选出的 94 例儿科病医案中，共有 221 种中药，累计频次 820 次。中药的频次和频率统计部分结果见表 2。

表 2　儿科病用药统计部分结果

药物	频次 / 次	频率 / %
槟榔	33	4.0
大黄	29	3.5
番泻叶	22	2.7
焦三仙	21	2.6
木香	18	2.2
厚朴	15	1.8
黄芩	14	1.7
连翘	14	1.7
瓜蒌	13	1.6
党参	12	1.5
甘草	11	1.3
黄柏	11	1.3
荆芥	11	1.3
僵蚕	10	1.2
全蝎	10	1.2
石菖蒲	9	1.1
熟地黄	9	1.1
细辛	9	1.1
紫苏	9	1.1
薄荷	8	1.0
茯苓	8	1.0
生姜	8	1.0
板蓝根	7	.9
干姜	7	.9
葛根	7	.9

续表

药物	频次 / 次	频率 / %
土茯苓	7	.9
芦根	7	.9
蜈蚣	7	.9
杏仁	7	.9
紫花地丁	7	.9

3）肺系病证用药频次统计结果：共筛选出 16 例肺系病证医案，74 种中药符合纳入标准，其中使用高频次（≥ 3 次）的药物频次、频率、归经、类别明细见表 3。

表 3　肺系病证医案用药统计

药物	频次 / 次	频率 / %	归经	类别
槟榔	6	4.4	胃、大肠	驱虫药
黄柏	6	4.4	肾、膀胱、大肠	清热燥湿药
细辛	6	4.4	肺、肾、心	发散风寒药
干姜	5	3.7	脾、胃、肾、心、肺	温里药
麻黄	5	3.7	肺、膀胱	发散风寒药
杏仁	5	3.7	肺、大肠	止咳平喘药
白果	4	3.0	肺	止咳平喘药
大黄	4	3.0	脾、胃、大肠、肝、心包	攻下药
番泻叶	4	3.0	大肠	攻下药
瓜蒌	4	3.0	肺、胃、大肠	清化热痰药
茶叶	3	2.2	心、肺、胃	—
焦三仙	3	2.2	脾、胃	消食药
连翘	3	2.2	肺、心、小肠	清热解毒药

4）脾胃系病证用药频次统计结果：共筛选出26例脾胃系病证医案，66种中药符合纳入标准，其中使用高频次药物（≥3次）的药物频次、频率、归经、类别明细见表4。

表4　脾胃系病证医案用药统计

药物	频次/次	频率/%	归经	类别
槟榔	17	8.7	胃、大肠	驱虫药
番泻叶	13	6.7	大肠	攻下药
焦三仙	13	6.7	脾、胃	消食药
大黄	10	5.1	脾、胃、大肠、肝、心包	攻下药
厚朴	9	4.6	脾、胃、肺、大肠	化湿药
木香	9	4.6	脾、胃、大肠、胆、三焦	理气药
黄芩	8	4.1	肺、胆、脾、胃、大肠、小肠	清热燥湿药
党参	6	3.1	脾、肺	补气药
甘草	5	2.6	心、肺、脾、胃	补气药
肉豆蔻	5	2.6	脾、胃、大肠	敛肺涩肠药
熟地黄	5	2.6	肝、肾	补血药
乌梅	5	2.6	肝、脾、肺、大肠	敛肺涩肠药
柴胡	4	2.1	肝、胆	发散风热药
葛根	4	2.1	脾、胃	发散风热药
花椒	4	2.1	脾、胃、肾	温里药
荆芥	4	2.1	肺、肝	发散风寒药
苦参	4	2.1	心、肝、胃、大肠、膀胱	清热燥湿药
白芍	3	1.5	肝、脾	补血药

续表

药物	频次 / 次	频率 / %	归经	类别
薄荷	3	1.5	肺、肝	发散风热药
草果	3	1.5	脾、胃	化湿药
大蒜	3	1.5	脾、胃、肺	攻毒杀虫止痒药
吴茱萸	3	1.5	肝、脾、胃、肾	温里药
薏苡仁	3	1.5	脾、胃、肺	利水消肿药
紫苏	3	1.5	肺、脾	发散风寒药

5）心肝系病证用药频数统计结果：共筛选出 8 例心肝系病证医案，48 味中药符合纳入标准，其中使用高频次（≥ 3 次）的药物频次、频率、归经、类别明细见表 5。

表 5　心肝系病证医案用药统计

药物	频次 / 次	频率 / %	归经	类别
制马钱子	4	5.2	肝、脾	活血疗伤药
白附子	3	3.9	胃、肝	温化寒痰药
半夏	3	3.9	脾、胃、肺	温化寒痰药
胆南星	3	3.9	肝、胆	温化寒痰药
僵蚕	3	3.9	肝、肺、胃	息风止痉药
木香	3	3.9	脾、胃、大肠、胆、三焦	理气药
全蝎	3	3.9	肝	息风止痉药
蜈蚣	3	3.9	肝	息风止痉药

6）肾系病证用药频数统计结果：共筛选出 13 例肾系病证医案，68 味中药符合纳入标准，其中使用高频次（≥ 3 次）的药物频次、频率、归经、

类别明细见表 6。

表 6 肾系病证医案用药统计

药物	频次 / 次	频率 / %	归经	类别
商陆	6	5.0	肺、脾、肾、大肠	峻下逐水药
槟榔	5	4.1	胃、大肠	驱虫药
茯苓	4	3.3	心、脾、肾	利水消肿药
附子	4	3.3	心、肾、脾	温里药
海藻	4	3.3	肝、肾	清化热痰药
全蝎	4	3.3	肝	息风止痉药
肉桂	4	3.3	肾、脾、心、肝	温里药
木香	3	2.5	脾、胃、大肠、胆、三焦	理气药
生姜	3	2.5	肺、脾、胃	发散风寒药
土鳖虫	3	2.5	肝	活血疗伤药
吴茱萸	3	2.5	肝、脾、胃、肾	温里药
蜈蚣	3	2.5	肝	息风止痉药
紫河车	3	2.5	肺、肝、肾	补阳药

7）传染病用药频数统计结果：共筛选出 14 例传染病医案，70 味中药符合纳入标准，其中使用高频次（≥ 3 次）的药物频次、频率、归经、类别明细见表 7。

表 7 传染病医案用药统计

药物	频次 / 次	频率 / %	归经	类别
连翘	5	4.4	肺、心、小肠	清热解毒药
石菖蒲	5	4.4	心、胃	开窍药
大黄	4	3.5	脾、胃、大肠、肝、心包	攻下药

续表

药物	频次 / 次	频率 / %	归经	类别
瓜蒌	4	3.5	肺、胃、大肠	清化热痰药
白茅根	3	2.7	肺、胃、膀胱	凉血止血药
白前	3	2.7	肺	温化寒痰药
百部	3	2.7	肺	止咳平喘药
牛蒡子	3	2.7	肺、胃	发散风热药
芦根	3	2.7	肺、胃	清热泻火药

8）其他病证用药频数统计结果：共筛选出 17 例其他病证医案，100 味中药符合纳入标准，其中使用高频次（≥ 3 次）的药物频次、频率、归经、类别明细见表 8。

表 8　其他病证医案用药统计

药物	频次 / 次	频率 / %	归经	类别
大黄	8	4.4	脾、胃、大肠、肝、心包	攻下药
连翘	6	3.3	肺、心、小肠	清热解毒药
土茯苓	6	3.3	肝、胃	清热解毒药
黄柏	5	2.8	肾、膀胱、大肠	清热燥湿药
白鲜皮	4	2.2	脾、胃、膀胱	清热燥湿药
板蓝根	4	2.2	心、胃	清热解毒药
地肤子	4	2.2	肾、膀胱	利尿通淋药
僵蚕	4	2.2	肝、肺、胃	息风止痉药
金银花	4	2.2	肺、心、胃	清热解毒药
荆芥	4	2.2	肺、肝	发散风寒药
紫花地丁	4	2.2	心、肝	清热解毒药
苍术	3	1.7	脾、胃、肝	化湿药

续表

药物	频次/次	频率/%	归经	类别
黄药子	3	1.7	肺、肝	清化热痰药
马齿苋	3	1.7	肝、大肠	清热解毒药
蒲公英	3	1.7	肝、胃	清热解毒药
全蝎	3	1.7	肝	息风止痉药
忍冬藤	3	1.7	肺、胃	清热解毒药
蛇蜕	3	1.7	肝	祛风寒湿药
天葵子	3	1.7	脾、小肠、膀胱	清热解毒药
芦根	3	1.7	肺、胃	清热泻火药
重楼	3	1.7	肝	清热解毒药

（2）郑颉云诊治儿科病证频数分析结果讨论

在郑颉云的诸多儿科病医案中，脾胃系病证所占的比重较高，一方面表明郑老善于治疗小儿脾胃病证，另一方面也说明脾胃系病证是儿科临床最为常见的病证。在儿科临床上，郑颉云诊治肺系病证和脾胃系病证时最常用的药物都是槟榔，槟榔一般是炒用。槟榔虽为驱虫药，但其消积作用较好，《名医别录》记载该药“主消谷，逐水，除痰癖，杀三虫伏尸，疗寸白”。郑老认为，小儿“肺常不足”“脾常不足”，临床上肺系及脾胃之疾多见，且肺系感冒、咳嗽等常伴有呕恶、纳呆、大便干结等脾胃症状；而积滞、泄泻等脾胃病症状又易诱发肺系疾患。所以，选用槟榔，因其善行肠胃之气，消积导滞，兼能缓泻通便，在消积的同时又可祛邪外出，故为小儿肺系及脾胃系的常用药，用之使病情更加迅速得到控制。

制马钱子是郑老医治小儿心肝系病证时最常用的药物。观其诸多小儿心肝系医案，以惊风和痫病居多，因体虚或夹瘀而致病发，马钱子有升提固脱、调节神经之作用，临床治疗风湿顽痹、麻木瘫痪均有良好的效果。制马钱子毒性小，除有兴奋作用外，在兴奋之后（尤其用小量）有阻抑镇静作用，郑老曾用之配伍他药，治疗破伤风即是明证，本药中毒可用罂粟壳解之（即米壳，用量 1 ～ 2g 即可）。本药用量初以小量 1g（成人），酌情加减。

在诊治肾系病证时，最常用的药物为商陆，其次，使用频次较高的药物为槟榔、茯苓、附子、海藻等；从药物归经上看，多归肾经。观郑颉云儿科医案中，肾系病证主要有三种，分别是水肿，五迟、五软，解颅，均与水液代谢以及生长发育相关，故其多选归经为肾的药物。商陆为峻下逐水药，可逐水消肿，通利二便，李时珍言："商陆其性下行，专于行水，与大戟、甘遂盖异性而同功。"商陆味辛，辛者通行功用较好，故能行壅淤停蓄之水。

郑颉云在诊治儿科传染性疾病时，最常用的药物为连翘、石菖蒲，其次为大黄、瓜蒌、白茅根、白前、百部、牛蒡子、芦根。连翘为清热解毒药，清热解毒，散结消肿，石菖蒲为开窍药，化湿开胃，开窍豁痰，醒神益智，针对儿科传染病中多温热及易扰神志的特点进行对证治疗，故最为常用；大黄、瓜蒌、白茅根、牛蒡子、芦根均可清热；白前和百部为化痰常用药；都是儿科临床传染病常用药。

2. 郑颉云治疗儿科病用药关联关系分析

（1）关联关系分析结果

1）儿科病整体用药关联关系分析：根据统计结果显示，①郑颉云诊治儿科病时常用的二联药对配伍有番泻叶 + 槟榔，焦三仙 + 槟榔，番泻叶 + 焦三仙。②常用的三联药团配伍有：番泻叶 + 焦三仙 + 槟榔。见表 9。

表 9　儿科病整体用药关联规则表

关联数目	前项	后项	支持度 / %	置信度 / %
2	番泻叶	槟榔	22.34	95.45
2	焦三仙	槟榔	19.15	90.00

续表

关联数目	前项	后项	支持度 / %	置信度 / %
2	焦三仙	番泻叶	17.02	80.00
2	番泻叶	焦三仙	17.02	72.73
2	槟榔	番泻叶	22.34	63.64
3	番泻叶，焦三仙	槟榔	17.02	100.00
3	槟榔，焦三仙	番泻叶	17.02	88.89
3	焦三仙	番泻叶，槟榔	17.02	80.00
3	番泻叶，槟榔	焦三仙	17.02	76.19
3	番泻叶	槟榔，焦三仙	17.02	72.73

2）儿科肺系病证用药关联关系分析：根据统计结果显示，①郑颉云诊治儿科肺系病证时常用的二联药对配伍有干姜＋细辛，番泻叶＋槟榔，干姜＋杏仁，杏仁＋麻黄，杏仁＋细辛。②常用的三联药团配伍有杏仁＋干姜＋细辛。见表 10。

表 10　肺系病证用药关联规则表

关联数目	前项	后项	支持度 / %	置信度 / %
2	干姜	细辛	31.25	100.00
2	细辛	干姜	31.25	83.33
2	番泻叶	槟榔	25	100.00
2	干姜	杏仁	25	80.00
2	杏仁	干姜	25	80.00
2	杏仁	麻黄	25	80.00
2	杏仁	细辛	25	80.00
2	麻黄	杏仁	25	80.00
2	槟榔	番泻叶	25	66.67

续表

关联数目	前项	后项	支持度 / %	置信度 / %
2	细辛	杏仁	25	66.67
3	杏仁，干姜	细辛	25	100.00
3	杏仁，细辛	干姜	25	100.00
3	干姜	杏仁，细辛	25	80.00
3	杏仁	干姜，细辛	25	80.00
3	干姜，细辛	杏仁	25	80.00
3	细辛	杏仁，干姜	25	66.67

3）儿科脾胃系病证用药关联关系分析：根据统计结果显示，①郑颉云诊治儿科脾胃系病证时常用的二联药对配伍有：番泻叶＋槟榔，厚朴＋槟榔，党参＋槟榔，党参＋番泻叶，焦三仙＋槟榔，黄芩＋槟榔，木香＋槟榔，木香＋焦三仙，番泻叶＋焦三仙，厚朴＋焦三仙。②常用的三联药团配伍有：厚朴＋焦三仙＋槟榔，党参＋番泻叶＋槟榔，番泻叶＋焦三仙＋槟榔，木香＋焦三仙＋槟榔。见表 11。

表 11 脾胃系病证用药关联规则表

关联数目	前项	后项	支持度 / %	置信度 / %
2	番泻叶	槟榔	50.00	100.00
2	厚朴	槟榔	34.62	100.00
2	党参	槟榔	23.08	100.00
2	党参	番泻叶	23.08	100.00
2	焦三仙	槟榔	46.15	92.31
2	黄芩	槟榔	26.92	87.50
2	木香	槟榔	26.92	77.78
2	木香	焦三仙	26.92	77.78

续表

关联数目	前项	后项	支持度 / %	置信度 / %
2	番泻叶	焦三仙	38.46	76.92
2	焦三仙	番泻叶	38.46	76.92
2	槟榔	番泻叶	50.00	76.47
2	槟榔	焦三仙	46.15	70.59
2	厚朴	焦三仙	23.08	66.67
3	党参	番泻叶，槟榔	23.08	100.00
3	厚朴，焦三仙	槟榔	23.08	100.00
3	番泻叶，焦三仙	槟榔	38.46	100.00
3	党参，槟榔	番泻叶	23.08	100.00
3	党参，番泻叶	槟榔	23.08	100.00
3	木香，焦三仙	槟榔	23.08	85.71
3	槟榔，木香	焦三仙	23.08	85.71
3	槟榔，焦三仙	番泻叶	38.46	83.33
3	番泻叶	槟榔，焦三仙	38.46	76.92
3	焦三仙	槟榔，番泻叶	38.46	76.92
3	番泻叶，槟榔	焦三仙	38.46	76.92
3	槟榔，厚朴	焦三仙	23.08	66.67
3	木香	槟榔，焦三仙	23.08	66.67
3	厚朴	槟榔，焦三仙	23.08	66.67

4）儿科心肝系病证用药关联关系分析：根据统计结果显示，①郑颉云诊治儿科心肝系病证时常用的二联药对配伍有：全蝎＋制马钱子，全蝎＋半夏，半夏＋制马钱子。②常用的三联药团配伍有：全蝎＋制马钱子＋半夏。见表 12。

表 12 心肝系病证用药关联规则表

关联数目	前项	后项	支持度 / %	置信度 / %
2	全蝎	制马钱子	37.5	100
2	全蝎	半夏	37.5	100
2	半夏	全蝎	37.5	100
2	半夏	制马钱子	37.5	100
2	制马钱子	全蝎	37.5	75
2	制马钱子	半夏	37.5	75
3	全蝎	制马钱子，半夏	37.5	100
3	制马钱子，半夏	全蝎	37.5	100
3	半夏	全蝎，制马钱子	37.5	100
3	全蝎，半夏	制马钱子	37.5	100
3	全蝎，制马钱子	半夏	37.5	100
3	制马钱子	全蝎，半夏	37.5	75

5）儿科肾系病证用药关联关系分析：根据统计结果显示，①郑颉云诊治儿科肾系病证时常用的二联药对配伍有：海藻＋商陆，肉桂＋附子，蜈蚣＋全蝎，蜈蚣＋紫河车，蜈蚣＋土鳖虫，土鳖虫＋全蝎，土鳖虫＋紫河车，全蝎＋紫河车，吴茱萸＋肉桂，吴茱萸＋附子。②常用的三联药团配伍有：附子＋肉桂＋槟榔，吴茱萸＋肉桂＋附子，茯苓＋附子＋槟榔，茯苓＋肉桂＋槟榔，茯苓＋肉桂＋附子，紫河车＋全蝎＋土鳖虫，土鳖虫＋全蝎＋蜈蚣，紫河车＋全蝎＋蜈蚣，紫河车＋蜈蚣＋土鳖虫。③常用的四联药团配伍有：附子＋肉桂＋槟榔＋茯苓，紫河车＋全蝎＋蜈蚣＋土鳖虫。见表 13。

表 13　肾系病证用药关联规则表

关联数目	前项	后项	支持度 / %	置信度 / %
2	海藻	商陆	30.77	100
2	肉桂	附子	30.77	100
2	蜈蚣	全蝎	23.08	100
2	蜈蚣	土鳖虫	23.08	100
2	蜈蚣	紫河车	23.08	100
2	土鳖虫	全蝎	23.08	100
2	土鳖虫	紫河车	23.08	100
2	紫河车	全蝎	23.08	100
2	吴茱萸	肉桂	23.08	100
2	吴茱萸	附子	23.08	100
3	吴茱萸	肉桂，附子	23.08	100
3	槟榔，附子	肉桂	23.08	100
3	茯苓，槟榔	附子	23.08	100
3	茯苓，肉桂	槟榔	23.08	100
3	茯苓，肉桂	附子	23.08	100
3	紫河车	全蝎，土鳖虫	23.08	100
3	土鳖虫	全蝎，蜈蚣	23.08	100
3	紫河车，蜈蚣	全蝎	23.08	100
3	紫河车，蜈蚣	土鳖虫	23.08	100
4	全蝎，土鳖虫，蜈蚣	紫河车	23.08	100
4	肉桂，槟榔，附子	茯苓	23.08	100

6）儿科传染病用药关联关系分析：根据统计结果显示，①郑颉云诊治儿科传染病时常用的二联药对配伍有：瓜蒌 + 石菖蒲，大黄 + 连翘，白前

+百部，大黄+石菖蒲，连翘+石菖蒲。②常用的三联药团配伍有：连翘+石菖蒲+大黄。见表14。

表14　传染病用药关联规则表

关联数目	前项	后项	支持度/%	置信度/%
2	瓜蒌	石菖蒲	28.57	100
2	大黄	连翘	28.57	100
2	白前	百部	21.43	100
2	百部	白前	21.43	100
2	连翘	大黄	28.57	80
2	石菖蒲	瓜蒌	28.57	80
2	大黄	石菖蒲	21.43	75
2	连翘	石菖蒲	21.43	60
2	石菖蒲	大黄	21.43	60
2	石菖蒲	连翘	21.43	60
3	连翘，石菖蒲	大黄	21.43	100
3	大黄，石菖蒲	连翘	21.43	100
3	大黄，连翘	石菖蒲	21.43	75
3	大黄	连翘，石菖蒲	21.43	75
3	连翘	大黄，石菖蒲	21.43	60
3	石菖蒲	大黄，连翘	21.43	60

7）儿科其他病证用药关联关系分析：根据统计结果显示，郑颉云诊治儿科其他病证时常用的二联药对配伍有：地肤子+白鲜皮，黄柏+大黄，大黄+连翘。见表15。

表 15　其他病证用药关联规则表

关联数目	前项	后项	支持度 / %	置信度 / %
2	地肤子	白鲜皮	23.53	100.00
2	白鲜皮	地肤子	23.53	100.00
2	黄柏	大黄	23.53	80.00
2	连翘	大黄	23.53	66.67
2	大黄	黄柏	23.53	50.00
2	大黄	连翘	23.53	50.00

（2）郑颉云诊治儿科病证关联关系分析结果讨论

郑颉云诊治儿科肺系病证时最常用的药物配伍为细辛 + 干姜；常用的三味药团配伍有：细辛 + 干姜 + 杏仁。细辛在《神农本草经》中归为上品，其性温，有小毒，归心、肺、肾三经，有解表散寒，祛风止痛，通窍，温肺化饮之效，擅治风寒感冒、肺寒咳喘、鼻渊之证；干姜辛、热，可温中散寒，回阳通脉，尤善温肺散寒化饮；杏仁主入肺经，味苦降泄，肃降兼宣发肺气而能止咳平喘，为治咳喘要药。细辛与干姜相伍，主治咳喘、形寒背冷、痰多清稀等寒饮停肺证；再配以杏仁，则更增祛痰止咳平喘之功，为小儿肺系病证的常用配伍。肺为“娇脏”，且小儿脏腑娇弱，则更易受外邪侵袭，故肺系病证为小儿常见疾病，如外感风寒、小儿咳喘，小儿反复呼吸道感染等，故郑老常用细辛、干姜、杏仁三药配伍使用，外则祛风除邪，内则温肺化饮，使“肺坚则不病”。

郑颉云诊治儿科脾胃系病证时常用的二联药对及三联药团配伍有：番泻叶 + 槟榔，厚朴 + 槟榔，党参 + 槟榔，党参 + 番泻叶，焦三仙 + 槟榔，黄芩 + 槟榔，木香 + 槟榔，木香 + 焦三仙，番泻叶 + 焦三仙，厚朴 + 焦三仙，厚朴 + 焦三仙 + 槟榔，党参 + 番泻叶 + 槟榔，番泻叶 + 焦三仙 + 槟榔，木香 + 焦三仙 + 槟榔。主要调理脾胃之品与泻下之品的组合。焦三仙不仅能消积化滞，还有很好的健脾胃之功效；党参性味甘平，主归脾、肺二经，以补脾肺之气为主；木香善行脾胃与大肠之气滞，亦可醒脾开胃，为健脾消食之佳品，又为治泻痢里急后重之要药；厚朴苦燥辛散，能燥湿，又下气除满，消积导滞；槟榔辛散苦泄，入胃、肠经，善行胃肠之气，消积导滞，兼能缓泻通便；少量的番泻叶为苦味健脾胃药，能促进消化，适量服用则能起缓下作用。小儿脾胃病证多由脾运不健，或由乳食积滞、郁久化热，或攻伐过甚，损伤脾胃，郑老常用以上几味药组成二联药对和三联药团，用以治疗小儿脾胃病证，例如呕吐、泄泻、痢疾、腹痛、疳积等，健脾胃的同时配伍泻下药，使脾胃之邪从下而解。这几组药物的搭配既体现了郑老诊治儿科病时注重固护脾胃的用药特点，同时又根据小儿脾胃病证的特点辨证论治，用药配伍十分精准。

郑颉云诊治儿科心肝系病证时常用的药对有全蝎 + 制马钱子，全蝎 + 半夏，半夏 + 制马钱子；常用的药团有全蝎 + 制马钱子 + 半夏。全蝎味辛，性平，归肝经，具有息风镇痉、攻毒散结、通络止痛的功效；马钱子可升提固脱、调节神经，炮制后的马钱子毒性减小，临床多用于风湿顽痹、麻木瘫痪等；半夏主归脾、胃经，可燥湿化痰，为温化寒痰要药，尤善治脏腑痰湿；全蝎配半夏、半夏配马钱子多用于小儿心肝系病证中的惊风及癫痫，在息风止痉、通络止痛的同时又可祛除脏腑痰湿，若三药合用，则效力更强，痰去络通，则诸证可愈。

郑颉云诊治儿科肾系病证最常用的药对有海藻配商陆，肉桂伍附子。海藻味咸，性寒；归肝、肾经，可消痰软坚、利水消肿；商陆具有逐水消肿、通利二便之功效，用于水肿胀满、二便不通之症。肉桂具有补火助阳，散寒止痛，活血通经的功效，多用于肾阳不足之证；附子大辛大热，有峻补元阳、益火消阴之效，上助心阳、中温脾阳、下补肾阳，为“回阳救逆第一品药”，且凡肾、脾、心诸脏阳气衰弱者均可应用。肾者主水，司机体水液代谢，“肾虚则水无所主而妄行”。水液泛溢肌表，则发为肾系常见病证，如水肿，慢性肾炎等，故郑老常用海藻配商陆逐水消肿，以肉桂配附子以温煦肾阳，肾阳足则命门之火旺，肾的促进和调节水液代谢的功用亦可恢复正常。

儿科传染病主要包括麻疹、水痘、百日咳、流行性乙型脑炎、流行性腮腺炎等，基本病机多为感受疫戾邪气，以温热之邪居多，且传变迅速。郑颉云在诊治儿科传染病时常用的药对及药团分别为：瓜蒌 + 石菖蒲，大黄 + 连翘，白前 + 百部，大黄 + 石菖蒲，连翘 + 石菖蒲，连翘 + 石菖蒲 + 大黄。《本草纲目》言瓜蒌“润肺燥，降火，治咳嗽，涤痰结，利咽喉，止消渴，利大肠消痈肿疮毒”，故瓜蒌善清肺热，主治痰热咳喘；石菖蒲辛苦而温，芳香而散，《本草从新》言其可“开心孔、利九窍、明耳目、发声音、去湿除风、逐痰消积、开胃宽中”。二药配伍可针对儿科传染病中温热之邪易扰神志的特点进行对证治疗。大黄可泻下攻积、清热泻火、凉血解毒、逐瘀通经、利湿退黄，炮制方法不同，功效不同，酒大黄善清上焦血分热毒，熟大黄泻下力缓，可泻火解毒，大黄炭凉血化瘀止血；连翘苦寒，入心、肺二经，苦能清泄，寒能清热，既能清心火，散上焦风热，又能消散痈肿，有“疮家圣药”之称。二药合用，内清积热，外散表热，内外同治，标本兼顾。石菖蒲、大黄、连翘三药合用，则更增其散表清里之功，而三药两两配伍，组成的药对即为郑老在儿科传染病中的常用药对，组合不同，侧重点不同，大黄配石菖蒲侧重于清内之实热，醒神开窍、逐痰消积；连翘配石菖蒲，清热解毒的同时祛湿除风。

郑颉云诊治儿科其他病证时常用的二联药对配伍有：地肤子 + 白鲜皮，黄柏 + 大黄，大黄 + 连翘。

3. 郑颉云治疗儿科病用药聚类分析

聚类分析是通过对不同变量的指标构成，即数据库中行与列的构成，进行相似程度分析，若相似程度大，则指标可聚合成一类，如此反复，直至把所有变量聚合完毕，从而形成由亲近到疏远，由小至大的一个分类系统，将变量间的亲疏关系以“物以类聚”的标准与原则表达出来。该方式可减少研究者主观判断所造成的误差，且可在数据信息中，归纳与总结出潜在的规律和知识，从而更好地指导中医临床。

运用聚类分析的方法对郑颉云诊治儿科病医案中的高频药物（药物出

现频次≥1次），共22种中药进行分析，得到若干组药物组合，再对这些药物组合进行结果讨论分析，从而得出郑颉云在诊治儿科病时的用药规律。本次研究运用IBM SPSS Statistics 21对高频药物进行R型聚类分析，导入已处理规范的数值化数据，选择系统聚类，变量选择高频药物，聚类方法选择Ward法，度量标准选择平方Euclidean距离，绘制树状图。

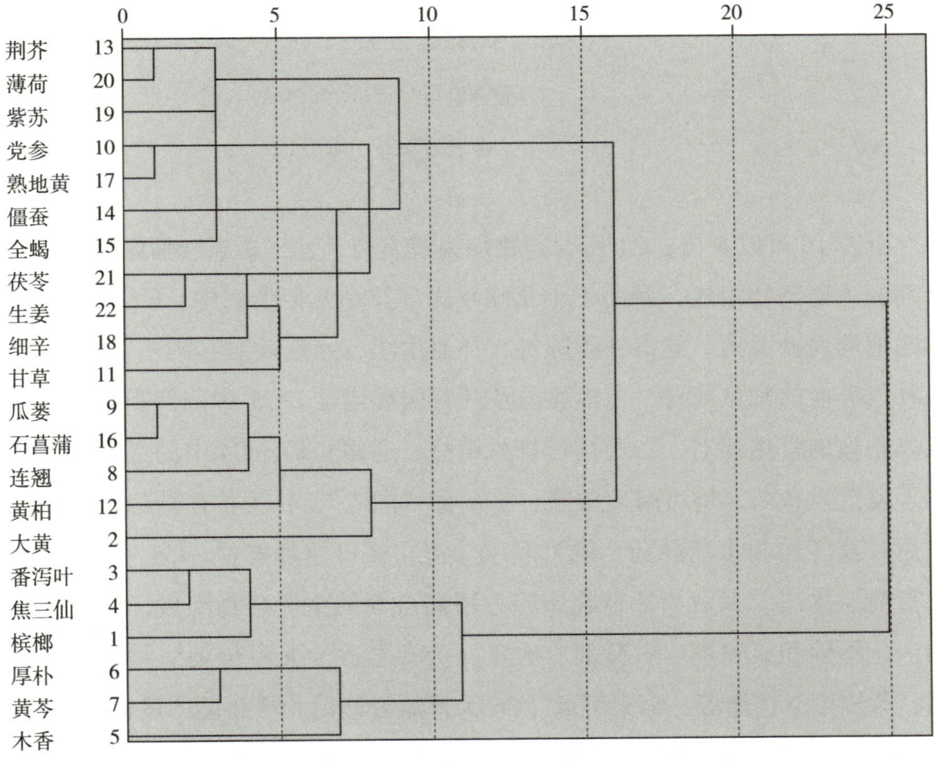

图1 21对高频药物聚类分析图

郑颉云诊治儿科病证常用高频药物聚类分析树形图，见图1。由图1可看出，若顶端距离选择为小于10时，94例儿科医案记录中的22味高频药物可分为七类，见表16。

表 16　94 例医案记录频率≥ 1 药物 R 型聚类

聚类组	每组聚类包含的药物
C1	荆芥、薄荷、紫苏
C2	党参、熟地
C3	僵蚕、全蝎
C4	茯苓、生姜、细辛、甘草
C5	瓜蒌、石菖蒲、连翘、黄柏、大黄
C6	番泻叶、焦三仙、槟榔
C7	厚朴、黄芩、木香

由表 16 可以看出，C1 所含药物均为解表药，且是郑颉云临床验方宣消合剂的主要药物组成，多用于小儿肺系病证及小儿传染病中。C2 中的党参和熟地均属补益药，党参补脾肺气、补血生津；熟地补血养阴，填精益髓，是补气养血的常见药对，主治血虚及肝肾阴虚诸证。C3 中的僵蚕和全蝎为息风止痉的常用药对，二药均可息风镇痉、通络止痛。C4 中的细辛和生姜属于发散风寒药，均可解表散寒；甘草称“国老”，作为佐使药经常被郑老使用；茯苓属利水消肿药，既可利水渗湿，又可健脾安神。C5 中的瓜蒌、石菖蒲、连翘、大黄为郑老临床验方清温合剂的主要药物组成，可宣肺清热，化湿除积；连翘、石菖蒲、大黄又为郑老诊治儿科传染病时的常用药团；黄柏可清热燥湿，泻火解毒。C6 为郑颉云诊治儿科病证的最常用药团。C7 中的木香为健脾消食之佳品，可醒脾开胃；厚朴能燥湿，又下气除满，消积导滞；黄芩亦可燥湿，又能清热泻火解毒。

第五章 其他验案

郑颉云一生著作颇丰，他曾撰写《中医内科、幼儿科医案辑要》《儿科证治简要》《内科临床简要》等，但仍有许多著作和文章散佚，笔者亦尝试从图书馆、数据库等查找，均未能如愿搜集完整。现从中国知网数据库检索到郑老的两篇文献，虽均为其去世后才见刊，但确实是郑老主笔，郑琼华老师和史纪老师帮助其投稿，现摘录如下，以飨广大中医工作者及爱好者。

一、小儿癫痫验案 3 例

案 1

石某某，女，6 岁半。

患癫痫 3 年。初起数月一发，逐渐发作频繁。近半年来，2 ～ 3 日即发作 1 次。发作时间均在凌晨 5:00 左右，发则两目直视，面色青白，痰涎壅盛，喉间痰鸣，切齿振慄，数分钟即缓解。病后精神萎靡，困睡，纳少，头晕，头痛，1 日后即恢复常态。现症：面色萎黄，肢体消瘦，平素胃纳呆滞，饮食甚少，时感腹满，胃脘部疼痛。大便频多不调，夜寐不宁，睡中齘齿伏卧，口流清涎。舌淡、苔白腻，脉沉滑而紧。

辨证：脾脏积停，寒湿蕴中，痰迷清窍。

治则：健脾运中，温阳除湿，祛痰通络。

处方：如下。

熟地黄 15g　党参 10g　炒槟榔 6g　焦三仙各 6g
广木香 6g　厚朴 10g　番泻叶 1.5g
3 剂，水煎服。

每次送服四生丸（生南星、生川乌、生白附子、生半夏各等份，共研细末，生姜汁为丸，梧子大），5 粒，日 2 次。

二诊：服药 3 剂，发作两次且程度减轻，时间缩短，每发数 10 秒即过。效不更方，继服 10 剂。四生丸如法服用。

三诊：发作停止，纳食正常，精神恢复，面色转红润。停药观察 3 个多月未见发病。近日因食鸡肉过多伤及脾胃，病复发，症同前，然发病时间较前短，程度轻。治以健脾温中，豁痰化滞，除湿通络。处方：炒槟榔、焦三仙、干姜、白附子、白芥子各 10g，化橘红、陈皮、茯苓各 15g，胆南星 6g，全蝎 3g。3 剂，水煎服。

四诊：药后 7 日来，病未发作。上方去干姜，加黑胡椒 3g，吴茱萸 6g，以增强豁痰散寒之功。继服 6 剂，诸症悉平。再以四生丸如前法连服数月，善后巩固，后追访多年未复发。

案 2

王某某，男，6 岁。

1 周岁前曾有长期痢疾史，并患有全身性风湿性关节炎（迄今未愈）。不久即罹患癫痫病。病初发时症较轻，数月一发，渐至每月发作 1 次。近两年病发益频，症状亦日渐加重，每日发作 2 ～ 3 次，遇阴雨寒冷，日发作可达 10 余次。患儿曾长期服用苯妥英钠，初始有效，可控制在 1 ～ 2 日发病 1 次。近 2 个月来，服用苯妥英钠亦不能控制。现症：突然发病，两目上视，角弓反张，口吐涎沫，牙关紧闭，不省人事，肢体强直，状如僵尸。发作时间可持续 1 ～ 2 分钟至 10 分钟，而后恢复常态。患儿面色㿠白，形体肥胖，不欲饮水，舌淡苔白，脉沉紧。

辨证：寒湿阻滞，闭阻心窍，风痰上扰，蒙蔽神明，证属阴痫。

治则：祛风燥湿，化痰开窍，活瘀通络。

处方：如下。

麻黄 6g	全蝎 6g	僵蚕 6g	苍术 6g
牛膝 6g	乳香 6g	没药 6g	甘草 6g
制马钱子 1g			

3 剂，水煎服。

二诊：3 日来仅发病 1 次，且时间短，症状较前轻。守方加白芥子 1g，继服 3 剂。

三诊：未再发病，然久病非短期可愈。处以散剂一料，长期服用以图根治。处方：制马钱子120g，麻黄、苍术、牛膝、乳香、没药、全蝎、僵蚕各15g，大蜈蚣15条，共研细末，每服0.7g，日3次。

四诊：服药2个月来，仅发作1次，症状轻微，两手抽搐数秒即止。关节疼痛同时消失。5年后其父来函言及自服散剂一料后，癫痫未再复发，疗效巩固，且身体健壮，发育良好。

案3

刘某某，男，3岁。

患痫证2年，每隔数月发病1次，发时突然昏仆，牙关紧闭，口吐涎沫，两手抽搐，目睛斜视，数分钟即过，发后状如常态。平时性情烦躁，偏食偏好，喜辛辣肥甘，且时患红眼、咽喉肿痛、口舌糜烂等症。现症：面色潮红，形体肥胖，口渴喜饮，大便燥结，数日一行，夜眠伏卧不宁。舌红、苔薄黄而腻，脉滑数。

辨证：肺胃蕴热，肝火炽盛，痰热交阻，上蒙清窍，证属阳痫。

治则：平肝潜阳，涤痰泻热，镇逆清心。

处方：如下。

制马钱子60g	苍术10g	牛膝10g	甘草10g
全蝎10g	僵蚕10g	乳香10g	没药10g
龙胆12g	朱砂12g	琥珀12g	生大黄15g
芦荟24g	天竺黄15g		

研为细末，每服1g，日2次。

一料，大便通畅，夜寐安宁，痫证渐停止发作。原方去龙胆、大黄继服一料，诸证悉平，追访病愈。

按：痫是一种发作性神智异常的疾病，分为阴痫和阳痫两类，热痰所致者为阳，寒痰所致者为阴。临床特征是突然仆倒，昏不知人，口吐涎沫，两目上视，四肢抽搐，或作猪羊叫声，发过即苏，复如常人。《东医宝鉴》谓："癫痫者，痰邪逆于上则头中气乱，气乱则脉道闭塞，孔窍不通，故耳不闻声，目不识人，而昏眩倒仆也。"《丹溪心法·痫》记载："本病之发生，无非痰涎壅塞，迷闷孔窍。"以上论述都说明痰和癫痫在病理过程中是有密切联系的。古人有"无痰不成痫"之说，故治痫除辨证求因、审因论治外，均必除痰。案1、2均属阴痫，然案1偏重于脾肾阳虚，湿痰内阻，故治疗以温阳除湿，健脾运中，祛痰通络为法。案2偏重于寒湿阻络，兼夹风邪，病由寒湿不化，蕴久成痰，湿痰上扰蒙蔽心窍所致，故治疗重在温经散寒，祛风燥湿，化痰通络为法。案3证属阳痫，患儿素体火盛，嗜食辛辣肥甘，肝胃蕴热，日久不解，势必灼液为痰，痰热交阻，上扰清窍，神明被蒙，阳痫遂发。故治以清解肝胃，涤痰泻热，镇逆清心为法。只是在临床运用时，应随症加减，灵活变通，方可收到满意的效果。

（引自《河南中医》1986年第1期）

二、疑难症验案3例

案1. 口疮（顽固性口腔炎并咽炎）

雷某某，女，24岁，工人。1970年5月初诊。

患者1967年患口舌溃疡，糜烂热痛，此起彼落，时发时愈，已4年。此次复发月余，曾用核黄素、黄连上清丸等治疗罔效。现症：口腔内左右两侧黏膜、牙龈及舌等处有大小不等的白色溃疡点、斑，边缘淡红，咽喉红肿，口热多涎，言语及进食则疼痛难忍，口渴喜饮，纳差，脘胀，烦躁不寐，小便短赤，大便燥结。舌红、苔黄厚，脉细数。

诊断：口疮。

辨证：心脾积热，郁火上炎。

治则：清热解毒，泻火通便，化腐收敛。

处方：如下。

川黄连 6g	黄芩 12g	大黄 4.5g	五倍子 6g
牛蒡子 9g	马勃 9g	硼砂 1.5g	白矾 1.5g
朱砂 1.5g	金果榄 9g		

3 剂，水煎服。

二诊：1 剂便通，胀减，纳增，溃烂热痛俱减。尽剂，溃疡热肿悉除，腐退肌生，诸症皆瘳。继投六味地黄丸 20 粒，养阴清热，以资巩固。观察数月，未见复发。

按：口疮一证，有虚实之分，虚者阴虚，实者热盛。本例病程迁延，时发时愈，查其脉证，属肾水不足，心脾积热。治疗先以五倍子泻心汤加味治其标实。方以三黄泻三焦实热，荡涤肠胃积毒；硼砂、朱砂、白矾、五倍子解毒祛腐生肌，马勃、牛蒡子等清利咽喉。诸药共奏清泻心脾、解毒祛腐之功。终以六味地黄丸滋阴壮水，固本而收效。

案 2. 痿证（流行性乙型脑炎后遗症）

葛某某，女，14 岁，学生。1970 年 4 月初诊。

1969 年 8 月患者患流行性乙型脑炎，经中西医救治，流行性乙型脑炎治愈，遗留下肢疼痛，行走不便，渐至两腿瘫软无力，肌肉萎缩，虽经针灸、封闭及药物治疗，病情仍无转机。现症：烦躁不宁，心悸乏力，患肢局部热痛，左下肢膝关节肿胀屈曲不能伸展，肌肉明显萎缩，不能行走，右下肢持杖可行走数步，口渴喜饮。舌红、苔薄黄，脉细数而滑。

诊断：痿证。

辨证：湿热毒邪，流注经络关节，筋脉失养，气血郁闭。

治则：清热利湿，凉血解毒，通络化瘀。

处方：如下。

络石藤 24g	忍冬藤 24g	板蓝根 24g	紫草 15g
紫花地丁 15g	地龙 12g	僵蚕 9g	黄柏 9g
桃仁 6g	红花 6g	制马钱子 1.2g	

3 剂，水煎服。

二诊：患肢热痛减轻，肿胀消半，守方加生地黄 30g，养阴清热，凉血除痹，6 剂。

三诊：关节热痛消失，肿胀悉平，左下肢关节微可屈伸，但伸展不利，舌淡红，脉细数无力。湿热已尽，气血未复。改拟补气养血，通络化瘀法，方用补阳还五汤加味：生黄芪 60g，当归、川芎、桃仁、红花、土鳖虫、地龙各 9g，乌梢蛇 9g，全蝎、赤芍各 6g。3 剂。

四诊：神情舒畅，饮食倍增，手持单杖可行走数 10 步，两足轻度水肿，行走过久仍觉心悸，脉沉细无力。宜以补中益气养肝利湿法。方用：生黄芪 45g，党参 9g，山茱萸 12g，柴胡、升麻、威灵仙、地肤子各 9g，熟地黄、冬瓜皮各 24g，茯苓皮 15g。3 剂。

五诊：水肿消退，心悸已平，行走较前持久有力。仍守补阳还五汤加减施治，共服 30 余剂，改服散剂，缓图全功。散剂：全蝎、土鳖虫各 30g，乌梢蛇 60g，蜈蚣 40 条，鹿茸、制马钱子各 15g，共为细末，每服 3g，日 2 次，温开水送服。服散剂一料半，诸症痊愈，追访年余，未见异常。

按：本例暑温愈后，阴虚夹湿，余热毒邪未尽，湿热互结，流注关节导致关节热痛肿胀，屈伸不利。故以板蓝根，紫草、络石藤、地龙、黄柏等清热燥湿，疏利关节，先治其标。三诊时，见湿热已除，患儿显现出气血亏虚之候，遂改拟补阳还五汤加味，益气养血，通络化瘀而治其本。因郑老辨证得当，标本兼治，随证变通，不拘泥一法，故起沉疴。

案 3. 新生儿硬肿症

张某某，女，满月婴儿。1971 年 2 月初诊。

母代诉：小腹及双大腿内侧皮肤硬肿 1 个月。患儿生后 2 日，发现小腹及两大腿内侧皮肤呈现漫肿，局部凉硬，色苍白。经某省人民医院检查诊断为“新生儿硬肿症”，曾用抗生素、维生素类药物治疗 10 余日，未见改善，求治于中医。现症：面色㿠白，气息微弱，小腹及两下肢皮肤触之板硬不温，硬块推之不移，弹性消失，两下肢屈伸不利，大便溏薄，日 4 ～ 5 次，小便清长。舌淡、苔薄白，指纹淡红。

辨证：胎禀阳虚，复中寒邪，气血不足，寒凝血滞。

治则：温补元阳，逐寒通脉。

处方：如下。

黑锡丹 36 粒，每服 2 粒，日 3 次，温开水化服。

二诊：上药连服 6 日，腹部硬块尽消，大腿内侧硬块缩小，较前温暖柔软而略有弹性，效不更方，又予黑锡丹 24 粒，服法同前。

三诊：肿块全消，皮肤温和，活动自如，小儿神情活泼，吮乳、睡眠及二便均恢复正常。

按：祖国医学文献中无“新生儿硬肿症”这一病名，然其症候表现与文献中的“五硬”“胎寒”等证颇为相似。明代《保婴撮要》云：“五硬者，仰头取气，难以动摇……脚手心冷而硬，此阳气不营于四末也。”本例患儿先天阳气式微，不耐寒冷，生后时逢寒冬时令，加之护理不周，复中寒邪，致寒凝血脉，阳气无以温煦肌肤，充营四末，遂现肌肤板硬不温，显系元阳不足，阳衰阴盛之候，故取黑锡丹温通逐寒。方中以黑锡丹、硫黄调理阴阳，肉桂、附子、补骨脂、小茴香、阳起石等温补肾阳，启迪命门之火，木香、肉豆蔻温中扶脾，兼固下元，川楝子疏肝开郁以为反佐，配以沉香纳气归肾，诸药合用，俾使肾阳充旺，阴霾散，寒结化，而硬肿皆平矣。

（引自《河南中医》1988年第2期）

第六章 传承

郑颉云可称为中医儿科名家，在学术上，郑老并不是闭门造车，而是主张相互交流，同时又注重自身经验的传承，他不仅是中医儿科临床专家，也是中医教育专家。他参与创办河南中医药大学第一附属医院儿科科室，曾担任河南中医药大学中医儿科教研室主任。他在临床带教的同时又投身课堂教学，在传道授业的同时又进行总结，理论与实践并重，为发展中医儿科事业不遗余力。在郑老及其学术传承人的努力下，河南中医药大学中医儿科取得了较大的发展，形成了学术人才链，也正是在他们的影响下，产生了一大批在中医儿科界较有作为的医生。

第一节 郑颉云先生的学术继承人——史纪教授

一、个人简介

史纪教授，男，1945年出生，汉族，本科，主任医师，1968年毕业于河南中医学院，为第五批全国老中医药专家学术经验继承工作指导老师。他从事中医儿科教学及临床工作40余载，荣获各类表彰20余次，先后在国内专业期刊上发表学术论文40余篇，参与出版专著10部，获地市级科研奖二等奖2项。临床工作经验十分丰富，擅长处理各类儿科疾病，尤其擅长中医药治疗小儿反复呼吸道感染、小儿肺炎、咳喘、厌食、消化不良、腹泻等呼吸、消化系统病证。

史纪继承郑颉云的临证经验，治学之时也同样重临床、重实践，广采博学，凡一技之长均为其师，平素勤奋好学，博览古今经典著作，且善于吸收历代医家学术思想及临床经验。他在临床上常根据患儿不同年龄及病情，采用中药煎剂及散剂并举，并重视脾胃之气，认为小儿疾病多为乳食所伤，或饮食不节致使脾损胃滞，脏腑不通而现诸症，治疗小儿病症多从调理脾胃着手。

二、学术继承

（一）继承郑老儿科首重肺脾之思想

郑颉云在继承钱乙“五脏虚实补泻”，崇尚其五脏证治说的同时，参以万全“三有余、四不足”之理论，逐渐形成“首重肺脾”的学术思想。他认为，小儿形气未充，肉嫩骨软，脏腑柔弱，尤以肺、脾两脏更甚，即所谓“肺常不足”“脾常不足”。小儿对疾病的抵抗力较差，加之小儿寒暖不能自调、饮食不晓自节、外易为六淫邪气所侵、内易为乳食所伤，故小儿肺系及脾胃之疾多见，且二者疾病表现常夹杂出现，如肺系感冒、咳嗽等常伴有呕恶、纳呆、大便干结等脾胃症状；而积滞、泄泻等脾胃病症状又易诱发肺系疾病。正所谓“肺不病则化源不绝，脾不虚则生化不息”，故五脏辨证应着眼于肺脾。对于小儿肺系病证，郑老主张从调肺入手，并当兼顾脾胃，宣肺调脾、驱邪逐寇的同时，亦能清除余邪、强脾固肺、增强小儿机体的抗邪能力，方选达原散、双解合剂等。小儿脾胃病证多由于脾运不健，或由乳食积滞、郁久化热，或因攻伐过甚，损伤脾胃所致。郑颉云常言“没有内伤，不得外感”“邪之所凑，其气必虚”，所以脾胃病症的出现常伴有肺系疾病，治疗时当清热健脾，或温补脾阳，以助消化，同时亦应理肺，方选加味三甲散、宣消固肠合剂等。

史纪教授在此基础上，更重小儿脾胃，并认为小儿脾常不足，所病虚证多、实证少。万全云：“若饮食无节，寒暑不适，则脾胃虚弱，百病生矣。”他认为，小儿乳食不知自节，兼之调护失宜，则脾胃更易为饮食所伤，引起脾胃虚弱。小儿脾胃虚弱，运化失常，水谷精微不能正常输布，导致饮食积滞，继而出现泄泻、疳证等以虚证为主要表现的消化系统疾病。这些疾病可降低机体抵抗疾病的能力，直接影响身体健康。小儿脾常不足与肺常不足可相互为病，尤以脾常不足为甚。“脾为生痰之源，肺为贮痰之器”，脾脏虚弱则不能正常运化水湿，聚而为痰，痰饮上聚于肺，肺失宣发、肃降之功则易出现慢性咳嗽、痰多等。肝为刚脏，主藏血，体阴而用阳，小儿脾常不足，意味着提供给肝脏的精微过少，引起肝阴血之不足，肝脏不能正常濡养而肝阳过亢或肝气偏旺，肝木乘脾犯胃，呕吐、腹胀、腹泻、肠鸣、腹痛、厌食等症亦见。小儿脾常不足可影响肾脏，若病理状态下脾久虚，可脾虚及肾，肾阳不足，火不暖土，阴寒内盛，脾肾阳虚而出现泄泻、水肿等。故在临证时，常根据病情，先调理脾胃，继以治疗本证；若病情需要治肺、治肝、治肾时，仍处处以固护中焦，调理脾胃为要，这种观点是基于他在继承郑颉云“首重肺脾”思想并对脾胃为根基的认识基础上的。同时，他亦认为，小儿用药需方小量轻，既可以方便患儿服用，又不易损伤脾胃。郑老一贯反对小儿用药使用峻剂及金石之药，常告诫我们勿妄施攻伐。

（二）继承郑老治法多样的临证经验

小儿“稚阴稚阳”，骨软肉嫩，感应灵敏，脏腑娇弱，若发病则传变迅速，转吉转凶，可谓瞬息万变，且病变易寒、易热，易虚、易实。若病后延治与误治，均可致危极，故及时治疗十分重要，而辨证是否准确，治法是否适宜，选方用药是否正确等，实为患儿安危所系，当慎之又慎。郑颉云在《儿科证治简要》中写道：“儿科的治疗原则，大致与成年人同，临证亦需根据病情与患者体质而确立之。”总的内治法无外“八法”，正如清代程钟龄在《医学心悟·医门八法》中所言：“论病之源，从内伤外感四字括之。论病之情，则以寒、热、虚、实、表、里、阴、阳八字统之。而论治病之方，则又以汗、和、下、消、吐、清、温、补八法尽之。”

戴天章在《广瘟疫论》中言“寒热并用之谓和，补泻合剂之谓和，表里双解之谓和，平其亢厉之谓和”，体现了“和法”的应用广泛。此外，该法还包括透达膜原、调和肝脾、调和肠胃等。郑颉云在诊疗儿科脾胃病症时多用此法，他认为，“脾胃为后天之本”，小儿疾病发生的首要原因乃为脾胃失调。若内积乳食，则易患外感，外邪又加重了脾胃失调，故调和脾胃为儿科临证应遵循的首要法则之一；在小儿反复外感的治疗过程中，亦常温清合用，补泻并举，也体现了和法；对于小儿肝脾不和、营卫失和、胃热肠寒、气血失和等证，郑颉云也主张以“调和”为主。临床上以“和法”统方，常选双解合剂、达原散、健胃合剂、香连散等。小儿体属纯阳，活泼好动，所犯病多为实证、阳证、热证，所以郑老在临床中也多选用“清法”，常以清热、清气、清透、清宣、清泄、清利、清解等用以清除体内邪气。对于因饮食积滞，郁而化热的大便秘结患儿，则选用下法，方用导滞散；因暴食而致饮食停滞于上或痰涎壅盛的患儿，选用吐法；停食或积乳时日久者，治以消法；他亦常多法并举，组合使用治法以增强治疗效果，如治疗小儿哮喘，寒性哮喘以温肺定喘汤温清并用，阳虚哮喘以固本定喘汤温补并用；治疗小儿疳积、厌食等脾胃病时消补兼施；治疗遗尿时补中亦有温、清。

史纪教授在继承郑老治法多样的基础上，认为小儿脾胃本质娇嫩，尚未发育完善，“成而未全，全而未壮”，若进食过多、过饱则易伤胃，若太过饥饿亦易伤脾。治疗脾胃病常重在健运，以和为贵，反对动辄以峻补、峻攻之法治疗脾胃疾病，故提出了“从脾论治六法”，即健脾益气法、健脾和胃法、行气燥湿法、清热泻脾法、滋脾养胃法、温中祛寒法。同时，他还认为“肝常有余”反映了小儿特有的生理、病理特点，临床遣方用药时，不仅要始终把握小儿的生理特点，还要注意肝脏“体阴而用阳”的特点，刚柔并济，补虚泻实，使肝气始终保持通畅调达，勿妄伐生生之气而使充盛有余的蓬勃生机受戕。遵循《黄帝内经》中的治肝之法“以敛为泄，以酸泄之；以散为补，以辛散之”，在治疗小儿常见疾病及疑难疾病时，史纪重视整体辨证论治，但认为肝之功能失调常为本，提出“从肝论治四法”，即清热凉肝法、泄肝和胃法、培土平木法、清金平木法，并总结出了“肺病治肝”的学术思想。

（三）继承郑老守正创新之发展思路

中医学不仅需要继承，也需要创新发展。郑颉云在继承先贤儿科学术思想的同时，更以中医基础理论为指导，结合临证诊疗经验，在辨证施治中创新了对证的认识以及治法和方药。郑颉云亦同意“小儿为纯阳之体”的说法，他认为小儿活泼好动，脉息较数，因而患病多属实证、阳证、热证，但他同样也认为小儿会出现阳虚病变，不可固执地认为小儿纯阳而无阴。他还积极创制新方，其中以达原散最为常用，并创制“加味三甲散”“定风散”“健脾止泻散”“清导散”等20余种儿科散剂，至今仍被医院儿科常用。他在治疗小儿危急重症时，除了使用汤剂，还会配伍具有急救作用的中成药，如紫雪丹、安宫牛黄丸等，也会配伍单味药物，如治疗惊吓型急惊风时加琥珀末以增加开瘀镇惊之力。

史纪教授主张在继承的基础上创新。他推崇《黄帝内经》《伤寒杂病论》，并在临证经验中不断集万全之学、郑颉云教授学术思想精华，在继承的基础上不断完善、创新中医学理论，逐渐形成自己的学术思想。在治疗小儿疾病时，注重顾护脾胃，同时注意脾胃与其他脏腑间的联系，遣方用药时力求不伤脾胃之气，反对峻攻、滥补之剂，治疗脾胃疾病常中病即止。同时，不忘小儿“肝常有余”的生理、病理特点，采用从肝论治治疗小儿多种疾病，在传统经验治疗咳嗽变异性哮喘基础上，创造性地提出“肺病治肝”的学术思想，并采用定风散治疗小儿咳嗽变异性哮喘，临床效果显著，为丰富咳嗽变异性哮喘治法提出了新方法、新思路，继而将其临床推广应用于其他呼吸系统疾病。

三、医案举隅

案 1. 慢惊风

方某，男，8 岁，2013 年 4 月 9 日初诊。

患儿眨眼、摇头、耸肩 1 年余，加重 2 个月。患儿 1 年多前无明显诱因出现眨眼，在眼科就诊考虑为结膜炎，予对症治疗，效果不佳，逐渐出现摇头、耸肩症状，后在外院诊断为“多发性抽动症”，口服氟哌啶醇片、苯海索片治疗后，患儿抽动症状减轻，遂自行停药，2 个月来抽动症状较前加重，因惧西药副作用，故求诊于史老师。症见：患儿面色红黄相间，眨眼频繁，摇头，耸肩，有时伴随面部抽动，急躁易怒，晚上睡眠不佳，大便偏干。舌红、苔白，脉弦数。

诊断：慢惊风。

辨证：肝郁化火，风阳内动。

治疗：疏肝理气，息风止痉。

方药：天麻钩藤饮加减。

钩藤 15g	天麻 9g	生石决明 10g（先煎）	益母草 9g
牛膝 10g	当归 6g	白芍 10g	茯神 10g
首乌藤 12g	葛根 10g	甘草 3g	

7 剂，水煎服。

二诊（2013 年 4 月 17 日）：患儿眨眼、摇头、耸肩等症状皆有所减轻，睡眠改善，大便仍偏干，上方加杏仁 10g，继服 10 剂。

三诊（2013 年 4 月 28 日）：患儿摇头症状消失，仍有眨眼、耸肩，较前明显减少，出现清嗓子症状，大便正常。舌稍红、苔白厚，脉滑数。守法再调：柴胡 6g，炒枳壳 9g，白芍 15g，茯苓 15g，当归 6g，厚朴 6g，法半夏 9g，紫苏子 10g，僵蚕 9g，甘草 3g，10 剂。

四诊（2013 年 5 月 9 日）：患儿摇头、清嗓子消失，偶有眨眼，守三诊方继续调理 3 月余，患儿症状皆除，随访 1 年未再反复。

案 2. 泄泻

宋某，女，10 个月，河南郑州市人，2013 年 10 月 14 日初诊。

患儿 20 多日前出现大便次数增多，大便水样，夹杂有鸡蛋花样物，发热，呕吐，在当地医院诊断为“轮状病毒性肠炎”，予抗病毒、补液等对症治疗后，体温正常，大便次数减少，但大便仍 3 ～ 4 次 / 日，稀水样，有奶瓣，口服蒙脱石冲剂、益生菌类药物，大便时有缓解，2 ～ 3 次 / 日，遂求史纪教授诊治。症见：面白无华，手足不温，腹胀，按之软，纳乳不佳，大便稀水样或稀糊状。舌淡白，苔白腻，指纹淡。

中医诊断：泄泻。

辨证：脾虚失运，肾阳虚弱。

治法：健脾温肾，燥湿止泻。

方药：桂附理中汤合参苓白术散加减。

制附子 3g	干姜 1.5g	肉桂 0.5g	党参 6g
茯苓 7.5g	白术 7.5g	桔梗 0.5g	陈皮 3g
山药 5g	薏苡仁 3g	砂仁 1.5g	炙甘草 1.5g

4 剂，水煎服，1 日 1 剂，1 日 3 次。

二诊：大便每日 2 ～ 3 次，较前成形糊状，纳乳增加，手足变温，药已中的，效不更方，继续 3 剂。

三诊：大便次数为 1 日 1 次，糊状，余无异常，守法再调。处方：白术 8g，茯苓 8g，党参 6g，制附子 3g，炮干姜 2g，砂仁 1.5g，炙甘草 1.5g，3 剂，1 日 1 剂，水煎服。3 剂而诸症皆失，随访 1 个月余病情未再反复。

案 3. 咳嗽

患者黄某，女，8 岁，主诉反复咳嗽 2 个月余，2014 年 12 月 10 日初诊。

患儿 2 个月前因受凉后出现流涕，咳嗽，在外院诊断为支气管炎，予口服抗生素等对症治疗，流涕消失，咳嗽减轻，但一直未愈，之后采用阿奇霉素、孟鲁司特钠等治疗，咳嗽缓解不佳，故求诊于史纪教授。症见：咳嗽，早晚咳嗽，白痰，咽痒，情绪低落，沉默寡言，与人交流少，纳食欠佳，二便正常。舌稍红，苔白厚，脉弦滑。

西医诊断：咳嗽变异性哮喘。

中医诊断：咳嗽。

辨证：肝气郁滞，痰阻肺络。

治则：疏肝解郁，行气化痰。

方药：定风散合半夏厚朴汤加减。

柴胡 9g	白芍 12g	全蝎 3g	炒枳壳 10g
当归 10g	僵蚕 9g	钩藤 9g	厚朴 6g
半夏 12g	紫苏子 10g	甘草 6g	

3 剂，水煎服，1 日 3 次。

二诊（2014 年 12 月 6 日）：患儿咳嗽减轻多半，痰较前增多，纳食较前改善，舌脉象同前。药已中的，守法守方，加炒莱菔子 10g，继服 5 剂。

三诊（2014 年 12 月 22 日）：患儿咳嗽基本消失，仍喉间有痰，纳食仍稍差，舌淡红，苔白、中间厚腻，脉沉细。药用六君子汤加减：法半夏 9g，陈皮 9g，白术 10g，党参 6g，茯苓 15g，紫苏子 10g，炒莱菔子 10g，神曲 10g，麦芽 10g。6 剂，服完后，患儿诸症皆除，随访 1 年未见反复。

第二节 家族传承——郑颉云之子郑琼华医师

一、个人简介

郑琼华，男，副主任医师，1983 年毕业于河南中医学院，为郑颉云先生之子，祖传世医，30 余年来一直从事临床医疗及科研工作，擅长治疗小儿肺炎、过敏性紫癜、气管炎、腹泻、积滞、厌食及小儿类风湿等病，对小儿各类发热性疾病及急性胃炎疗效尤著。

郑琼华随其父参与临床工作，在郑颉云先生的言传身教下，他有着深厚的中医基础理论知识和丰富的治疗儿科疑难急症经验。他亦总结郑颉云的学术观点、临诊经验，并结合自己在儿科临床中的诊疗实践，与史纪教授等共同收集整理郑颉云先生的相关临证资料，著书五部，论文20余篇，并参与编写《郑颉云临证经验辑要》，整理《河南省名老中医经验集锦》一书中郑颉云的有关医案等。郑琼华老师在学术上尽得郑颉云之传，郑老现今的许多遗留资料，都由郑琼华保存。

二、学习运用郑颉云先生经验的相关文章

（一）清热合剂治疗小儿高热

自1973年以来，笔者采用已故著名老中医郑颉云主任医师的经验方“清热合剂”治疗各类小儿高热，疗效显著，现报告如下。

1. 治疗方法

药物组成：

僵蚕10g	前胡10g	连翘10g	芦根20g	瓜蒌20g
石菖蒲10g	生大黄10g（后下）		枳实10g	板蓝根20g

适应证：胃肠型感冒、化脓性扁桃体炎、支气管肺炎。

临床主症：高热无汗、烦躁口渴、腹胀便秘，小溲黄赤，咽红疼痛，日晡潮热，入夜尤甚。舌红、苔黄厚，脉浮滑数，指纹紫滞。

加减：急性化脓性扁桃体炎加射干、马勃、桔梗、薄荷以清热解毒，利咽消肿；支气管肺炎，症见咳嗽喘促、气急、鼻煽者加天竺黄、羚羊角、杏仁、葶苈子以宣肺清热，涤痰平喘。

2. 典型病例

袁某，男，5岁。1993年10月6日应诊。

主诉：反复高热10余日。

患儿于10日前不慎受凉而引起发热，体温39.5℃，伴见头痛，脘腹胀痛，咽痛，遂于当地医院住院治疗，经西药抗病毒、抗生素及解热剂肌内注射、静脉滴注、口服治疗3日，体温下降，症状和体征无改善，乃求治于中医。诊时症见高热无汗，体若燔炭，扪之肌肤灼手，精神烦躁，口渴喜饮，脘腹胀痛，纳呆，大便3日未行，咽红，扁桃体Ⅱ度肿大，有脓性分泌物。舌红，苔黄厚，脉浮滑数。

血象：白细胞计数 18×10^9/L，中性粒细胞百分比为80%，淋巴细胞百分比为20%。

治则：辛凉解表，消积导滞，通腑泄热。

方药：如下。

清热合剂加马勃、桔梗、薄荷、射干各10g。

服药1剂，患儿体温降至37℃以下，下大量臭秽溏便3次，患儿精神清爽、头痛、咽红消失，脘腹胀痛顿除，索食，玩耍如常。上方去大黄加知母、玉竹、石斛等养阴清热之品继服1剂，诸证痊愈。

3. 体会

小儿高热，由胃肠型感冒所致者十居八九。现代小儿生活优越，饮食不节，恣食生冷肥甘、辛辣炙煿，习以为常，加之部分家长不知乳贵有时、食贵有节的道理，望子强健而令子强食，临卧多食，时常膏粱厚味充塞胃肠，以致脾胃受损，运化失健，形成积滞，积久化热，内热蒸腾，致使卫外不固，汗出当风，腠理为风邪所闭，卫阳郁遏，邪郁不达而形成风热郁表，积热内盛，表里俱实之高热证候。热灼肺金，上乘咽喉则成风热乳蛾。邪郁不达，肺失宣降、痰热闭肺则发为肺炎喘嗽。综上所述，积热内蕴为本，而风热郁表为标，故治以辛凉透达，消积导滞，通腑泄热为大法。方以僵蚕、前胡、连翘、芦根辛凉解表，透达郁热，开门户以启其闭；瓜蒌、石菖蒲、枳实、大黄等消积导滞，通腑泄热，釜底抽薪以清火源，俟表里之邪俱除，三焦通畅，诸症自愈矣。

（郑琼华）

（引自《河南中医》1995 年第 6 期）

（二）温阳法在儿科的临床应用

小儿“纯阳之体”“阳常有余”是言儿童生理特点之常，有常即有变，在儿科临床中，虚寒之躯亦不乏见。

笔者采用温阳法治疗一些儿科疾病，收到预期效果。现举例如下。

案 1. 慢凉风

刘某，女，2.5 岁。

主诉：间断性抽搐近 1 年。

患儿于 6 个月时，常因发热而致惊抽，日久则渐现不定时摇头震颤，手足颤抖蠕动，神情呆滞，每发数分钟即止。后发作逐渐频繁，1 日可达十数次。面色㿠白，眼胞微青，神萎形瘦，四肢不温，两下肢僵强，行走不利。舌淡、苔白腻，脉细无力。

诊断：慢惊风。

辨证：脾肾阳虚，筋脉失养，虚风内动。

治则：温肾助阳，逐寒通经。

方药：如下。

生川乌 6g　生草乌 6g　生南星 6g　生白附子 6g（均杵碎）
生姜 24g　广木香 6g
加水 1000mL 慢火浓煎至 150mL，早、中、晚 3 次分服。3 剂。

服用 1 剂后，夜寐安，手足颤抖蠕动、摇头震颤减轻，守上方加全蝎 5g，蜈蚣3条，石楠藤10g，继服10剂，两腿柔软自如，抽搐明显减少，每日发作1～2次，余无异常。

又方：生川乌、生草乌、生南星、生白附子、广木香各60g，干姜、全蝎、土鳖虫各30g，蜈蚣20条，鹿茸15g，制马钱子10g。先将前四味杵碎，以生姜汁浸泡2小时，取出焙干，再与诸药共研极细末，生姜汁为丸，如梧桐子大，每服3粒，日服2次，开水送服。

服药前3日，每日咳出大量黏稠痰涎，此后面色渐转红润，精神活泼，饮食增多，两腿行走自如，上方剂量减半继服，病愈。

按：惊风日久，伤及脾肾，寒湿留滞，筋脉失养，虚风内动，遂发慢惊。寒则温之，故以四生逐寒通经温阳化湿，干姜、鹿茸温补脾肾，阳气振，寒湿除，经气畅，气阳达于四末，宗筋得以温养，而惊风证瘥。

案2. 泄泻

郜某，女，5个月。

患儿于2个月前因饮食不慎引起腹泻，每日下利10余次，泻下绿色水样便，曾于数家医院治疗未奏效。至今仍泻下黄色水样便，日数次，夹奶瓣及少量黏液。症见：患儿精神不振，脘腹微胀，两手欠温。指纹色淡，舌淡红、苔白微腻。大便常规及细菌培养（–）。

诊断：泄泻。

辨证：脾虚湿滞，传导失摄。

治则：健脾温中，渗湿固肠。

方药：如下。

苍苓散6g　健脾止泻散3g　理中散1g　香连散0.3g
诸药混匀共分9包，每日3次，各1包煎服。

3日后大便成形，色黄，日行1次，余无不适。上药加消积散3g，服法同前，病愈。

案3. 脑积水

李某，女，8个月。

患儿头颅逐渐增大，颅缝开裂近3个月。面色㿠白，神情淡漠，头大近似成人，肢瘦颈细，头向一侧倾斜，前额宽大，前囟可容三指有余，后囟宽约一指，头皮光亮，青筋显露，两目下视，多现白睛。指纹淡，舌淡、苔薄白。

辨证：先天不足，肾阳亏惫，寒湿内盛，聚于脑府。

治则：温阳补肾，通络利水，佐以化瘀。

方药：如下。

川乌9g　草乌9g　干姜9g　肉桂9g　干漆9g
吴茱萸9g　海藻15g　商陆15g
共研细末，每服1.5g，1日2次，开水送服。

二诊：服1个月余，患儿精神好转，较前活泼，黑睛活顺，前囟缩小到二指。又方：紫河车粉、冬虫夏草、海藻各30g，附子、巴戟天、干姜、枸杞子、五味子、商陆各15g，干漆9g。共为细末，又服两个半月。

三诊：头部青筋隐退，神情活泼，两目有神，囟门缩小至一指，后囟闭合。再方：紫河车粉120g，鹿茸、制马钱子各6g，干漆、商陆各18g，全蝎、蜈蚣、土鳖虫各30g。共为细末，每服2.5g，1日2次，开水送服。

上方服后，患儿面色红润，颅缝基本愈合，守三诊方继服半年，病愈。

按： 此元阳不足，脉络阻滞，寒水积于脑府所致，治当标本兼顾，以治本为主，拟兴阳活络，培元固本，佐以利水。方用紫河车、鹿茸血肉有情之品填精益髓，培元固本，附子、干姜、巴戟天之类补肾兴阳，乌头温经逐寒，诸药合用共奏温阳补肾、通经活络、利水强骨之效，故温阳法是治疗脑积水顽症的可取之法。

案 4. 支气管炎

蔡文钊，男，4 岁。

患儿素体薄弱，冬季多发咳喘不宁，痰鸣漉漉，夜间较重，在某院诊为小儿支气管炎，经治不效。症见：患儿面黄羸瘦、神疲多汗频发咳嗽，气促而喘，腹胀，纳呆。察指纹色淡，舌淡、苔白腻。

诊断：寒湿咳嗽。

辨证：脾肺两虚，寒湿蕴肺，清肃失令。

治则：健脾补肺，散寒化湿，祛痰止咳。

方药：如下。

麻黄 9g	紫苏叶 9g	杏仁 9g	槟榔 9g
细茶 9g	黄柏 9g	干姜 6g	细辛 6g
白胡椒 6g	白果仁 24g		

共研极细末，每服 0.9g，日服 2 次，开水冲服。

上药服完，诸症缓解，面色红润，精神、饮食较前明显好转，痰消咳止，闷喘悉平，虚汗已收。又方：白胡椒、干姜、焦三仙各 6g，细辛、冬虫夏草、槟榔、黄柏、五味子、细茶各 9g，白果仁 24g，茯苓、陈皮各 15g。共研细末，服法同前。后追访，未再复发。

按：咳嗽病因诸多，治法各异，补脾温肺亦属其治，本例为脾肺两虚，气阳亏损，寒湿内蕴，故以干姜、细辛、白胡椒等药温肺散寒，暖土培金，促使肺气温复而顽疾得愈。

案 5. 肾病综合征

赵银良，男，14 岁。

患儿于 2 年前开始出现颜面及全身性水肿，在当地按“肾炎”治疗后好转，以后又发作 3 次，2 个月前，因劳累又致复发，呈现全身性水肿并伴有腹水。症见：患儿面色㿠白，全身重度水肿、下肢尤甚、指压凹陷，腹部胀大，腹水征明显，腹围 94cm，青筋显露，体倦乏力，口干，喜热饮，小便短少，舌暗、苔白腻，脉象沉细。化验：尿蛋白（++），血沉 120mm/h。血总蛋白 44g/L，白蛋白 16g/L，球蛋白 28g/L，总胆固醇 13.4mmol/L。

诊断：肾病综合征。

辨证：脾肾阳虚，水湿内泛。

治则：益气健脾，温阳利水。

处方：如下。

（1）应用西药激素疗法。

（2）中药：

黄芪 15g	山药 15g	大腹皮 15g	白术 10g
泽泻 10g	猪苓 10g	白茅根 30g	茯苓皮 30g
车前子 30g	滑石 30g	桂枝 9g	陈皮 6g

日 1 剂。水煎服。

二诊：连服 2 日，尿量增加，仍神疲乏力，脉沉细无力，宗上方加附子 6g，改桂枝为 12g，以增温阳利水之功。

三诊：上方连服 2 剂，尿量显著增多，每日排尿总量最高达 5000mL，精神佳，四肢水肿明显消退，腹水消失，测腹围 82cm，体重由入院时的 58kg 降至 46kg，患儿自觉气短乏力。宗原方附子、桂枝不变，余药随症加减又服 28 剂，尿蛋白减少，在少量至（++），每日尿量保持在 1500mL 左右，体重降至 42kg，腹水症消失，腹围 69cm，继以中西药配合治疗，痊愈出院。

按： 病久失治，脾肾阳虚，不能化气行水而致水湿泛滥，治疗中增以附子、桂枝后，脾肾得以温煦，阳气回复，尿量大增，顽疾很快得以控制。在肾病治疗中，凡见病久阳虚者，施以温阳多能获效。

附方：

苍苓散：苍术、茯苓、金银花。

消积散：焦山楂、焦神曲、炒麦芽、扁豆、陈皮。

健脾止泻散：党参、白术、茯苓、炙甘草、焦三仙、肉豆蔻。

香连散：川黄连、广木香。

理中散：附子、肉桂、党参、白术、炙甘草、干姜。

（史　纪　郑琼华）

（引自《中医研究》1989 年第 4 期）

第三节 郑颉云先生的助手——李晏玲、马荫笃

1962 年，卫生部和河南省卫生厅主张继承和抢救中医药师临床经验，并下达了文件，医院为郑颉云配备了两名青年助手，即李晏玲和马荫笃。这两位本身也是十分优秀的医务工作者，他们在儿科学方面受郑颉云影响，又有所独创，为河南中医药大学儿科学的发展做出了突出贡献。

一、李晏玲

（一）个人简介

李晏玲，女，出生于 1934 年，汉族，河南省周口市淮阳区人，教授、

主任医师。1957 年，李晏玲毕业于中山医科大学，后又参加卫生部举办的第一届西医离职学习中医研究班，学习 3 年，是较为有名的“西学中”名家，也是国家中医药管理局确定的三批名老中医的其中之一。她曾任河南中医学院儿科教研室主任、第一附属医院副院长、学院科研处处长；指导过硕士研究生 7 名，并且对中西医结合治疗难治性肾病及血小板减少性紫癜的研究有较深的造诣，小儿过敏性紫癜（紫癜性肾炎）能成为国家“十一五”重点专科重点病种与她的努力不可分割；在病毒性上呼吸道感染与病毒性肠炎的临床和实践研究中也有颇深造诣，中医治疗小儿外感（感染性）高热的临床研究已被列入国家攻关项目。

李晏玲著有《实用儿科简编》《健康小顾问》等 11 部书、200 余万字，在省级以上杂志发表论文 20 余篇、发表科普文章 60 余篇、100 余万字，曾获河南省重大科研成果奖 1 项，一等成果奖 1 项，二等成果奖 2 项，中南优秀图书奖 1 项。曾被评为全国科学大会、卫生部科学大会、河南省科学大会先进科学工作者，郑州市劳动模范，兼任中国中西医结合研究会理事、河南分会副理事长，中国中西医结合儿科专业委员会常务理事，中国科普创作协会理事，河南分会理事长，河南省科协常委，卫生部第二届药品审评委员会委员，河南省第五、六、七届人大代表。曾在 1978 年出席全国科学大会，被评为全国先进科技工作者。

（二）验方节选

1. 退热灵

【方药组成】白犀角 3g，川黄连、山栀子、西滑石各 9g。

【使用方法】白犀角锉末，再同其余 3 味一起加工为细面，混合均匀，装瓶备用。温开水加白糖少许冲服。半岁以内每服 0.3 ～ 0.5g，1 岁以内每服 0.6 ～ 0.9g，2 岁以内每服 1.5g，3 岁以内每服 1.8g，4 ～ 6 岁每服 2.5g，7 ～ 9 岁每服 3g，10 ～ 12 岁每服 4.5g，13 ～ 14 岁，每服 6g，均为 1 日 3 次。

【适应病症】高热，神昏，谵语，惊风。

【临床疗效】侯某，男，3岁，因感冒发热，体温40℃，神昏，肢体时而抽动，咳嗽，指纹紫，经服“退热灵”，1日热退，3日病愈。

2. 镇咳饮

【方药组成】荆芥8g，紫苏叶8g，桔梗8g，半夏6g，百部6g，黄芩8g，白前8g，生大黄3g，枳壳8g，款冬花8g，生甘草6g。

【使用方法】每剂药先用凉水浸泡1～2小时，然后武火煎煮，自煎开5分钟后，将药液滤出。再加凉水适量，同法煎煮第2遍，两遍药液合在一起，分次温服，每日至少3次。该药不宜煎煮时间太久，以煎煮5分钟为宜；在煎煮前需要对干药进行充分浸泡，以利于有效成分的浸出；温服，遵守少量多服的原则。

【功效】疏风散寒，宣肺止咳，兼清内热。

【主治】外寒内热型外感咳嗽。

【加减运用】咳嗽较甚者加白芥子3g，马兜铃8g；咳嗽伴喉鸣者加桔梗10g；痰多加白芥子3g，紫苏子6g，白果6g；舌苔白腻厚者加槟榔6g，莱菔子5g，改枳壳为厚朴6g；伴低热者加青蒿8g，柴胡8g；大便稀溏者减生大黄，加生山药10g。

本方是李晏玲教授治疗顽固性咳嗽验方。表寒里热咳嗽又称“寒包火”咳，在临床上极为常见，而且咳嗽频繁剧烈，常常迁延难愈。镇咳饮治疗此型咳嗽，疗效显著。

（引自《河南省国家级名老中医临证经验精要——豫医国师》）

二、马荫笃

（一）个人简介

马荫笃，男，1936年5月6日生，河南省开封市人。自幼随父学医，1961年，马荫笃毕业于河南中医学院，在其第一附属医院从事儿科工作多年，为教授、主任医师。擅长中医儿科疾病的诊治，尤擅诊疗儿科疑难杂症。他延续郑颉云善用散剂的特色，临床用药少而精；创立了一系列高效而独特的诊断方法，如“观耳识病”“小儿肛诊”“小儿失眠弧”“咬合线识病”等，填补了中医儿科诊疗技术的空白；研制了百日咳注射液“健脑降压冲剂”“小儿麻痹糖粉”“鱼花止咳糖浆”与儿科系列产品“解热灵”“止吐灵”“止泻灵”“镇咳灵”“化积灵”等10余种新药，疗效卓著，深受广大患者的欢迎。

马荫笃教授还曾在省级以上刊物发表论文130篇、科普作品近300篇，主编《中医晋升必读》《中华实用气功》，参编《千家妙方》等书近300万字。还曾担任江东方少年中医学校顾问，《上海中医药杂志》特约通讯员，《河南卫生报》特邀作者、郑州医疗保健咨询服务中心副主任，郑州市科普创作协会理事等。

（二）诊疗小儿腹泻举隅

马荫笃教授善于治疗小儿脾胃病症，尤其是对于小儿腹泻，他在继承前人的基础上，又有自己独特的认识。他认为，腹泻是儿科最常见的疾病，尤以婴幼儿易罹此患，一年四季均有发生，夏秋季节发病率最高。小儿腹泻的主要症状是排便次数增多，粪便溏薄呈蛋花汤样或水样；腹泻最易耗伤津液正气，失治、误治往往致脱水、气脱液竭。

河南中医药大学第一附属医院儿科自郑颉云始，就采用散剂治疗小儿腹泻，主要是因为散剂药价低廉，用药量小，喂服方便，疗效迅速，必要时又可配合针灸、外治法与汤剂辅助治疗。

历代医学家对小儿腹泻的分类论治各有不同，河南中医药大学第一附属医院儿科根据小儿腹泻的临床表现，将其分为脾虚泻、湿热泻、伤食泻、脾肾两虚泻与惊泻五个类型。并常应用中药散剂进行辨证施治。

（1）脾虚泻：脾胃虚寒，运化力弱，不能输布水谷之精微于周身。临床表现：精神倦怠，肌肉瘦弱，不思乳食，面色萎黄。大便色白或淡黄，食后即便，完谷不化，排出无力，多无气味，肛门不红。小便色清，腹软不胀，指纹隐淡，脉细缓，舌淡红、苔薄白。泻久者两目下陷，睡时露睛，气脱液竭而至危。

治疗以补虚健脾为主，主方用“参苓白术散”。若虚中夹滞而呈现肚腹虚胀，大便气酸，舌苔白腻者，加“达原散”消导化滞；小便短少色黄，入寐不安者，加“益元散”清利安神；若久泻不愈者，配针刺“长强”穴。

（2）湿热泻：湿气内蕴，外伤暑热，湿热下注，水谷不分。临床表现：泻下急迫，大便溏秽，色绿黄，气腥，肛门红肿，小便黄赤短少，腹胀、恶食，烦躁，口渴不喜多饮。甚至伴有呕吐，发热，惊厥。囟陷目凹，鸦啼无泪等危候。指纹暗紫而滞，脉滑数，舌红，苔白腻或黄腻。

治疗以清热渗湿为主，主方用“达原散”。体强腹胀，肛门红肿者，加“清导散”，以涤荡湿热，外用黄柏 10 ～ 15g，水煎外洗肛门，以防溃烂感染。若小便黄赤短少者，加“益元散”分利之；若发热惊厥，烦躁不安者，加“紫雪丹”以清镇安神；若囟陷目凹，哑啼无声，Ⅱ度脱水者，应配合液体疗法，中西医药结合治疗。

（3）伤食泻：乳食不节，杂进瓜果、油腻厚味，停滞不化，肠胃乃伤，运化失职，清混互扰。临床表现：腹胀作痛拒按，大便黄褐色，气味臭秽，便中夹黏液，肛门红而不肿。小便淡黄，纳呆，拒食，频作嗳气。指纹青紫滞，舌红、苔厚腻，脉细数。若泄下日久，容易导致皮毛焦枯，形瘦骨立，而成疳泻。

治疗以消导健脾为主，主方用“三甲散”。若腹胀作痛者，加“达原散”；小便短赤者，加“益元散”；若大便臭秽，舌苔厚腻者，加“清导散”；若泻久腹虚胀，不思食者，加“参苓白术散”；呕恶、嗳气者，另煎砂仁、佩兰各 3g，水煎频服。若成疳泻者，又需培补肾阴，兼理脾胃之汤剂治疗，可参照历代医学家经验治疗，此不赘述。

（4）脾肾两虚泻：素体虚弱，久泻不止，脾阳受损，肾阴耗伤，元阳不固，气陷洞泻。临床表现：精神萎靡，肌肉消瘦，面枯无华，寐时露睛，泻下清谷，便似鸭溏，色青如肉冻，气微腥，肛门暗乌，小便清长，腹软不胀，四肢发冷，指纹青暗，脉沉细无力，舌淡，苔薄白失润，甚者闭目垂头，面晦唇青，腹塌囟凹，额出冷汗如油，啼不出声，脉现“七绝”，乃元阳将脱之兆，应中西医药结合救治。

治疗以温补脾肾为主，主方用“桂附理中散”。偏于脾虚者，加“参苓白术散”；偏于肾虚者，加“金匮肾气丸”温补肾阳，外用“胡椒暖脐法”（法用白胡椒五粒，研成细粉，放入肚脐内“神阙”穴处，用“暖脐膏”或一般黑膏药、“伤湿止痛膏”均可掩贴，以温补“命门”），并可配合针刺长强穴，固脱止泻；如脱肛者，另用五倍子 15g，水煎熏洗后托入即愈。

（5）惊泻：脾胃素虚，偶因惊恐，“惊者气乱，恐者气下”，临床表现：大便青白，睡醒即便，小便清长，时时惊啼，神困倦怠，或身微发热，指纹青，舌尖红。

治疗以安神健脾为主，主方用“琥珀清热散”。脾虚不思食者，加“参苓白术散”；同时，可配合针刺神门穴（双侧）。

小儿腹泻的主要病机是脾阳不振，运化力弱，水湿内蕴。值得提出的是，观察腹泻患儿肛门的颜色，对于诊断和治疗有重要的参考价值。

古医书说“散者散也”，有速达病源之意，尤其是，如果用汤剂不但量大，又难喂服，不如散剂量小，喂服简便，效果良好，且药价低廉，最适用于广大农村患者，又可为国家节约大量药材。

“长强”一穴，为足少阴、足少阳之会，督脉络，别走任脉，小儿腹泻乃阴盛制阳之象，如乌云之蔽日，刺此一穴，能鼓动阳气，抑阴强阳，又如拨云雾而见阳光。

“胡椒暖脐法”乃民间验方，查脐中“神阙”穴，又名“气舍”，儿在母腹全从此处得以营养，与胃肠关系颇为密切，白胡椒性热，有温胃散寒之功能，凡小儿虚寒久泻不止者，均可使用此法，方法简便，效果颇佳。

（引自《河南中医学院学报》1977 年第 4 期）

小儿秋季腹泻应“三慎”“三宜”。

小儿不是成人的缩影，有其自身的生理、病理特点。在生理方面，小儿是“脏腑娇嫩、形气未充、生机蓬勃、发育迅速”“稚阴稚阳”“纯阳之体”。在病理方面，小儿“发病容易，传变迅速，脏气清灵，易趋康复”“肝常有余”“脾常不足”“易虚易实，易寒易热”等。由于小儿有上述特点，在治疗秋季腹泻时应注意“三慎”“三宜”。

所谓“三慎”，就是“慎热、慎涩、慎补”。

“慎热”：因为小儿腹泻之中属湿热下注与伤食致泻者居多。临床症见发热，泄泻，腹胀，大便色绿黄，夹黏液、乳瓣，或有脓血，气味腥臭，肛门周围红或红肿，啼闹不安，或伴有呕吐，咳嗽。口气酸臭，脉滑数，指纹红紫等。大便化验有红细胞、白细胞，脓球或脂肪球、黏液等，血液检查可见白细胞与中性粒细胞增多。若病毒性肠炎时，白细胞计数偏低，淋巴细胞高于中性粒细胞。此类秋季腹泻属于热症，若误认为是寒症，投以肉桂、附子、干姜、吴茱萸、荜澄茄等，岂非抱薪救火？

“慎涩”：有的医生认为“腹泻俗称滑肠，滑者涩之，用涩药一治就好”。于是将石榴皮、赤石脂、禹余粮、诃子、乌梅、罂粟壳等杂投，不料涩而不止，即使缓解一时，随即泻更加重，试想盗贼闭于室内，岂不破器毁物？病邪内蕴，无从排出即可导致腹胀如鼓，恶心、呕吐、烦躁不安，甚者高热惊厥。

“慎补”：秋季虽气候较凉，一日腹泻 4 ～ 5 次，甚至 10 余次，面现萎黄，目泡微陷，精神不振，似有轻度脱水体征。此时往往误认为是虚证，更不详查指纹、舌脉与肛色，即投以黄芪、白术、枸杞子，甚至人参、鹿茸大补之品，岂不知邪之不除，正焉能复？何况人参、黄芪之类易于助邪，邪盛则正更虚，泄泻虽能暂停，但内热循经上炎，多见口舌糜烂，目赤，烦躁，泄泻复作，较前更频，而成热结旁流之势，甚者导致严重脱水。所以在采用补药时，一定要全面详查，余热未尽时，应先清除余热，待邪去尽，然后议补不迟。

治疗：小儿秋季腹泻，应做到“三宜”，即“宜清、宜利、宜平”。

“宜清”：因小儿秋季腹泻实热症居多，故宜以清热为主，临床常选用金银花、黄芩、马齿苋、败酱草等。若伴有发热者，可加银柴胡、连翘；“肺与大肠相表里”，腹泻时大肠之热往往循经上薰于肺，致令咳嗽，可加鱼腥草、桑白皮。

“宜利”：古医云“无湿不作泻”“治湿不利小便，非其治也”。利小便为治疗秋季腹泻的有效方法，临床常选用白茅根、茯苓、车前草、益元散等。“益元散”由滑石、甘草、朱砂组成。朱砂为“镇心之主药，安神之妙剂”，兼有解毒之功，故优于“六一散”止泻之效。

“宜平”：腹泻日久，虚症明显，且病邪大衰，不扶正难以祛邪时，可采用平补药物，如太子参、生山药、生薏苡仁、大枣等。若泻久阴伤，轻度失水者，可加入黄精、北沙参、百合等。同时，采用莲子粉、藕粉作稀粥，少放入龙眼肉数枚食之。若确系脾肾阳虚，虚寒症突出者，桂附理中汤、十全大补汤也在所必投。同时，可用白胡椒 3 ～ 5 粒，研为细粉纳脐中，外用暖脐膏或胶布贴之，并配合针刺长强穴，可收到良好的效果。

（三）医案精选

赵某某，男，4 岁。就诊日期：1967 年 3 月 13 日。

患儿腹泻近 4 年。出生后因感冒风寒而引起腹泻，后虽渐长但大便次数仍多，曾服多种止泻固涩、健胃消食药物，效果欠佳，甚至将原药排出。现每日大便 4 ～ 10 余次，量多，完谷不化，饮食减少，日仅进食一茶杯饭（约 100g），肌肉消瘦，枯燥失润，面色萎黄，精神困倦，身困乏力。症见：发焦成缕，发育不良，体小如两三岁小儿，腹软不胀。舌质淡、苔薄白，脉细弱。

此系先天不足，复感风寒，寒凝脾阳，运化失职，水谷不分而杂下，腹泻日久肾阳亦衰，气液日耗，精微营养失供，故疳瘦，泄泻不止。治宜温补脾肾，健胃渗湿。

处方：如下。

炒山药 12g	炙黄芪 9g	党参 9g	炒白术 9g
芡实 6g	炒薏苡仁 6g	茯苓 6g	罂粟壳 6g
诃子肉 6g	炒白扁豆 6g	煨肉豆蔻 4.5g	炙甘草 4.5g
升麻 4.5g	广木香 3g	大枣 3 枚	

2 剂，水煎服。

二诊：腹泻大减，日便仅 2 ～ 3 次，由溏转稠，饮食增多，舌苔薄腻。照上方去黄芪、扁豆、大枣、升麻、木香，加乌梅 3g，继服 3 剂。

三诊：腹泻已止，日便 1 次，黄稠如常便，饭食倍增，精神大振，效不更方，继服二诊方 3 剂巩固疗效。

（引自《中医儿科临床精华》）

附录一　大事概览

1905年　出生于江苏省南通市。

1922年　随开封名医汪承之习医。

1926年　进入中医夜校讲习所学习。

1928年　毕业于河南省中医学校，并自办了开封联营国医治疗所。

1929年　郑颉云应聘于《上海医报》。参与反对国民党政府摧残和取缔中医的斗争。

1931年　任《上海现代中医杂志》撰委会委员。

1936年　参与河南国医改进研究会，并担任理事；又创办《卫生导报》，出任该报编辑。

1939—1948年　先后在开封女中，甘肃清水国立十中等处任校医。

1953年　在开封市第一联合医院门诊部坐诊。

1958年　牵头成立河南中医学院第一附属医院儿科科室。

1949—1956年　先后担任开封中医师联合会副主任、开封市卫生协会副主任、河南省医药卫生协会副秘书长兼中医学组主任委员、中华全国中医学会河南分会理事。

1959年　出版《中医内科、幼儿科医案辑要》；任政协第二届河南省委员会常务委员。

1962年　担任河南中医学院妇儿科教研室主任，医院为其配备两名中青年秘书，即李晏玲和马荫笃；随后，史纪拜郑颉云为师。

1963年　整理完成儿科临床专著《儿科临床经验》；儿科开展方剂改革工作，拟定散剂25种。

1964年　《儿科证治简要》初版发行。任政协第三届河南省委员会常务委员。

1965 年　河南人民出版社出版发行《内科临床简要》。

1977 年　任政协第四届河南省委员会常务委员。

1982 年　晋升为主任医师，被收录在《河南省志·人物志（表）》“河南省主任医师名表”中。

1983 年　与世长辞，享年 78 岁；逝世后，遗体捐献于河南中医学院。

附录二　学术传承脉络

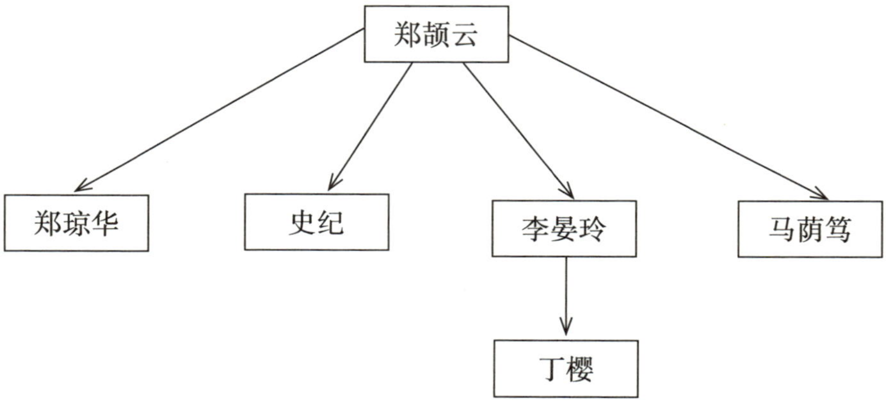